HIT

neu & verbessert

Mit hochintensivem Training weniger Zeit investieren und schneller Muskeln aufbauen

Jürgen Gießing

novagenics

Wichtiger Hinweis

Alle in diesem Buch veröffentlichten Ratschläge wurden von Verfasser(n) und Verlag sorgfältig geprüft. Eine Garantie kann dennoch nicht übernommen werden. Ebenso ist eine Haftung des/der Verfasser(s) bzw. des Verlages und seiner Beauftragten für Personen-, Sach- und Vermögensschäden ausgeschlossen.

Die Erkenntnisse der Sportwissenschaft und Medizin unterliegen einem laufenden Wandel durch Forschung und Erfahrung. Alle in diesem Buch getroffenen trainingsmethodischen Empfehlungen wurden vom Autor, bzw. den Autoren mit großer Sorgfalt erarbeitet und geprüft. Das entbindet den Leser dieses Werkes jedoch nicht von der Verpflichtung, trainings- und gesundheitsrelevante Entscheidungen in eigener Verantwortung zu treffen.

Bibliographische Information der Deutschen Nationalbibliothek
Die Deutsche Nationalbibliothek verzeichnet diese Publikation in der Deutschen Nationalbibliografie; detaillierte bibliografische Daten sind im Internet über http://dnb.d-nb.de abrufbar

ISBN 13: 978-3-929002-63-8

Dr. Dr. Jürgen Gießing: HIT neu & verbessert – mit hochintensivem Training weniger Zeit investieren und schneller Muskeln aufbauen

Coverfoto: Lebedev Roman Olegovich (Shutterstock.com)

7. Auflage Novagenics-Verlag 2025

Verantwortlich für Produktsicherheit: Klaus Arndt, eMail: info@novagenics.com

Danksagung

Autor und Verlag bedanken sich bei allen Personen, die die Entstehung dieses Buches unterstützt haben, zuvorderst bei Frau Joanne Sharkey, Successor-In-Heir von Mike Mentzer und President von Mentzer-Sharkey Enterprises, Inc. (www.mikementzer.com), die viele wichtige Ratschläge und wertvolle Kontakte beigesteuert hat. Ihre Vermittlung ermöglichte die Veröffentlichung der beiden Photos von Mike Mentzer und Dorian Yates beim Training im Gold's Gym in Venice, Kalifornien; beide Bilder wurden freundlicherweise von John Little, Northern River Productions aus Kanada, zur Verfügung gestellt.

Die Photos des Colorado-Experiments, des Trainings an Nautilusgeräten sowie die beiden Bilder, auf denen Arthur Jones zu sehen ist, wurden aufgenommen von Arthur Jones' Ehefrau Inge und stammen ebenso wie die Bilder, die das Kiesertraining zeigen, aus dem Archiv von Werner Kieser, der die Bilder dankenswerter Weise für dieses Buch zur Verfügung gestellt hat. William Edgar Jones, Arthurs Sohn und Erbe (www.frozensleep.com), genehmigte den Abdruck der beiden Bilder, auf denen sein Vater zu sehen ist. Das Portraitphoto von Werner Kieser wurde von Michael Ingenweyen erstellt und das Bild vom Bizepscurl beim Kiesertraining von Verena Meier. Die Illustrationen zum Energiestoffwechsel, zu den Muskelfasern, motorischen Einheiten und Trainingsprozessen wurden angefertigt von Jakob Janßen. Ihnen allen möchten wir hierfür danken.

Die beiden Photos vom »Mr. Olympia« 1980 in Sydney stammen von Wayne Gallasch, GMV Productions (www.gmv.com.au), der keine Mühe gescheut hat, alte Dias von diesem Ereignis zu durchforsten, um diese Raritäten aufzutreiben. Die Photos von Mike Mentzer, Ray Mentzer, Dorian Yates, und Casey Viator im vorliegenden Buch stammen von Michael Neveux (www.michaelneveuxphotography.com), der schon seit vielen Jahren für die führenden Bodybuilding-Magazine arbeitet. Darüber hinaus bedanken wir uns für die freundliche Genehmigung zur Veröffentlichung der Photos bei Casey Viator (www.caseyviator.com) und Dorian Yates (www.dorianyates.net).

INHALT

Verzeichnis der Abbildungen und Tabellen

*

Einleitung

Die wissenschaftliche Datenlage ist eindeutig: Mit keiner anderen Trainingsmethode lässt sich in so kurzer Zeit Kraft und Muskelmasse steigern wie mit dem Hochintensitätstraining (HIT). Auch die Praxisberichte von Sportlern, die Erfahrungen mit dieser Methode haben, bestätigen dies. Warum also wird das HIT so häufig übersehen? Warum mühen sich so viele Sportler mit Trainingsplänen ab, deren Umfang sie kaum bewältigen können und deren Ergebnisse oftmals nicht befriedigend sind?

Dafür gibt es zahlreiche Ursachen, auf die im Folgenden noch eingegangen wird. Ein ganz wichtiger Grund liegt aber in einem grundlegenden Missverständnis: »Um optimale Fortschritte zu erzielen, muss man im Training immer mehr machen. Je besser man wird, desto mehr muss man machen, weil der Körper leistungsfähiger wird und stärker gefordert werden muss, um sich weiter anzupassen.« Aussagen wie diese beschreiben eine der wichtigsten Grundlagen des Trainingsprozesses: das Prinzip der Progression, d.h., der kontinuierlichen Belastungssteigerung. Ohne Progression ist ein sinnvolles Training nicht möglich.

In der Tat muss der Trainingsreiz immer so gestaltet sein, dass er überschwellig ist, d.h. er muss den Organismus so stark fordern, dass die Anforderungen nicht zu leicht sind, sondern gerade noch bewältigt werden können. Genau dieser Reiz ist das Signal für den Körper, sich anzupassen, leistungsfähiger zu werden, Muskeln aufzubauen. Mit der Zeit wird der Mensch durch die Anpassung an das Training immer leistungsfähiger. Die Trainingsanforderungen müssen nun parallel dazu erhöht werden, damit der Körper weiterhin den Reiz erhält, sich erneut anzupassen und noch leistungsfähiger zu werden.

Die einfachste Art, das Training progressiv zu gestalten – abgesehen von der schrittweisen Erhöhung der verwendeten Trainingsgewichte – ist die Erhöhung des Trainingsvolumens, also der Anzahl der Sätze und Übungen. Je stärker, muskulöser und leistungsfähiger man wird, desto mehr Sätze müsste man demnach ausführen. Wer als Anfänger nach drei Sätzen Bankdrücken bereits erschöpft war und am nächsten Tag einen ordentlichen Muskelkater verspürt hat, macht als Fortgeschrittener dann vielleicht fünf oder noch mehr Sätze Bankdrücken, um den gleichen Effekt zu erzielen. Beim Ausdauertraining wird oft ähnlich vorgegangen. Wer anfänglich Probleme hatte, 5.000 Meter am Stück zu joggen, läuft irgendwann vielleicht 10.000 Meter, Halbmarathon, Marathon oder sogar »Ultra-Marathon«. Das Herstellen der Progression über eine Erhöhung des Trainingsvolumens ist sowohl beim Ausdauer- als auch beim Krafttraining seit vielen Jahren eine verbreitete Praxis. Es ist einfach, leicht umzusetzen und viele bekannte Sportler haben mit einem derart ausgeweiteten Trainingsumfang, in der Fachsprache »Volumentraining« genannt, beachtliche Erfolge erzielt.

Das zuvor angesprochene Missverständnis besteht darin, dass manche Sportler davon ausgehen, die Erhöhung des Trainingsvolumens sei notwendig, um die erforderliche Progression herzustellen. Das ist jedoch nicht der Fall! Eine ebenso wirksame – in den meisten Fällen sogar sehr viel sinnvollere – Form der Progression besteht darin, die Intensität zu erhöhen. Und Intensität bedeutet in diesem Fall »intensity of effort«, also Anstrengungsintensität, auch Trainingsintensität genannt. Dass eine Erhöhung der Intensität unbedingt notwendig ist, zeigt der folgende Zusammenhang:

Wer die Progression über das Trainingsvolumen herstellt, kommt recht schnell an einen Punkt, an dem das Training zeitlich nicht mehr zu bewältigen ist. Von der Erholung zwischen den Trainingseinheiten ganz zu schweigen.

Würde man nämlich die Progression über die Erhöhung der Satzzahl herstellen, z.B. indem man im Durchschnitt alle fünf Wochen einen weiteren Satz pro Übung hinzufügen würde, müsste man zehn Jahre später bereits 100 Sätze ausführen. Nach 20 Jahren Training wären es dann bereits mehr als 200 Sätze – und das von jeder Übung!

Selbst Arnold Schwarzenegger, der immer als Bestätigung für den Erfolg eines hohen Trainingsvolumens angeführt wird, hat sein Trainingsvolumen im Laufe der Jahre nicht erhöht, sondern sogar verringert. Als Anfänger trainierte er noch jeden Nachmittag stundenlang, teilweise bis zum Einbruch der Dunkelheit [1]. Später, als »Mr. Olympia«, dauerten seine Trainingseinheiten – abgesehen von der Diätphase vor dem Wettkampf – selten länger als 90 Minuten.

Wenn es offensichtlich nicht die Erhöhung des Trainingsvolumens war, dann drängt sich die Frage auf: Wie hat Schwarzenegger dann die erforderliche Progression hergestellt? Die Antwort darauf ist ebenso einfach wie naheliegend: Über die Erhöhung der Intensität! Schwarzenegger selbst bezeichnete diesen Umstand als das eigentliche Geheimnis seines Trainingserfolges: »Eines der bestgehüteten Geheimnisse beim Training ist, dass maximale Trainingsintensität erforderlich ist, um maximale Erfolge zu erzielen ... Jeder Satz sollte bis zum Muskelversagen oder darüber hinaus ausgeführt werden...« [2].

Und genau darum, nämlich um hochintensives Training, geht es in diesem Buch. Das Hochintensitätstraining (HIT) ist unbestritten die effizienteste aller Trainingsmethoden. Um noch einmal das Alleinstellungsmerkmal des HIT zu betonen: Es gibt viele gute Trainingsmethoden, aber mit keiner anderen Methode können derartige Fortschritte in so kurzer Zeit erzielt werden. Ein weiterer entscheidender Vorteil des HIT besteht in der Betonung einer technisch absolut sauberen und langsamen Übungsausführung, was das Verletzungsrisiko praktisch auf null reduziert! Dieser Aspekt ist von ganz besonderer Bedeutung, da erst ein verletzungsfreies Training kontinuierliche Fortschritte ermöglicht.

Wie im Folgenden erklärt wird, ist das Hochintensitätstraining ganz sicher eine lohnenswerte Alternative für alle, die an Muskelaufbau, Fitness und Kraftsteigerung interessiert sind. Dass dies möglich ist, ohne jeden Tag stundenlang trainieren zu müssen, macht das Ganze noch interessanter.

Das HIT ist keine neue Trainingsmethode. Ganz im Gegenteil. Es wird seit den 1970er Jahren von Sportlern unterschiedlichster Leistungsniveaus mit großem Erfolg praktiziert. Während das HIT in der Anfangszeit als eine Art »Geheimtipp« unter Leistungssportlern galt, hat es sich inzwischen zu einer etablierten und weit verbreiteten Trainingsform entwickelt. Dazu beigetragen haben neue Forschungsergebnisse, die u.a. gezeigt haben, dass das HIT...

- zahlreiche gesundheitliche Vorteile bietet,
- mindestens vergleichbare Ergebnisse produzieren kann wie ein konventionelles Training,
- dazu nur ein Bruchteil des üblichen Zeitaufwands erforderlich ist,
- bereits bei nur einer Trainingseinheit pro Woche messbare Ergebnisse bewirkt,
- und nicht nur Kraft- und Muskelmasse steigert, sondern auch das Herz-Kreislauf-System und damit die Ausdauer trainiert.

Darüber hinaus hat die Forschung kürzlich entschlüsselt, warum es mit kurzen, intensiven Trainingseinheiten möglich ist, innerhalb weniger Wochen atrophierte Muskeln wieder auf ihre ursprüngliche Größe aufzubauen (Muscle Memory Effect).

Alle diese neuen Forschungsergebnisse wurden bei den Trainingsprogrammen in diesem Buch bereits berücksichtigt und ermöglichen es Ihnen, den bestmöglichen Ertrag aus Ihrem Training zu ziehen, ohne dafür unnötig viel Zeit aufbringen zu müssen.

Dennoch gilt es, an dieser Stelle festzuhalten: Eine Auseinandersetzung mit den vielen Vorteilen, die für ein HIT sprechen, darf nicht missverstanden werden als ein Plädoyer gegen andere Trainingsmethoden. Grundsätzlich ist es möglich, die Muskulatur mit vielen Sätzen von geringerer Intensität oder aber mit wenigen Sätzen von hoher Intensität zu trainieren. Neben den wissenschaftlichen Grundlagen für den jeweiligen Ansatz kommt es nicht zuletzt auf die persönlichen Vorlieben an. Die Wahl einer Trainingsmethode muss auch keine grundsätzliche oder gar dogmatische Entscheidung sein, sondern kann durchaus zeitlich variiert werden. Das Hochintensitätstraining kann ohne weiteres über Jahre hinweg betrieben werden. Es ist aber ebenso möglich, verschiedene Trainingsmethoden miteinander abzuwechseln. Sie könnten z.B. einige Monate hochintensiv trainieren und anschließend eine Phase einlegen, während der Sie dann mit geringerer Intensität und höherem Volumen arbeiten.

Auch wenn das HIT nicht die einzig mögliche Trainingsform ist, so verspricht es jedoch einige Vorteile, die keine andere Trainingsmethode bieten kann. Wie im Folgenden noch ausführlich erläutert wird, sind dies vor allem...

- Das HIT ist die effizienteste Trainingsmethode. Mit keiner anderen Methode werden so große Fortschritte bei derart geringem Zeitaufwand erzielt.
- Da nur ein- bis viermal pro Woche trainiert wird, entstehen ausreichende Regenerationsphasen zwischen den Trainingseinheiten. Der Körper bekommt die erforderliche Zeit zur Anpassung, die Gefahr eines Übertrainings wird deutlich minimiert.
- Durch den geringen Zeitaufwand ist die regelmäßige Durchführung des Trainings leichter zu realisieren als bei umfangreicheren Trainingseinheiten.
- Beim HIT wird mit »lupenreiner« Technik trainiert und jede Wiederholung sorgfältig und langsam ausgeführt. Dadurch sinkt das Verletzungsrisiko praktisch auf »null«.
- Das HIT kann an verschiedenen Trainingsgeräten, an Maschinen, mit Hanteln und freien Gewichten ausgeführt werden. Einige Übungen – wie Klimmzüge oder Dips – erfordern nichts weiter als das eigene Körpergewicht.
- Das HIT trainiert anaerobe, aber auch aerobe Stoffwechselprozesse. (Beim anaeroben Stoffwechsel wird die Energie ohne Sauerstoff gewonnen, beim aeroben in Anwesenheit von Sauerstoff).

So wird es möglich, bei begrenztem Zeitaufwand einen intensiven Trainingsreiz zu setzen, der den Körper dazu veranlasst, sich anzupassen, nämlich stärker und muskulöser zu werden. Die wissenschaftlichen Grundlagen des hochintensiven Trainings werden in diesem Buch eingehend dargelegt. Dazu finden Sie mehrere Trainingspläne, die auf diesen Grundlagen beruhen und die Sie für Ihr eigenes Training nutzen können. Dabei werden auch Trainingspläne von einigen der erfolgreichsten Bodybuilder aller Zeiten vorgestellt. Das soll aber nicht suggerieren, dass ein hochintensives Trainingsprogramm jeden Sportler in einen »Mr. Universum« oder »Mr. Olympia« verwandelt. Ein gutes Trainingsprogramm kann lediglich gewährleisten, dass...

a) ein Wachstumsreiz gesetzt wird, der den Körper veranlasst, seine Muskelmasse zu vergrößern und
b) genügend Zeit zur Regeneration zuzulassen, damit diese Anpassungsprozesse auch stattfinden können.

Wie viel Muskelmasse jemand aufbaut, hängt von den jeweiligen genetischen Voraussetzungen ab. So wie nicht jeder Läufer – selbst mit dem besten Trainingsprogramm der Welt – die 100 m in weniger als zehn Sekunden laufen kann, so kann auch nicht jeder Mensch die gleiche Muskelmasse aufbauen. Dazu sind unsere individuellen Voraussetzungen zu verschieden. Jeder Mensch wird z.B. mit einer bestimmten Anzahl an Muskelfasern geboren. Die Anzahl dieser Fasern ist nicht steigerbar. Je mehr Muskelfasern jemand in einem bestimmten Muskel hat, desto größer fällt der Muskelzuwachs aus. Ein vereinfachtes Beispiel verdeutlicht diesen Zusammenhang: Nehmen wir an, zwei Personen trainieren zusammen. Sportler A hat von Geburt an doppelt so viele Muskelfasern wie sein Trainingspartner Sportler B. Wenn es beiden gelingt, in jeder der trainierten Fasern das gleiche Maß an Muskelwachstum auszulösen, nimmt Sportler A doppelt so viel Muskelmasse zu wie Sportler B.

Dass in diesem Buch trotzdem auf die Erfolge einiger Athleten mit dem HIT hingewiesen wird, hat einen einfachen Grund: Einige Kritiker des hochintensiven Trainings argumentieren nämlich, es sei völlig unmöglich, mit nur einem Satz pro Übung und wenigen Trainingseinheiten pro Woche überhaupt Muskelmasse aufzubauen. Die nachfolgend angeführten Beispiele beweisen ohne jeden Zweifel, dass es nicht nur möglich ist, sondern dass ein derart geringes Trainingsvolumen bei hoher Intensität sogar ausreichen kann, um bis in die Weltspitze vorzudringen. Denn wie in so vielen Bereichen des Lebens gilt auch in Bezug auf das Training: Qualität ist oft wichtiger als Quantität.

In den anschließenden Kapiteln erfahren Sie alles über die Ursprünge des HIT und die Wissenschaft dahinter. Erprobte und bewährte Trainingspläne werden vorgestellt, die Sie direkt übernehmen oder an Ihre eigenen Bedürfnisse anpassen können. Das HIT wird aus verschiedenen Blickwinkeln beleuchtet, um Ihnen einen aktuellen und umfassenden Überblick zu geben. Um Sie, liebe Leser, aber nicht unnötig lange auf die Folter zu spannen, finden Sie hier vorab eine Zusammenfassung, wie Sie sich ein HIT konkret vorstellen können:

Das Hochintensitätstraining ist eine Trainingsmethode des Muskeltrainings. Es ist nicht zu verwechseln mit dem hochintensiven Intervalltraining (HIIT), welches eine Trainingsmethode des Ausdauersports darstellt.

Beim Hochintensitätstraining (HIT) geht es darum, die trainierte Muskulatur mit einem intensiven Trainingsreiz zu konfrontieren, der einen Kraft- und Muskelzuwachs auslöst. Anschließend wird dem Körper ausreichend Zeit gegeben, um die Wachstumsprozesse auch zuzulassen. Tägliches Muskeltraining ist somit tabu. Bei einem Ganzkörpertraining wird ein- bis dreimal pro Woche trainiert, bei einem Splitprogramm maximal viermal. Die Grundpfeiler des HIT sind:

- Jeder Satz wird bis zur lokalen Muskelerschöpfung ausgeführt.
- Die Gewichte werden so gewählt, dass es innerhalb von 90-120 Sekunden zur Muskelerschöpfung kommt.
- Das Trainingsvolumen ist gering, d.h. es wird in der Regel nur ein Satz pro Übung trainiert.
- Eine Trainingseinheit umfasst in der Regel höchstens zwölf Sätze, manchmal auch weniger.
- Der trainierten Muskulatur wird anschließend eine mindestens 48-stündige Regenerationsphase eingeräumt.

- Alle Übungen werden in »lupenreiner« Technik und betont langsam, d.h. komplett ohne Schwung ausgeführt.

Wichtig für das Verständnis des HIT ist auch der historische Hintergrund. Die Frage nach dem »optimalen« Trainingssystem ist wohl ebenso alt wie das Krafttraining selbst. Die frühen Athleten konnten noch nicht auf die Erkenntnisse einer systematischen Trainingsforschung aufbauen. Die Grundlagen hierfür wurden zu Beginn des 20. Jahrhunderts in Deutschland gelegt. Als der »Athletenvater« Theodor Siebert (geboren 1866 in Weißenfels in Sachsen-Anhalt) sein Trainingsystem verbreitete und der große Eugen Sandow (geboren 1867 in Königsberg in Ostpreußen) die Bezeichnung »Bodybuilding« prägte, ging die Medizin noch vom sog. Ressourcenmodell aus: Man glaubte, der Mensch habe Zeit seines Lebens nur einen bestimmten Vorrat an gottgegebener oder geerbter Energie, mit der er sorgfältig haushalten müsse. Das Stemmen von Hanteln galt daher als sinnlose, eitle und gefährliche Zeitverschwendung.

Die ersten Athleten stellten jedoch das Gegenteil fest. Wer sich durch Muskeltraining systematisch schwächt, wird anschließend umso stärker. Auf diese Weise entstanden die »Meisterlehren«, also das Nachahmen gewisser Trainingsmethoden, die einer bestimmten Person Erfolg gebracht hatten.

Beim Bodybuilding bildeten solche »Meisterlehren« lange Zeit die Grundlage der Diskussion um die beste Trainingsmethode; teilweise ist es heute noch so. Von besonderer Bedeutung ist in diesem Zusammenhang das Wirken des US-Amerikaners Joe Weider, der die Trainingsmethodik der sog. Champions beobachtete und in seinen Zeitschriften publizierte. Diese – nach ihm benannten – Weider-Prinzipien prägten das Bodybuilding für eine sehr lange Zeit und befürworteten ein sehr häufiges und sehr umfangreiches Training, unterstützt durch große Mengen an Nahrungskonzentraten.

Was zum damaligen Zeitpunkt wenig bekannt war, aber zur Einordnung dieser Empfehlungen wichtig gewesen wäre, sind die finanziellen Hintergründe: Die Kosten für die Herstellung und den Druck waren oft höher als die Einnahmen durch den Verkauf der Zeitschriften. Die viel bedeutendere Einnahmequelle war der Verkauf der in den Zeitschriften beworbenen Nahrungsergänzungsmittel, die Joe Weider ebenfalls verkaufte.

In den 1970er Jahren wurde die vorherrschende Trainingsmethodik erstmals grundlegend in Frage gestellt. Vordenker wie Arthur Jones und Athleten wie Casey Viator und Mike Mentzer bezeichneten die Weider-Prinzipien als »Volumentraining« und behaupteten, ein intensiveres, kürzeres und selteneres Training sei diesem überlegen. Zusammen mit anderen Wissenschaftlern und Athleten dieser Tage begründeten sie eine neue Trainingsform, das hochintensive Training, kurz »HIT« genannt. Seit dem ersten Auftreten des HIT sind die Auseinandersetzungen um die beste Methode des Muskelaufbautrainings nicht verstummt. Dabei sind die Fakten im Laufe der Jahre oft in den Hintergrund gerückt; nicht selten glich die Kontroverse einer Auseinandersetzung zwischen zwei Glaubensrichtungen, so festgefahren schienen die Positionen. Entsprechend ist die Diskussion »HIT oder Volumentraining« in weiten Teilen auf dem Stand der frühen 1980er Jahre stehen geblieben.

Inzwischen existieren jedoch zahlreiche neue wissenschaftliche Erkenntnisse über die bestimmenden Faktoren für das Muskelaufbautraining, wie z.B. Trainingsintensität, -volumen und -häufigkeit. Die meisten Studien sind kaum bekannt, weil sie in wenig verbreiteten sportwissenschaftlichen oder sportmedizinischen Fachzeitschriften erschienen sind. Das Anliegen des vorliegenden Buches ist es, diese Lücke zu schließen. Deshalb werden neueste Forschungsergebnisse in die Bewertung des Hochintensitätstrainings (HIT) einbezogen, um dem Leser eine fundierte Grundlage und entsprechende Anregungen für das eigene Training zu liefern.

Das erste Kapitel widmet sich der Geschichte des hochintensiven Trainings, beginnend bei den Erkenntnissen des US-Amerikaners Arthur Jones, der erstmals eine Theorie dieser Trainingsform aufstellte. Es folgt die Geschichte der ersten erfolgreichen Athleten, die HIT praktizierten, wie die US-Amerikaner Casey Viator und Mike Mentzer und ihrer Beiträge zum HIT-System. Die Ereignisse rund um den »Mr. Olymia« 1980 in Sydney werden ausführlich erläutert; ein einschneidendes Ereignis, das die Diskussion um das HIT stark beeinflusste. Weiter geht es mit dem Engländer Dorian Yates, der mit Hilfe des HIT das Profi-Bodybuilding in den 1990er Jahren dominierte, während das HIT gleichzeitig auch im Breitensport immer größere Bedeutung erlangte.

Im zweiten Kapitel werden die Grundlagen des HIT auf den Prüfstand der Sportwissenschaft gestellt. Aktuelle Untersuchungen werfen ein ganz neues Licht auf die alte Kontroverse, welches Trainingsystem das effektivere ist. Fehlinterpretationen werden korrigiert und dem Repertoire des HIT neue, intensitätssteigernde Methoden hinzugefügt.

Im dritten Kapitel werden moderne HIT-Programme vorgestellt, die auf den zuvor dargelegten, wissenschaftlichen Erkenntnissen basieren und einen überaus effektiven Muskelaufbau versprechen.

Dabei wünschen Ihnen Autor und Verlag viel Erfolg!

KAPITEL 1

DIE GESCHICHTE DES HIT

1.1 Das Bodybuilding in den frühen 1970er Jahren

Zu Beginn der 1970er Jahre war das Bodybuilding ein Sport, der nur wenigen Insidern überhaupt bekannt war. In der Öffentlichkeit wurden Bodybuilder wegen ihres muskulösen Aussehens meist für Gewichtheber gehalten, weil dieser Sport auf eine lange antike und olympische Tradition zurückblicken konnte und daher bereits einen entsprechenden Bekanntheitsgrad hatte. Der Unterschied zwischen Gewichtheben und einem systematischen Muskelaufbautraining war damals ebenfalls nur wenigen bewusst. Weiter verbreitet als wirkliche Kenntnisse über das Bodybuilding waren Vorurteile und Gerüchte, die über hantelstemmende Kraftsportler kursierten.

Dies änderte sich erst, als der US-Journalist Charles Gaines und der Fotograph George Butler im Sommer 1972 von der Zeitschrift *Sports Illustrated* den Auftrag erhielten, einen Bericht über einen Bodybuilding-Wettkampf in Holyoke, USA, zu verfassen. Der Wettkampf an sich (»Mr. East Coast«) war eher unbedeutend, aber der Artikel, den Gaines und Butler darüber verfassten, setzte eine regelrechte Lawine in Gang. Dieser Bericht war nicht nur der erste überhaupt, der für eine breite Leserschaft über das Bodybuilding geschrieben wurde, sondern er stieß auch auf ein derart großes Interesse, dass Gaines und Butler in den Jahren 1974 und 1975 zunächst ein Buch und anschließend einen Dokumentarspielfilm über das Bodybuilding produzierten. Sowohl der

Film als auch das Buch mit dem Titel *Pumping Iron* erreichten weltweit ein Millionenpublikum. *Pumping Iron* erhöhte den Bekanntheitsgrad des Bodybuildings und seine Popularität ungemein und verbreitete gleichzeitig die damals vorherrschende Trainingsmethode: Das Volumentraining mit zahlreichen Übungen und Sätzen in jeder Trainingseinheit.

Im ersten Kapitel von *Pumping Iron* wird das Trainingsprogramm des damaligen »Mr. Olympia«, Arnold Schwarzenegger, ausführlich beschrieben. Dabei wird erläutert, wie er und seine Trainingspartner ihre Brustmuskulatur zunächst mit neun Sätzen Bankdrücken und anschließend mit jeweils drei bis fünf Sätzen weiterer Übungen trainierten. Die Autoren notierten sogar die Gesamtzahl der Wiederholungen. Laut Gaines und Butler hatten Schwarzenegger und seine Trainingspartner allein beim Brusttraining, »ihre Muskeln 278mal gezwungen, Zug oder Druck auf Metall auszuüben«, bevor sie gleich darauf die Rückenmuskulatur mit noch mehr Sätzen trainierten [3]. Ein solcher Trainingsumfang war damals nicht ungewöhnlich, sondern allgemein üblich. Folglich wäre auch niemand auf die Idee gekommen, diese Trainingsweise als »Volumentraining« zu bezeichnen, denn eine Vielzahl an Sätzen und Wiederholungen galt damals als Grundvoraussetzung für ein maximales Muskelwachstum. Die Unterscheidung des Bodybuildingtrainings in HVT (High Volume Training) und LVT (Low Volume Training) erfolgte erst sehr viel später [4].

Das Buch *Pumping Iron* beschreibt, wie die ambitionierten Bodybuilder, die damals im Gold's Gym in Venice, Kalifornien trainierten, einen Doppelsplit an sechs Tagen pro Woche absolvierten. Das heißt, dass an jedem Tag zweimal trainiert wurde, nämlich morgens und abends und dass jeder Muskel dabei zwei- bis dreimal pro Woche direkt belastet wurde. Damit orientierten sich die dort trainierenden Bodybuilder an Schwarzeneggers Trainingsweise, wohl in der Hoffnung, eine ähnlich beeindruckende Muskelentwicklung zu erzielen.

Welche Bedeutung man damals dem Faktor »Trainingsvolumen« beimaß, wird deutlich an der Beschreibung von Trainingsprogrammen der Bodybuilder, die sich außerhalb des Einflussbereichs von Venice auf Profi-Wettkämpfe vorbereiteten. Gaines und Butler schildern dies am Beispiel von Serge Nubret, der sich in Frankreich auf den »Mr. Olympia« vorbereitete: »Die vergangenen zwölf Monate lang, drei Stunden jeden Morgen, drei jeden Nachmittag und zwei jeden Abend, hat Nubret Eisen gestemmt und gezogen und gleichzeitig eine Diät gehalten, die jeden normalen Metabolismus explodieren ließe – für diese berühmten Brustmuskeln machte er zum Beispiel jeden zweiten Tag vierzig Sätze Bankdrücken von je zwanzig Wiederholungen ... und nahm täglich 4 kg Fleisch, 400 g Proteinpräparate und 32 Gläser Wasser zu sich.« [3]

Viele Bodybuilder zu jener Zeit handelten nach der Devise »je mehr, desto besser«, was ihr Trainingspensum und ihre Proteinzufuhr betraf. Dabei war bereits damals bekannt, dass der Körper nur eine gewisse Menge Protein am Tag verwerten kann und dass die Erholung eine wichtige Voraussetzung für den Trainingserfolg ist. Arnold Schwarzenegger wurde in den Muskelmagazinen stets als ein Athlet präsentiert, der mindestens fünf Stunden am Tag trainiert und quasi rund um die Uhr Protein zuführt. Das Buch *Pumping Iron* sowie spätere Berichte von Trainingspartnern zeigten dann eine zutreffendere Beschreibung, nach der Schwarzenegger zwar in der unmittelbaren Wettkampfvorbereitung zweimal täglich trainierte, während der übrigen Phasen des Jahres jedoch nur rund anderthalb Stunden jeden Vormittag außer Sonntag.

Dass Schwarzenegger trotz seines vergleichsweise geringen Trainingsvolumens allen anderen Bodybuildern überlegen war, führten die Autoren von *Pumping Iron* auf zwei weitere Faktoren zurück: Eine korrekte Bewegungsausführung und eine maximale Trainingsintensität. Auch wenn der Begriff »Trainingsintensität« (engl. »Intensity of Effort«), der in der heutigen sportwissenschaftlichen Terminologie den Grad der muskulären Erschöpfung innerhalb eines Trainingssatzes beschreibt, noch nicht gebräuchlich war, so ließ sich schon damals seine Bedeutung in der Beschreibung von Gaines und Butler erahnen: »Ein Grund, warum Schwarzenegger der beste Bodybuilder unserer Zeit ist, ist der, dass er bei keiner Übung mogelt. Er führt jede Bewegung vollständig und sauber aus; er bewegt sich nicht ruckartig, pausiert nicht und bringt außer dem Muskel, den er gerade trainiert, keine anderen Muskeln ins Spiel. Ein weiterer Grund ist seine ausgezeichnete Konzentrationsfähigkeit...« [3]. In der Film-Version von *Pumping Iron* verweist Schwarzenegger ausdrücklich darauf, dass es erforderlich sei, die maximal mögliche Wiederholungszahl bei jedem Satz auszuschöpfen. Dazu sei es oft notwendig, über die Schmerzgrenze hinaus zu gehen.

Ohne dass sie diesen Punkt weiter ausführten, deuten die Beschreibungen von Gaines und Butler ebenso wie die Aussage von Schwarzenegger eines an: Es kommt bei einem erfolgreichen Muskelaufbautraining offenbar darauf an, die jeweiligen Übungen sauber, d.h. mit korrekter Technik auszuführen und dabei eine möglichst hohe Trainingsintensität zu erzielen. Doch obwohl insbesondere Schwarzenegger diesen Aspekt immer wieder betonte [5,6,7] und in seinem eigenen Training mit großem Erfolg praktizierte, ging man weiterhin davon aus, dass es vor allem das hohe Trainingsvolumen sei, das einen maximalen Muskelzuwachs erbringt. Diese Annahme beruhte jedoch weniger auf wissenschaftlich fundierten Erkenntnissen als auf einer simplen Beobachtung: Man verglich die Muskelentwicklung von Bodybuildern und Gewichthebern und führte den vergleichsweise höheren Zugewinn an fettfreier Masse bei Bodybuildern darauf zurück, dass diese ein im Unterschied zu Gewichthebern ein sehr viel höheres Volumen an Übungen, Sätzen und Wiederholungen absolvierten [5].

Aus diesem Grund hat sich die Annahme, dass ein hohes Trainingsvolumen für maximales Muskelwachstum unabdingbar ist, noch für viele Jahre gehalten [8]. Dabei wurde völlig ignoriert, dass bereits zu der Zeit, als *Pumping Iron* das Bodybuilding und damit auch das damals vorherrschende Volumentraining bekannt machte, die Notwendigkeit eines solchen Trainings und die vermeintlich logische Begründung, auf der es basierte, schon grundlegend in Frage gestellt wurde.

1.2 Arthur Jones und der Ursprung des HIT

Der amerikanische Unternehmer und Sportgeräteproduzent Arthur Jones vertrat eine völlig andere Auffassung bezüglich der Frage, wie ein effektives Muskelaufbautraining aufgebaut sein sollte.

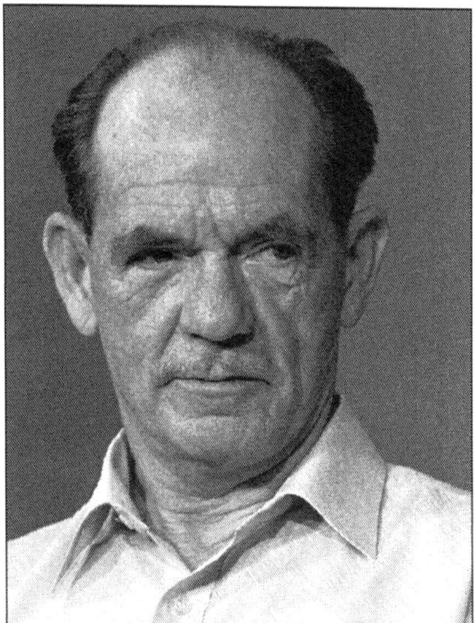

Abb. 1 Arthur Jones © I. JONES

Ausgangspunkt für seine Überlegungen waren jahrelange Beobachtungen der Tierwelt, die der Großwildjäger Jones in Afrika gemacht hatte. Dabei war ihm aufgefallen, dass offensichtlich ein Zusammenhang besteht zwischen der Intensität der körperlichen Anstrengung eines Tieres und der Ausprägung seiner Muskulatur. Als anschauliches Beispiel nannte Jones die Löwen. Während die weiblichen Tiere den ganzen Tag über aktiv waren und sich um den Nachwuchs kümmerten, ruhten und schliefen die männlichen Tiere fast den ganzen Tag über. Wenn die Männchen aber auf die Jagd gingen, dann zeigten sie hierbei eine ungeheure Intensität bei kurzen, sehr schnellen Sprints, enormen Sprüngen und dem Verbringen selbst größerer Beutetiere über längere Strecken. Aus diesen Beobachtungen folgerte Jones, dass die viel größere Muskelmasse der männlichen Löwen sich nicht allein durch die Auswirkungen von Hormonen erklären lässt, sondern dass auch ihr kurzes, hartes »Training« und die langen »Regenerationszeiten« berücksichtigt werden mussten. So kam er zu der Forderung, ein Muskelaufbautraining müsse »intense, short and infrequent« sein, also intensiv, kurz und nicht so häufig ausgeführt.

Natürlich war dieser »unwissenschaftliche« Ansatz einer der Hauptgründe für die heftige Kritik, die Jones für seine Überlegungen erntete. Dabei wurde

Tab. 1 Arthur Jones' Empfehlungen für ein effektives Training

Der gesamte Körper sollte dreimal wöchentlich trainiert werden, wobei jede Trainingseinheit nach höchstens 60-90 Minuten abgeschlossen sein soll.

Nach jedem Trainingstag ist mindestens ein Ruhetag einzulegen.

Wenn drei wöchentliche Trainingseinheiten trotz maximaler Anstrengung keinen Muskelzuwachs herbeiführen, sollte das Trainingsvolumen keinesfalls erhöht werden, sondern die Anzahl der Trainingstage auf zwei pro Woche reduziert werden, damit mehr Zeit zur Erholung zur Verfügung steht.

In der Regel wird von jeder Übung nur ein Satz ausgeführt.

Alle Übungen sind stets in korrekter Technik auszuführen.

Ein Satz sollte niemals beendet werden, bevor die maximal mögliche Wiederholungszahl mit dem gewählten Gewicht erreicht wurde.

Kraftzuwächse liefern Hinweise auf Muskelzuwächse. Daher sollte man stets versuchen, die Gewichte für die jeweiligen Übungen progressiv zu steigern.

Bei vielen Übungen liefern Kurz- und Langhanteln keinen optimalen Widerstand über den gesamten Bewegungsablauf. Bei manchen Übungen ist daher der Einsatz speziell entwickelter Trainingsmaschinen vorteilhafter.

Jeder Trainierende sollte den Erfolg oder Misserfolg seines Trainings nicht an Vergleichen mit anderen Athleten festmachen, sondern sich stets an der eigenen Leistung messen. Vergleiche mit anderen sind aufgrund der zahlreichen individuellen Unterschiede nicht relevant.

Ein fortgeschrittener Athlet sollte nicht öfter oder umfangreicher trainieren als ein Anfänger, sondern härter.

Tab. 1 Arthur Jones' Empfehlungen für ein effektives Training, Fortsetz.
Wer krank ist, sollte nicht trainieren, sondern sich zuerst auskurieren.
Auf eine angemessene Nährstoffzufuhr ist zu achten, weder Kohlenhydrate noch Fette oder Proteine sollten im Übermaß konsumiert werden, weil dies in einer Körperfettzunahme resultiert, aber nicht in zusätzlichem Muskelzuwachs.
Die Einnahme von Dopingmitteln ist unter allen Umständen abzulehnen.

(und wird auch heute noch) von den Kritikern des HIT übersehen, dass der Ansatz für das Volumentraining nicht minder unwissenschaftlich ist. Denn auch hierbei beobachtete man die Anstrengungen muskulöser Menschen und versuchte daraus Schlussfolgerungen zu ziehen, wie Muskelwachstum entsteht. Die bekannten Weider-Prinzipien basieren allesamt auf der Beschreibung der Trainingsmethoden erfolgreicher Bodybuilder. Spätere wissenschaftliche Studien versuchten dann, diese Beobachtungen theoretisch zu »untermauern«.

Was damals kaum bekannt war, ist die Tatsache, dass Jones sich sehr wohl an wissenschaftlichen Grundsätzen orientierte. Arthur Jones war ein ausgesprochener Experte in menschlicher Anatomie und befasste sich darüber hinaus seit Jahren intensiv mit Biomechanik und Physik. Sein familiärer und beruflicher Hintergrund war dabei von großem Nutzen. Arthur Jones wuchs auf in einer Familie von Ärzten. Sein Großvater, beide Eltern, seine Schwester und mehrere weitere Verwandte waren Mediziner unterschiedlicher Fachrichtungen und zunächst sah alles so aus, als ob der junge Arthur die Familientradition fortsetzen sollte. Bereits als Jugendlicher hatte er sich durch die gesamte medizinische Bibliothek der Familie gelesen und diskutierte die gewonnenen Erkenntnisse mit seinen Eltern. Nach eigenen Angaben hat Jones in seiner Kindheit und Jugend seinen Vater zu »...hunderten von Hausbesuchen begleitet und dabei hunderte von Behandlungen und medizinische Eingriffen beobachtet« [9]. Noch größer als sein medizinisches Interesse war allerdings seine Leidenschaft für das Fliegen, was sein weiteres Leben maßgeblich beeinflussen sollte.

Während des Zweiten Weltkriegs diente Jones in der Navy, den Marinestreitkräften der USA. Nach seinem Ausscheiden aus den Streitkräften entwickelte er als selbständiger Pilot und Unternehmer ein überaus lukratives Geschäftsmodell: Er flog nach Afrika, um dort exotische Tiere zu beobachten und schließlich einzufangen. Diese Tiere, darunter Elefanten, Krokodile, Löwen und andere Wildkatzen, Schlangen, Gorillas und viele weitere Wildtiere, verkaufte er an Zoos auf der ganzen Welt. Zusätzlich produzierte er Dokumentarfilme über seine Expeditionen, die er an Fernsehsender verkaufte. Nebenbei erfand er eine patentierte Kamerahalterung für wackelfreie Luftaufnahmen und spezielle Linsen für Filmkameras. Seine bekannteste Filmreihe mit dem Titel »Wild Cargo« lief in den 1970er Jahren auch im deutschen Fernsehen mit beachtlichem Erfolg.

Mit dem Import/Export exotischer Tiere und seinen Dokumentarfilmen verdiente Jones ein Vermögen. Die Entwicklung von biomechanisch optimierten Trainingsgeräten war für Arthur Jones zunächst nichts weiter als ein Hobby, das er aus persönlichem Interesse und zur Verbesserung seiner eigenen Trainingseinheiten verfolgte. Bereits seit den 1950er Jahren hatte Jones mehrere Prototypen für sein eigenes Training entwickelt. Beim Training mit Hanteln störten ihn vor allem die folgenden Punkte:

- Viele Muskeln lassen sich mit Hanteln nicht effektiv trainieren. Kniebeugen z.B. sind eine der besten Übungen für das Training der Beine, haben jedoch einige gravierende Nachteile: Beim Aufrichten aus der untersten Position nimmt nach ungefähr der Hälfte des Bewegungsablaufs die Aktivierung der Beinmuskulatur immer weiter ab, bis am obersten Punkt die Knie durchgedrückt sind und die Beinmuskeln fast vollständig entlastet werden. Außerdem kann es gefährlich werden, Kniebeugen allein zu trainieren. Wenn man es nicht mehr schafft, sich kontrolliert aufzurichten, kann man im ungünstigsten Fall die Hantel nicht mehr kontrollieren und es kann zu gefährlichen Stürzen und Verletzungen kommen.

- Beim Armbeugen (Bizepscurl) gibt es nur einen ganz geringen Bewegungsumfang, während dessen die Armbeuger tatsächlich wirksam trainiert werden. In der Ausgangsposition hängt der Arm gerade herunter, der Bizeps wird praktisch gar nicht beansprucht. Das gleiche Problem hat man dann am höchsten Punkt der Bewegung, wenn der Arm vollständig gebeugt ist. Auch dann befindet sich die Hantel wieder parallel zum Boden und die Armbeuger müssen so gut wie keine Kraft mehr aufbringen, um die Schwerkraft zu überwinden.
- Beim Training der Brustmuskeln durch Übungen wie Bankdrücken ermüden die beteiligten Armstrecker (Trizepse) häufig schon, bevor die Brust intensiv genug beansprucht werden konnte.
- Das gleiche Problem entsteht beim Rückentraining anhand von Klimmzügen, Rudern oder Latziehen durch die relative Schwäche der beteiligten Armbeuger (Bizepse) im Vergleich zur größeren und stärkeren Rückenmuskulatur.

Im Jahr 1970 war Jones dann soweit, dass er eine Serie von Prototypen entwickelt hatte, die er zu einer einzigen riesigen Konstruktion zusammengefügt hatte. Diesen Aufbau, der als »Blue Monster« in die Geschichte einging, präsentierte er 1970 erstmals der Öffentlichkeit.

Beim »Mr. America«-Wettkampf am 13. Juli desselben Jahres stellte er sein »Blue Monster« im Foyer des Veranstaltungsorts auf. Diese Vorstellung kam einer Sensation gleich und die nachfolgenden Ereignisse sollten das Muskelaufbautraining für immer verändern. Der Herausgeber des *Ironman* Magazins, John Balik, schrieb im Rückblick über diesen Moment: »Ich hatte das große Glück dabei zu sein … Erst später fand ich heraus, dass diese

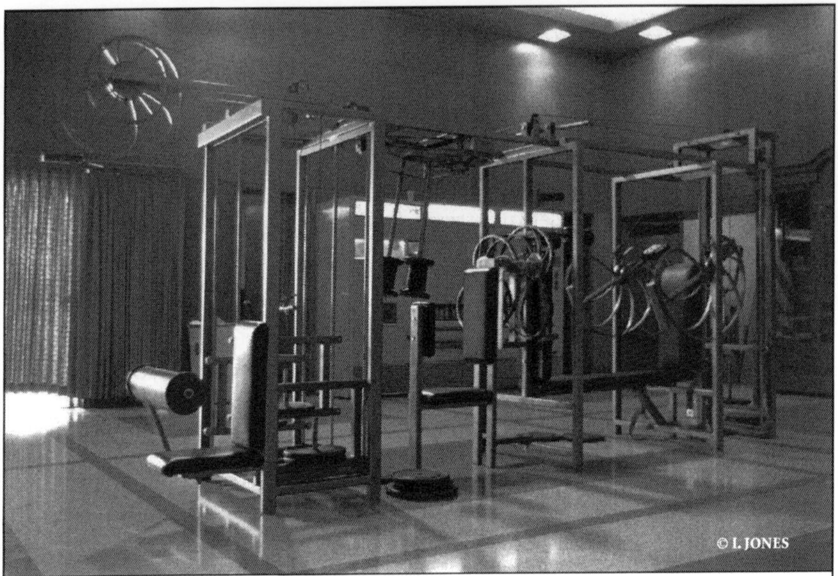

Abb. 2 »The Blue Monster«: Das erste Trainingsgerät mit Umlenkscheiben für optimale Kraftkurven, mit der legendären Überzugmaschine.

Maschinen nicht einfach so auftauchten. Sie waren das Ergebnis von 20 Jahren Entwicklungsarbeit. Als ich ihm zusah, wie er die Überzugmaschine aus dem LKW holte … und in das Foyer des Veranstaltungsorts brachte, war mir nicht bewusst, dass ich gerade Zeuge war, wie Geschichte geschrieben wurde. Die Geschichte, die Arthur schrieb, zunächst mit seinen Nautilus-Geräten und seiner Trainingsphilosophie und später dann mit seinen MedX-Geräten, hat die Welt verändert. Seine Überzugmaschine war der Mittelpunkt seiner Mission, eine Lösung für ein spezielles Problem zu finden. Jeder, der jemals auf diesem Gerät saß und es richtig benutzte, und zwar so wie Arthur es sagte, wird das Gefühl nie vergessen. Keine andere Übung trainierte den Latissimus so wie dieses Gerät. Und das war erst der Anfang...« [10].

Mit seiner Einschätzung bezüglich der von Jones entwickelten Überzugmaschine lag Balik richtig. Dieses Gerät ermöglichte erstmals eine völlig neue Art, den Oberkörper und vor allem den Rücken zu trainieren. Anhand von Jones' Erfindung wurde es möglich, die Überzugbewegung über einen Bewegungsradius von bis zu 240 Grad auszuführen, während es beim Überzug mit einer Hantel nur wenige Zentimeter sind, welche der Schwerkraft einen angemessenen Widerstand bieten. Selbst bei Klimmzügen, Rudern oder Latziehen ist der Bewegungsradius – je nach Griffweite – auf 70 bis maximal 120 Grad beschränkt. Außerdem eliminierte die neue Überzugmaschine eine weitere Schwachstelle beim Oberkörpertraining: die Hände und damit die Griffkraft. Dadurch, dass die Polster des Trainingsgeräts am Oberarm ansetzten, wurde der Einsatz der Armkraft auf ein Mindestmaß reduziert, was höhere Trainingsgewichte zuließ. Auch in einem anderen Punkt hatte Balik absolut recht. Dieser Moment, die Vorstellung des »Blue Monsters«, war der Anfang des Hochintensitätstrainings, zumindest was die öffentliche Wahrnehmung betrifft, auch wenn der erstmaligen Präsentation zu dem Zeitpunkt bereits rund zwei Jahrzehnte Arbeit vorausgegangen waren.

In den folgenden Jahren produzierte Jones eine ganze Reihe von Trainingsgeräten für das Muskelaufbautraining. Später entwickelte Jones dann mit der von Balik angesprochenen MedX-Reihe spezielle Trainingsgeräte, die nicht durch ihren Nutzen für den Muskelaufbau bestachen, sondern in besonderer Weise zur Prävention und Therapie verbreiteter muskulärer und orthopädischer Probleme genutzt werden konnten.

Das revolutionäre an Jones' Trainingsphilosophie und seinen Trainingsgeräten ergab sich aus zwei Ansätzen. Erstens hatte er zunächst die Funktionen und Biomechanik eines Muskels genauestens studiert und konstruierte dann ein Gerät, das dem Muskel über den gesamten Bewegungsablauf den erforderlichen Widerstand entgegensetzt. Zweitens löste er ein zentrales Problem des Hanteltrainings: Eine Hantel kann jeweils nur auf und ab bewegt werden, wobei die Schwerkraft stets vertikal wirkt. Bei einigen Übungen entspricht diese gerade Auf- und Abwärtsbewegung zufällig auch der Funktionsweise

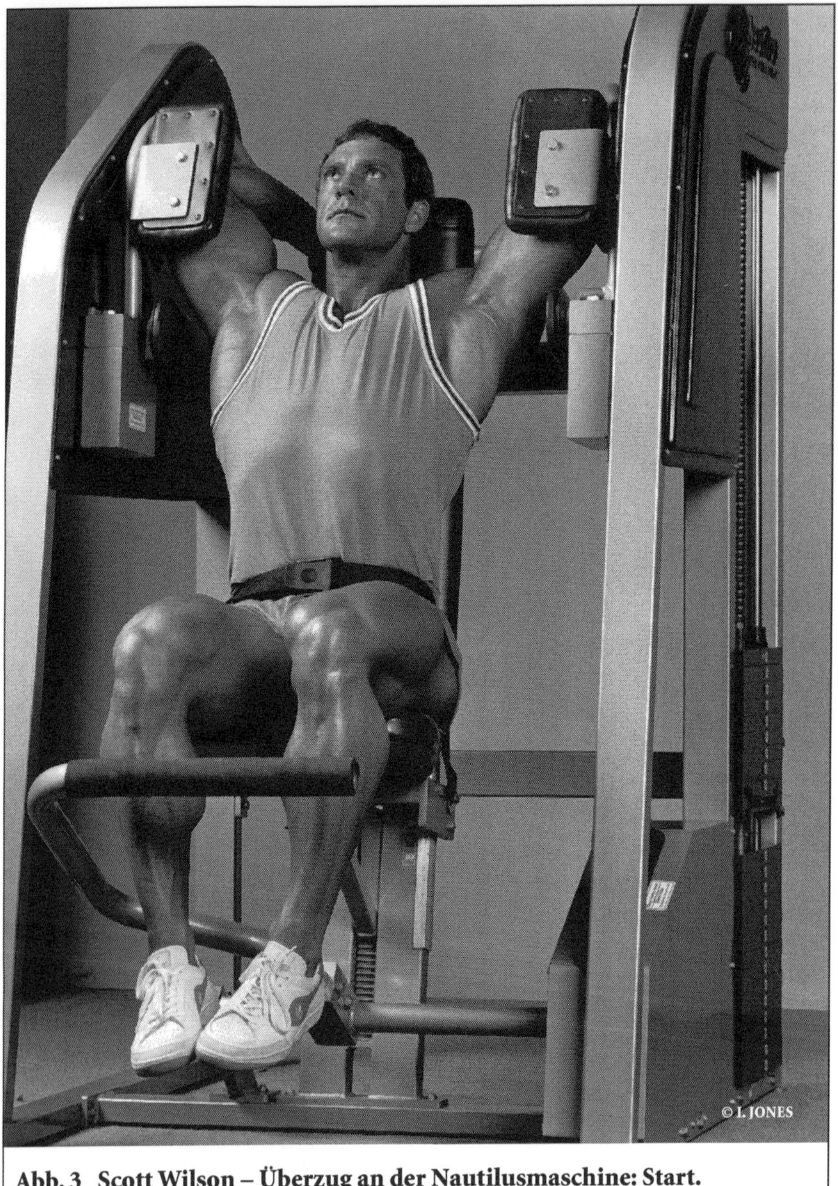

Abb. 3 Scott Wilson – Überzug an der Nautilusmaschine: Start.

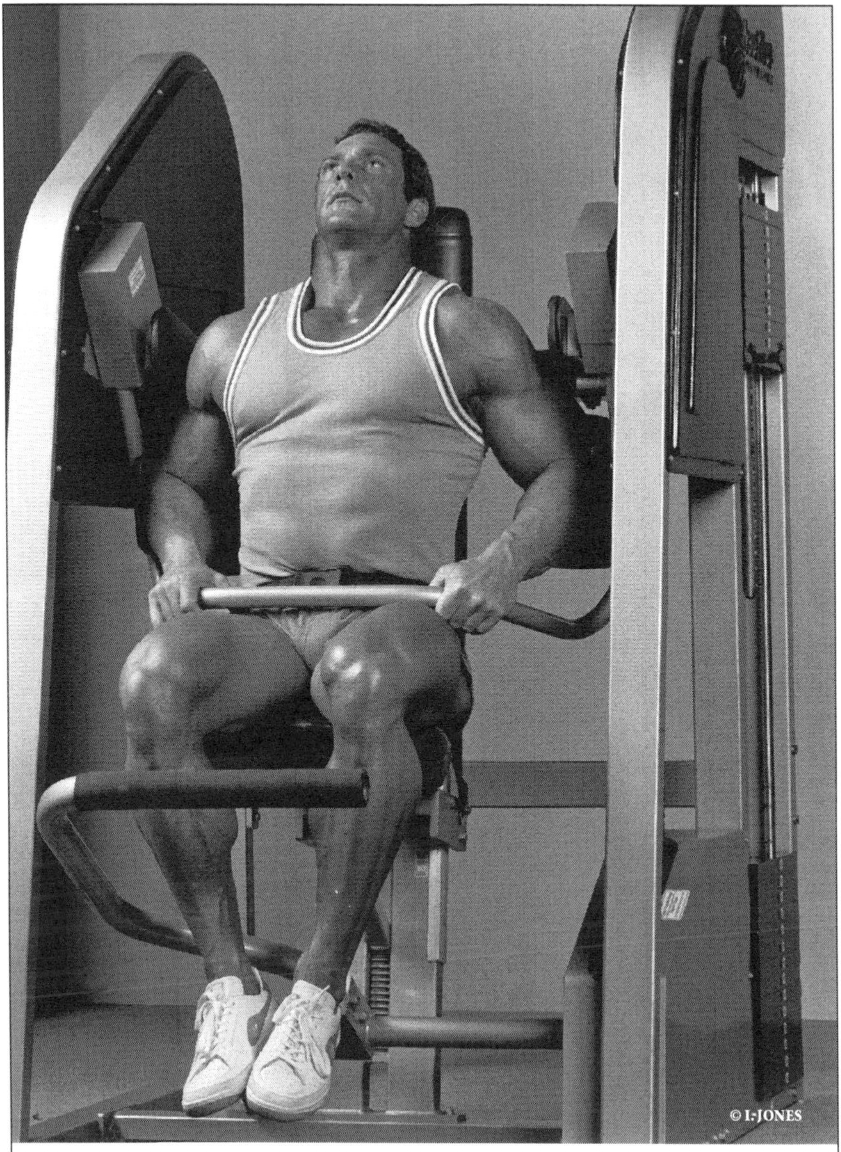

Abb. 4 Überzug an der Nautilusmaschine: Ende.

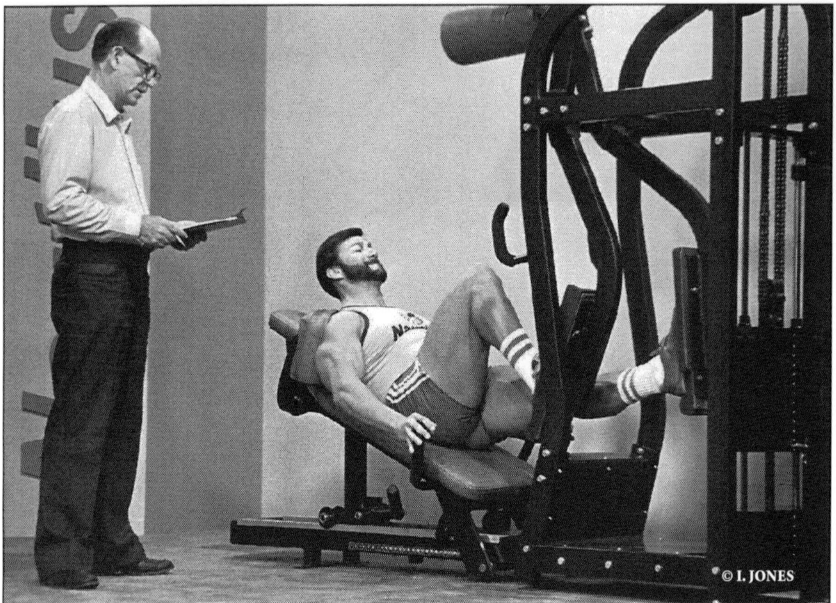

Abb. 5 Arthur Jones trainiert Boyer Coe an der Nautilus-Beinpresse.

bestimmter Muskeln (z.B. beim Wadenheben oder Schulterheben). Für diese Übungen sind Hanteln folglich sinnvolle Trainingsgeräte. Die meisten Muskeln des Menschen bewegen die jeweiligen Gliedmaßen aber keineswegs in einer geraden Linie nach oben, sondern rotieren um eine Gelenkachse (Hüftgelenk, Ellenbogen, Schultergelenk, Kniegelenk, Fußgelenk, Handgelenk usw.). Auf diese Weise wird der jeweilige Muskel beim Hanteltraining nur bei einem Bruchteil des Bewegungsablaufs mit dem richtigen Widerstand trainiert.

Beim Bizepscurl als klassisches Beispiel ist das Gewicht weder am Anfang der Bewegung noch am Ende hoch genug, um einen trainingswirksamen Reiz zu produzieren, während der Muskel in der Mitte der Bewegung so viel Kraft aufbringen kann, dass der Widerstand zu leicht ist. Die von Jones entwickelten Maschinen lösten dieses Problem durch eine geniale Entwicklung, der sog. Cam. Diese Umlenkscheibe variierte den Widerstand während des Bewegungsablaufs so, dass dort, wo der Muskel mehr Kraft produzieren kann, ein großer Widerstand entgegengesetzt wird und dort, wo der Muskel weniger Kraft produzieren kann, entsprechend weniger. Aufgrund der charakteristischen Form der Umlenkscheibe, die an eine Nautilus-Muschel erinnert, nannte Arthur Jones seine Firma Nautilus Sports/Medical Industries.

Die zwanzig Jahre Entwicklungsarbeit, die John Balik angesprochen hatte, waren dabei von erheblicher Bedeutung für die Qualität der Geräte. Jones hatte nämlich jeden seiner Prototypen unzähligen Tests unterzogen. Dabei ließ er die Geräte von zahlreichen Probanden testen und nahm anschließend Anpassungen vor, um die Maschinen weiter zu optimieren. So stellte er sicher, dass die Biomechanik der Geräte exakt der jeweiligen Muskelfunktion entsprach und den Muskel damit extrem effektiv trainierte.

Jones bezog seine Kenntnisse der menschlichen Anatomie und Physiologie nicht nur aus der medizinischen Fachliteratur. Insbesondere Aufbau und Funktion der Muskeln studierte er durch das sog. Präparieren von Leichen. »Wir hatten ständig einen Arm oder irgendeinen anderen Körperteil im Gefrierschrank«, erinnerte sich Jones' Tochter Eva, eine Ärztin [11].

1.2.1 Vorermüdung

Jones' profunde Kenntnisse der menschlichen Anatomie und Biomechanik halfen auch dabei, ein zentrales Problem des Hanteltrainings zu lösen: Muskeln arbeiten stets synergistisch, d.h. an jeder noch so einfachen Bewegung sind stets eine ganze Reihe von Muskeln gleichzeitig beteiligt. Grundsätzlich ist dies eine gute Sache, auch im Hinblick auf das Training. So ist es möglich, die mehr als 600 Muskeln des Körpers durch eine überschaubare Anzahl an Übungen zu trainieren.

Die Beteiligung mehrerer Muskeln an manchen Bewegungen muss bei einigen Übungen besonders berücksichtigt werden. Einige der beteiligten

Muskeln sind verhältnismäßig stark, andere deutlich schwächer. Bei komplexen Übungen wie dem Bankdrücken kann es daher passieren, dass es zur Erschöpfung kommt, weil die relativ schwachen Trizepse ermüdet sind, bevor die Brustmuskeln ausreichend stimuliert werden konnten. Bei Rückenübungen wie Klimmzügen oder Rudern gibt es das gleiche Problem, ebenso bei einigen Schulter- und Beinübungen. Diese Erfahrung hatte Jones auch in seinem eigenen Training gemacht. Mit zunehmender Trainingserfahrung konnte er feststellen, dass seine Arme und Beine sehr gut auf das Training mit Klimmzügen, Dips, Kniebeugen usw. ansprachen. Seine Brust- und Rückenmuskeln blieben aber deutlich dahinter zurück.

Als Produzent von Tierfilmen fiel es Jones nicht schwer, einen anschaulichen Vergleich zu formulieren: »Ich entwickelte die Arme und Beine eines Gorillas und den Oberkörper eines Klammeraffen« [9]. Inzwischen waren viele Bodybuilder auf das gleiche Problem aufmerksam geworden. Robert Kennedy, der spätere Herausgeber des *Musclemag International*, schrieb 1968 einen Beitrag über das Schultertraining, indem er dazu riet, die Schultermuskeln erst durch Seitheben mit Kurzhanteln zu erschöpfen, bevor man die Übung Nackendrücken ausführt [12].

Jones griff diesen Punkt auf und entwickelte das Konzept der Vorermüdung (Pre-Exhaustion) als allgemeine Methode, die nicht auf das Schultertraining beschränkt ist. Sie eignet sich für alle Übungen, bei denen stärkere und wenige starke Muskeln zusammenarbeiten müssen, etwa die Armbeuger (Bizepse) bei verschiedenen Rückenübungen und die Armstrecker (Trizepse) beim Brust- und Schultertraining. Aus diesem Grund empfahl Jones Übungskombinationen wie Überzüge unmittelbar vor Klimmzügen, »Fliegende Bewegungen« vor dem Bankdrücken, Seitheben vor dem Schulterdrücken und Beinstrecken vor Kniebeugen. Die beiden Übungen werden dabei jeweils als Supersatz ausgeführt, d.h. direkt hintereinander.

Die Vorermüdung funktionierte in der Praxis recht gut. Allerdings tauchte dabei ein neues Problem auf: Um im Zielmuskel eine wirksame Vorermüdung zu erzielen, z.B. indem man erst einen Satz »Fliegende« ausführt, bevor

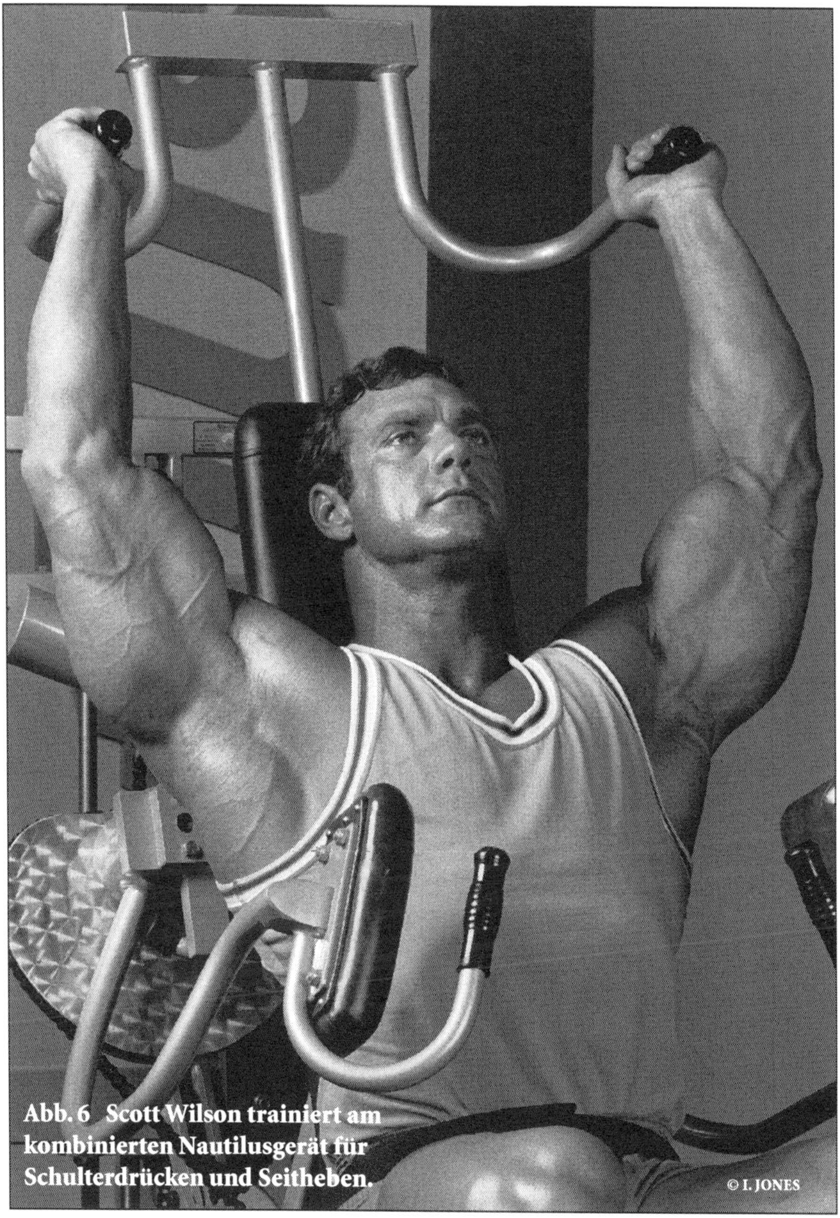

Abb. 6 Scott Wilson trainiert am kombinierten Nautilusgerät für Schulterdrücken und Seitheben.

© I. JONES

man zum Bankdrücken übergeht, darf die Pause zwischen den beiden Übungen nicht zu lang sein. Wenn man nach der ersten Übung erst durch das halbe Studio laufen muss, um die zweite auszuführen, ist die Pause u.U. so lang, dass es kein Supersatz, also kein »verbundener« Satz mehr ist, sondern zwei separate Übungen daraus werden. Wenn die Zielmuskulatur sich dabei wieder regenerieren kann, kommt der gewünschte Effekt nicht zustande. Denn bereits 40 Sekunden nach einer erschöpfenden Belastung sind die ATP-Speicher eines Muskels schon wieder zu etwa 75 % wieder gefüllt und der Muskel verfügt wieder über einen Großteil seiner ursprünglichen Kraft [13]. Es liegt also auf der Hand, dass die Pause deutlich kürzer sein sollte.

Auch für dieses Problem fand Jones eine kreative Lösung. Er entwarf spezielle Trainingsgeräte zur Vorermüdung, an denen beide Übungen des Supersatzes ausgeführt werden konnten. Zu diesen Geräten gehörte die Kombination von Beinstrecken und Beinpressen, »Fliegende« an der Maschine (engl. »Butterfly«) und Brustpressen sowie Seitheben und Schulterdrücken.

1.2.2 Muskelaufbau zur Gesundheitsförderung

Das Hochintensitätstraining eignet sich nicht nur hervorragend zum Aufbau enormer Muskelmasse, was es unter Bodybuildern populär machte, sondern bietet auch großes Potenzial, was die Förderung der Gesundheit betrifft. Die vielen Jahre Entwicklungszeit und praktische Erprobung des HIT an unzähligen Probanden hatten nämlich auch gezeigt, dass die technisch saubere und betont langsame Übungsausführung das HIT nicht nur ein sehr wirksames Trainingssystem darstellt, sondern es trainiert auch die passiven Strukturen (Knochen, Bänder, Sehnen usw.) sehr effektiv, ohne sie zu stark zu belasten. Damit bietet das HIT optimale Voraussetzungen für ein gesundheitsorientiertes Muskeltraining und kann auch von Personen mit verschiedenen orthopädischen Problemen oder älteren Sportlern durchgeführt werden.

Jones erkannte außerdem, dass Wirbelsäulenprobleme und Rückenschmerzen sehr häufig durch eine unterentwickelte Rückenmuskulatur bedingt sind. Durch ein systematisches Training der Rückenmuskulatur lässt sich eine Vielzahl dieser Probleme mindern oder gar vollständig therapieren, wie wir heute wissen.

Regelmäßig ließ Jones auf eigene Kosten Ärzte und andere Experten aus dem ganzen Land einfliegen. In ganztägigen Seminaren stellte er sowohl seine Trainingsgeräte vor als auch seine Überlegungen zu physiologisch korrektem Training. Mit diesen Überlegungen, niedergeschrieben in seinen berühmten *Nautilus-Bulletins 1* und *2* sowie zahlreichen Artikeln im *Ironman* Magazin, legte Arthur Jones den Grundstein für das, was wir heute als Hochintensitätstraining (HIT) kennen. Jones verwendete diese Bezeichnung zunächst nicht, denn für ihn war es die einzig logische Art des Muskeltrainings, die deshalb keine besondere Bezeichnung benötigte außer »Training«.

Jones war bekannt dafür, keine Kontroverse zu scheuen und keinem Streitgespräch aus dem Weg zu gehen. Dass er die damals übliche Trainingsweise (»viel hilft viel«) frei heraus als unwissenschaftlich, ineffektiv und teilweise sogar unsinnig bezeichnete, brachte ihm jede Menge Kritik von Vertretern der etablierten Fitnessindustrie ein. Jones betonte darüber hinaus, dass technisch korrektes, hochintensives Training, ausreichende Erholung und eine gesunde proteinreiche Ernährung alles sei, was zum Muskelaufbau nötig ist. Nahrungsergänzungsmittel bezeichnete er als absolut unnötig. Damit stellte er sich offen gegen einen ganzen Industriezweig, der mit dem Verkauf von Nahrungsergänzungsmitteln schon damals riesige Umsätze machte und seinen Geschäftsbereich gefährdet sah.

Entsprechend ausgeprägt war der »Gegenwind« von dieser Seite. Insbesondere Joe Weider, Herausgeber mehrerer Bodybuilding-Zeitschriften und damals weltweit führender Anbieter von Nahrungskonzentraten für Bodybuilder, war wenig begeistert von Jones' Ausführungen. Von Ärzten und Bewegungswissenschaftlern hingegen war die Rückmeldung überwiegend positiv, teilweise sogar enthusiastisch. Einer der damals weltweit führenden Biomechaniker flog eigens nach Florida, um die Trainingsgeräte von Jones zu studieren und bezeichnete Jones anschließend als »biomechanisches Genie«

[14]. Auch von wichtigen Vertretern der damaligen Bodybuilding-Szene, die vertraglich nicht an den Weider-Konzern gebunden waren, erhielt Jones viel Zuspruch. Unter ihnen waren neben einigen sehr erfolgreichen Athleten wie Bill Pearl, Sergio Oliva und Boyer Coe auch Vince Gironda, einer der bekanntesten Trainer und Studiobesitzer (Vince's Gym) der damaligen Zeit. Gironda war außerdem der erste Trainer von Arnold Schwarzenegger in dessen Anfangszeit in den USA.

Gironda schrieb regelmäßig Kolumnen für verschiedene Muskelmagazine. In einer dieser Kolumnen schwärmte er von der biomechanischen Präzision der Nautilusgeräte und äußerte seine »volle Übereinstimmung« mit Jones' Trainingskonzept, dem HIT. Allerdings äußerte Gironda auch Zweifel daran, ob gerade diejenigen, die von diesen Erkenntnissen an meisten profitieren könnten, nämlich Bodybuilder, auch tatsächlich empfänglich sind für eine neue Trainingsmethodik: Gironda schrieb, er habe zehn oder zwölf Gespräche zwischen Arthur Jones und Bodybuildern mit angehört und dabei den Eindruck gehabt, dass nicht alle das Konzept wirklich verstanden hatten. Aber zwei Fragen hätten sie alle im Sinn gehabt, nämlich: »Funktioniert das wirklich?« und »Wen haben Sie trainiert?« [15]. Offensichtlich waren viele erst dann bereit zu glauben, dass das hochintensive Training funktioniert, wenn ein Hochleistungsbodybuilder damit Erfolg hatte. Wie nachfolgend geschildert, war Jones zu diesem Zeitpunkt gerade dabei, auch diesen Nachweis zu liefern.

Arthur Jones wird von Weggefährten und Zeitzeugen übereinstimmend als ein »exzentrisches Genie« beschrieben. Sowohl Jones' intellektuelle Fähigkeiten als auch seine Exzentrik sind durchaus relevant für die Entwicklung des HIT und die Qualität der von ihm entwickelten Trainingsgeräte. Jones war brillant genug, den Prozess systematischen Muskeltrainings zu verstehen, die verbreiteten Mythen zu widerlegen und stattdessen die wesentlichen Inhalte herauszustreichen.

Eine der zentralen Errungenschaften von Jones in diesem Zusammenhang ist das Erkennen dessen, was die Sportwissenschaft heute als Reizschwelle bezeichnet. Entgegen der damals herrschenden Annahme, dass man eine Bewegung nur oft genug ausführen müsse, um irgendwann einen Effekt zu erreichen (»Übung macht den Meister«), erkannte Jones, dass der Körper keinen Anlass hat, sich zu verbessern, wenn der Reiz nicht eine bestimmte Intensität erreicht. So wie ein stundenlanges Sonnen an einem dunklen Novembertag keine Hautbräunung bewirkt, kommt es auch bei zu wenig intensivem Training zu keiner Anpassung in Form von Muskelwachstum, selbst wenn die Bewegung ganz oft wiederholt wird. Jones definierte den Begriff der Intensität erstmals korrekt als »Intensity of Effort«, also Anstrengungsintensität oder Trainingsintensität (dazu später mehr). Heute ist dieser Begriff in der Sportwissenschaft fest etabliert.

In Kombination mit seinen Kenntnissen der Muskelphysiologie und der konsequenten Anwendung ihrer Funktionen auf den Trainingsprozess schuf Jones eine Trainingsmethode, von deren Effektivität und Effizienz Trainierende in aller Welt bis heute profitieren. Doch auch der exzentrische Teil von Jones' Persönlichkeit – in vielen Geschichten und Anekdoten verbreitet – war ein wichtiger Faktor bei der Verbreitung und Bewertung des HIT. Ganz zu schweigen von der Qualität der von ihm entwickelten Trainingsgeräte.

Jones war als streitbarer Charakter bekannt, der seinen Standpunkt gern deutlich und nicht sehr diplomatisch formulierte. Sein Vokabular umfasste dabei die gesamte Bandbreite der englischen Sprache – von medizinischen und physikalischen Fachbegriffen bis hin zu derben Flüchen und Beleidigungen. Gary Bannister, ein diplomierter Sportlehrer und begeisterter HIT-Sportler beschreibt eine für Jones typische Situation bei einem sportwissenschaftlichen Kongress in den 1970er Jahren. Während eines Vortrags, bei dem ein Bewegungswissenschaftler über die Vor- und Nachteile der von Jones entwickelten Umlenkscheibe referierte, meldete sich während der anschließenden Diskussion ein Mann in einer der hinteren Reihen zu Wort. Es war Arthur Jones. Nachdem er aufgerufen wurde, ging er nach vorn, holte ein Diktiergerät aus der Tasche und hielt es an das Mikrophon. Dann – ohne selbst ein Wort zu sagen – spielte er das Band ab. Darauf hatte er vorab seine

Reaktion auf den Vortrag aufgenommen. Er hatte genau vorausgesehen, welche Punkte der Vortragende kritisieren würde und widerlegte einen nach dem anderen mit nachvollziehbaren Erläuterungen und »einem Sperrfeuer von Beschimpfungen« [16]. Nachdem das Band zu Ende war, schaltete er den Rekorder wieder aus und ging wortlos zu seinem Platz zurück.

Auftritte wie dieser brachten Jones nicht nur amüsierte Reaktionen, sondern auch eine Menge Kritik ein. Dem Erfolg des Hochintensitätstrainings tat dies jedoch keinen Abbruch. Im Rückblick lässt sich schwer sagen, ob es die spektakulären Erfolge der nach dem HIT-System trainierenden Bodybuilder waren, die Trainingsfortschritte, die Breitensportler mit dem HIT erzielten oder eine Kombination aus beidem. Tatsache ist jedoch, dass die Verbreitung des Hochintensitätstrainings und der Nautilusgeräte rasant voranschritten: Zehn Jahre, nachdem Jones sein erstes Gerät zum Verkauf angeboten hatte, gab es in den USA bereits 2.500 Fitness-Studios, die mit einer kompletten Serie von Nautilus-Geräten ausgestattet waren und tausende weitere Studios, die einzelne Nautilus-Geräte besaßen und ein Hochintensitätstraining anboten.

Zahlreiche Profi-Sportler und andere Prominente, darunter auch Sylvester Stallone, zeigten sich begeistert vom hochintensiven Training an Nautilusgeräten [17]. Eine von Arnold Schwarzeneggers Lieblingsübungen waren Überzüge an der Nautilusmaschine. Er war derart begeistert von dieser Übung, dass er Joe Gold, den Begründer des legendären Gold´s Gym, überredete, eine Nautilus-Überzugmaschine zu besorgen, damit er jederzeit damit trainieren konnte.

Der zuvor schon sehr erfolgreiche Geschäftsmann Arhur Jones wurde während der Fitnesswelle der 1970er und 1980er Jahre so wohlhabend, dass er in der Forbes-Liste der reichsten Menschen der Welt geführt wurde [18]. Dies ermöglichte es ihm, seine Flugzeugflotte zu vergrößern und den weltweit größten privaten Flughafen auf seinem Anwesen in Florida zu errichten. Außerdem unterhielt der passionierte Tier- und Naturliebhaber den größten privaten Zoo der Welt mit hunderten von Krokodilen und Schlangen, Giraffen, Elefanten, Löwen, Tigern, Leoparden, Vögeln, Fischen und vielen weiteren exotischen Tieren.

Auf dem Firmengelände richtete er sich ein Fernsehstudio ein. Dieses Studio nutzte er nicht nur für seine Tierdokumentationen, sondern filmte auch zahlreiche Trainingseinheiten von Bodybuildern, die nach seiner Anleitung ein HIT absolvierten. Jones hielt es für notwendig die Erfolge genauestens zu dokumentieren, »...weil die Ergebnisse so gut sind, dass uns sonst niemand glauben wird« [16]. Dennoch hatte Jones sein ganz eigenes Verhältnis zum Geldverdienen. Er betonte stets, dass Geldverdienen nicht der Profitmaximierung dienen solle. Vielmehr sollte das verdiente Geld direkt wieder investiert werden, um damit etwas Sinnvolles zu schaffen »...und keine Steuern zahlen zu müssen« [18].

Außerdem war Jones davon überzeugt, dass es der Persönlichkeit seiner Kinder schaden würde, wenn sie sein Vermögen erbten. »Ganz der Exzentriker, hat Jones seinen Kindern mitgeteilt, dass sie nichts von seinem Vermögen erben werden. ›Es Leuten zu hinterlassen, würde sie zerstören‹, sagt er. [Seine Tochter] Eva nimmt ihm das nicht übel.« [11]. Auch Jones' jüngster Sohn wurde hierzu befragt. In seinem 2019 erschienenen Buch *Nautilus. The lost empire of Arthur Jones* schreibt William Edgar Jones: »Also befragte der Reporter dann mich, offensichtlich weil er nicht glaubte, was Arthur ihm erzählt hatte. Ich bestätigte es und führte es sogar noch ein bisschen aus. Ich sagte zu ihm: ›Es ist Arthurs Geld, nicht meines. Er hat es verdient, nicht ich. Er kann damit tun, was immer er möchte. Wenn er beschließen würde, es auf die Straße zu tragen und dort anzuzünden, und würde mich um Hilfe bitten, würde ich es tun. Ich würde mit einer solchen Entscheidung sicher nicht übereinstimmen oder es gut finden, aber es ist nicht meine Entscheidung‹« [19].

Angesichts solcher hypothetischer Alternativen war es sicher eine gute Entscheidung, das Geld stattdessen in die Erforschung des gesundheitsorientierten Muskelaufbautrainings zu investieren. Und genau das tat Jones. Er investierte den größten Teil der Gewinne der Firma Nautilus in die Erforschung und Entwicklung noch besserer Geräte. Schließlich verkaufte Jones die Firma Nautilus sogar, widmete sich verstärkt dem gesundheitsfördernden Aspekt des Muskelaufbaus und nannte die neue Gerätereihe »MedX«, als Abkürzung für »Medical Exercise«. Jones investierte mehrere Millionen Dollar in Forschung und Entwicklung optimaler Geräte und setzte bereits in den 1970er Jahren modernste Computertechnologie, Kraftmessplatten sowie Elektromyographie (EMG) und bioelektrische Impedanzanalysen (BIA) ein [19].

Diese Hintergrundinformationen über Jones' eigenwilligen Charakter und seine Lebensführung sind relevant für die weitere Entwicklung des Hochintensitätstrainings, weil sie einige Besonderheiten aufzeigen: Normalerweise werden Trainingsgeräte entwickelt und gebaut, um damit Geld zu verdienen. Das ist absolut legitim. Bei Jones verhielt es sich teilweise andersherum. Er nutzte seine finanziellen Möglichkeiten, um die bestmöglichen Geräte zu entwickeln. Am Anfang dürfte das Finanzielle auch für ihn eine Rolle gespielt haben. Doch spätestens als er in der Forbes-Liste der Superreichen auftauchte, kann man Jones ohne Übertreibung als »finanziell unabhängig« bezeichnen. Es ist daher durchaus glaubhaft, dass sein Interesse im Folgenden hauptsächlich darin bestand, der Welt zu beweisen, dass er Trainingsgeräte entwickeln kann, anhand derer sich nicht nur ein maximaler Muskelaufbau realisieren lässt, sondern die gleichzeitig gut geeignet sind zur Prävention und Therapie verbreiteter gesundheitlicher Probleme.

1.2.3 »Das Rückenproblem lösen«

Unzählige Tests mit hunderten Probanden hatten Arthur Jones auf ein entscheidendes Problem stoßen lassen: Die lumbalen Extensoren, also die Muskeln des unteren Rückens, die den Rücken strecken und ihn aufrecht halten, sind bei den meisten Menschen unterentwickelt. Daraus ergeben sich bis heute eine Vielzahl orthopädischer Probleme. Rückenschmerz ist eine der häufigsten Ursachen von Krankheitsfällen weltweit. Der allergrößte Teil dieser Beschwerdefälle (85-90%) hat muskuläre Ursachen [20].

Jones hatte in den 1980er Jahren festgestellt, dass diese Muskeln sogar bei extrem muskulösen Bodybuildern und Gewichthebern kaum besser ausgeprägt sind als bei körperlich inaktiven Büroangestellten. Eine Analyse der Biomechanik gängiger Übungen offenbarte die Ursache: Trainiert man klassische Übungen, bei denen der Oberkörper aufgerichtet und die Hüfte gestreckt wird, wie beim Kreuzheben oder Kniebeugen, so sind es die kräftigen Muskeln der Hüft- und Gesäßregion, welche die Arbeit leisten, während die deutlich kleineren und schwächeren Rückenstrecker weniger aktiviert werden und deshalb kaum vom Training profitieren. Ein Training mit den klassischen Übungen kann das Problem deshalb nicht lösen, sondern führt in vielen Fällen sogar dazu, dass das Ungleichgewicht zwischen den beteiligten Muskeln noch verstärkt wird.

Die Lösung bestand also offensichtlich darin, die lumbalen Extensoren isoliert zu belasten und die Mithilfe der anderen Hüftstrecker auszuschalten. Bis ein solches Gerät fertig gestellt war, dauerte es mehr als zehn Jahre und es verschlang den größten Teil von etwa 100 Millionen Dollar Forschungs- und Entwicklungskosten. Die von Jones entwickelte und »LE« (für »Lumbalextension«) genannte Maschine gilt bis heute als Standardgerät für das Training der unteren Rückenmuskeln. Der amerikanische Chirurg Dr. Brian Nelson geht davon aus, dass ein regelmäßiges Training an der LE tausende von Rückenoperationen überflüssig machen kann. Nelson und Kollegen untersuchten 895 Patienten, bei denen andere Therapieformen erfolglos geblieben waren und empfahlen ihnen ein Trainingsprogramm an der LE. Die 627 Patienten davon, die alle 18 Trainingstermine (einmal pro Woche) absolvierten, berichteten in 76 % der Fälle von guten bis ausgezeichneten Ergebnissen. Nicht nur die Beweglichkeit und die Kraft des unteren Rückens nahm bei diesen Patienten deutlich zu. Auch die Rückenschmerzen ließen mehrheitlich stark nach. In 3 % der Fälle waren die Schmerzen schlimmer geworden, in 12 % unverändert und in 85 % kam es zu einer Verbesserung [21].

Eine Studie aus dem Jahr 2019 bestätigte, dass die regelmäßige Ausführung klassischer Hantelübungen wie Kniebeugen oder »hip thrust« für die untere

Rückenmuskulatur nicht geeignet sind, die Kraft der lumbalen Extensoren messbar zu steigern [22]. Dafür bedarf es eines Geräts zum isolierten Training der unteren Rückenmuskulatur.

Die Pionierarbeit von Arthur Jones wurde viele Jahre lang übersehen, seine Verdienste kaum gewürdigt. Es ist sicher keine Übertreibung zu sagen, dass Jones' Wirken dazu beigetragen hat, tausenden von Menschen eine Operation an der Wirbelsäule zu ersparen. Bei seinen Recherchen zu den Arbeiten von Arthur Jones stieß der kanadische Sportwissenschaftler Roger Bannister auf mehrere Ärzte, die der Ansicht waren, Jones habe hierfür eigentlich eine Nominierung für den Medizin-Nobel-Preis verdient [16].

1.2.4 Späte Würdigung von Jones' Leistungen

Im Jahr 2004, acht Jahre nachdem Jones sich zur Ruhe gesetzt hatte, erschien schließlich ein Beitrag im *Journal of Exercise Physiology*, der ausführt, dass die Ansätze von Arthur Jones mehr und mehr von der Trainingswissenschaft bestätigt werden. Darin heißt es, dass die Trainingsempfehlungen von Arthur Jones »...von der wissenschaftlichen Literatur mit Peer-Review stark gestützt werden, was durch eine entsprechende Anpassung der Richtlinien des American College of Sports Medicine untermauert wird. Deshalb empfehlen wir Jones' Methoden nachdrücklich für Athleten und Trainer, da sie zeiteffizient und maximal wirksam sind ... Angesichts seines beachtlichen Beitrags auf dem Gebiet des Krafttrainings ist eine akademische Würdigung dieses Beitrags längst überfällig...« [23].

Bis es soweit war, musste Jones aber noch jede Menge Überzeugungsarbeit leisten. Bevor er seinen Schwerpunkt auf die gesundheitsfördernde Wirkung des Muskeltrainings richtete, wendete Jones sich in den ersten Jahren überwiegend an Bodybuilder und andere Athleten.

Jones schrieb neben seinen *Nautilus Bulletins* hunderte von Artikeln und zahlreiche unveröffentlichte Manuskripte, darunter eine ebenfalls unveröffentlichte Autobiographie. Seine Vorträge dauerten oft mehrere Stunden.

Dennoch war er in der Lage, sehr knapp und verständlich zusammenzufassen, worum es beim HIT geht: »Alles Wichtige im Zusammenhang mit Training kann in weniger als tausend Worten ausgedrückt werden. Eigentlich kann es sogar ziemlich gut in ganz wenigen Worten zusammengefasst werden, nämlich: Trainiere intensiv, trainiere kurz und trainiere nicht zu häufig...« [16]

1.2.5 Der erste große Erfolg: Casey Viator

Um die Vorzüge seines Trainingskonzepts – HIT an Nautilus-Maschinen – zu belegen, war Jones auf der Suche nach geeigneten Versuchspersonen, die nach seiner Anleitung trainieren und deren Erfolge dann die Überlegenheit seines Konzepts demonstrieren sollten. Bei der Wahl zum »Mr. America« 1970 traf er auf den damals erst 18jährigen Casey Viator, der bei dieser Meisterschaft den dritten Platz belegte und bei allen Anwesenden, einschließlich Arthur Jones, einen nachhaltigen Eindruck hinterließ. Jones war vom Entwicklungspotenzial des jungen Casey Viator so angetan, dass er ihn engagierte, um sein Trainingskonzept an ihm zu testen. Offenbar mit Erfolg, denn nur ein Jahr später gewann Casey Viator am 16. Mai 1971 nicht nur den »Junior-Mr. America«-Titel, sondern vier Wochen später, am 12. Juni 1971, auch den »Mr.-Amerika«-Wettkampf und besiegte dabei Konkurrenten, die zehn bis zwanzig Jahre älter waren als der damals erst 19jährige. Doch Casey Viator erregte mit diesem Wettkampf gleich durch mehrere faszinierende Umstände großes Aufsehen in Bodybuilding-Kreisen.

Er war nicht nur der jüngste Athlet, dem jemals der Sieg bei dieser prestigeträchtigen Meisterschaft gelungen war, sondern neben dem Gesamtsieg errang er auch die Sonderpokale für die besten Arme, die beste Brust, den besten Rücken und die besten Beine. Man kann daher mit Fug und Recht behaupten, dass Viator den Wettkampf nicht nur überlegen gewann, sondern die Konkurrenz geradezu deklassierte. Diese Form erreichte er nach nur wenigen Jahren Training mit gerade einmal 19 Jahren, während seine Wettbewerber viele Jahre mehr für diesen Wettkampf trainiert hatten. Casey Viator hatte also innerhalb weniger Jahre mehr Muskelmasse aufgebaut als die meisten seiner Konkurrenten in der doppelten, dreifachen oder gar vier- bis fünffachen Zeit.

All das wurde in Bodybuilding-Kreisen mit großem Interesse zur Kenntnis genommen. Die eigentliche Sensation bestand jedoch darin, dass Viator diese beachtlichen Erfolge mit einer Trainingsweise erzielt hatte, die mit der damals üblichen Trainingsmethodik nichts gemein hatte. Viator nutzte kein Splitprogramm, sondern absolvierte ein Ganzkörper-Training an drei Tagen pro Woche, wobei keine Trainingseinheit länger als 80 Minuten dauerte. Damit kam er auf eine Gesamt-Trainingsdauer von knapp vier Stunden pro Woche. Viator investierte somit in einer Woche weniger Zeit in sein Training als viele seiner Konkurrenten an einem einzigen Tag! Wie in *Pumping Iron* anschaulich geschildert wurde, waren 20 bis 30 Stunden Training pro Woche damals die Regel [3].

Arthur Jones nutzte die Aufmerksamkeit, die seinem Schützling zuteil wurde, um für die Überlegenheit seines Trainingskonzepts und für seine Trainingsmaschinen zu werben. Kritiker hielten dem entgegen, der Erfolg Viators sei nicht unbedingt auf Jones' Konzept oder gar seine Maschinen zurück zu führen, sondern vielmehr auf die außergewöhnlich günstige genetische Veranlagung Viators, sowie dessen Anstrengungen im Training und seinen Ehrgeiz.

Jones suchte deshalb nach Bestätigung von unabhängiger Seite: Er bat die Wissenschaftler der Colorado State University, die Durchführung eines von ihm entwickelten Trainingsprogramms zu überwachen und die Ergebnisse zu dokumentieren.

1.2.6 Das Colorado-Experiment

Die Erfolge von Casey Viator und anderen, die nach der Methode des HIT trainierten, sprechen für sich. Dennoch zweifelten viele Bodybuilder daran, dass man mit nur einem Satz pro Übung überhaupt Fortschritte erzielen

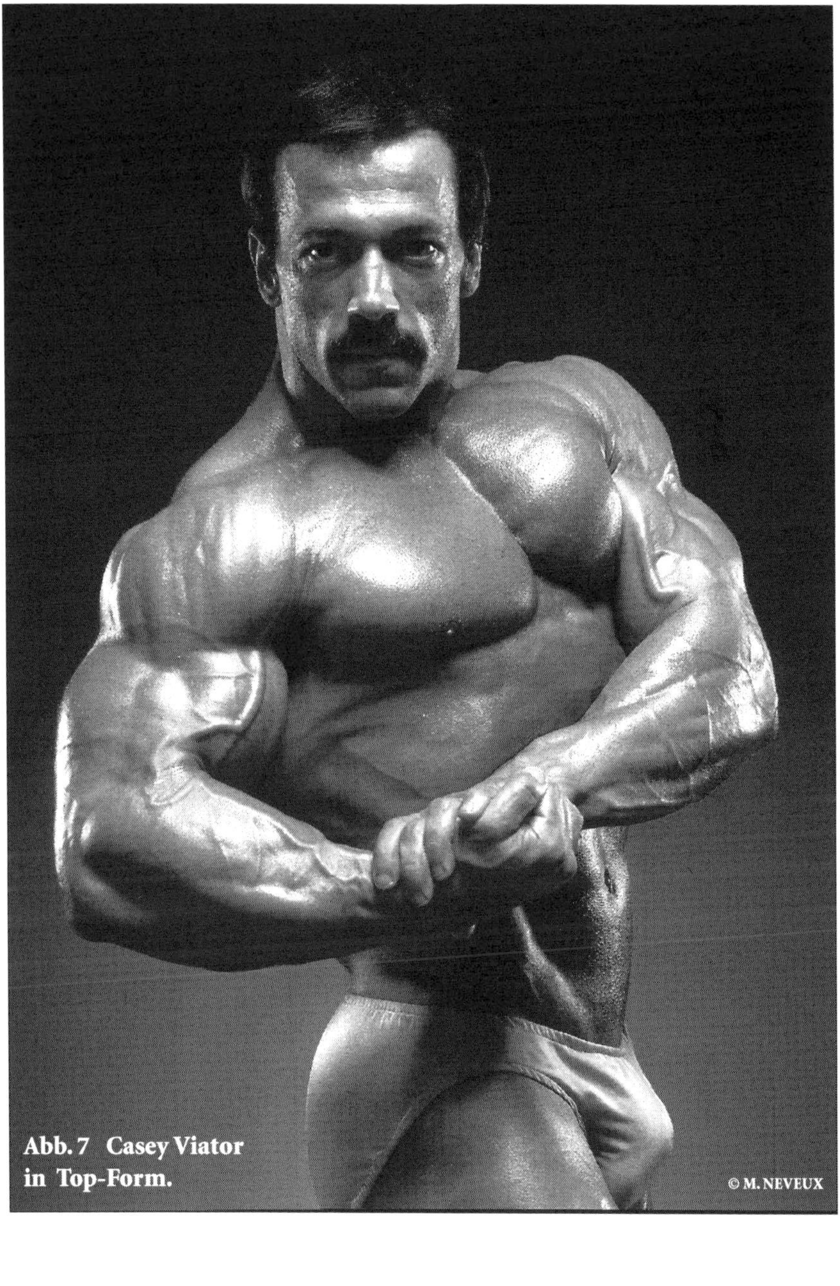

Abb. 7 Casey Viator in Top-Form.

© M. NEVEUX

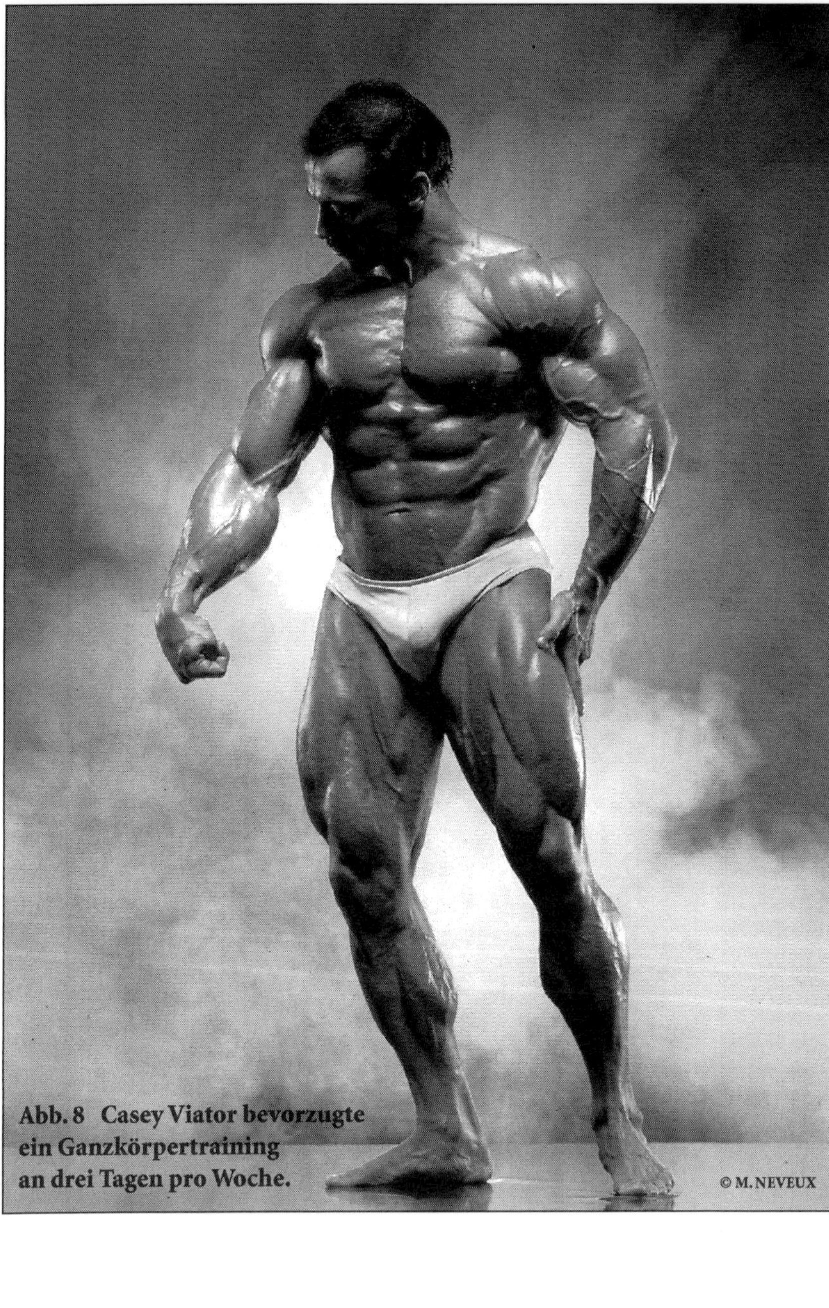

Abb. 8 Casey Viator bevorzugte ein Ganzkörpertraining an drei Tagen pro Woche.

© M. NEVEUX

kann. Nicht wenige Bodybuilder argumentierten: »Wenn ich trotz zwei Stunden Training jeden Tag kaum Fortschritte erziele, wie soll es dann möglich sein, mit nur drei kurzen Trainingseinheiten pro Woche überhaupt irgendwelche Fortschritte zu erzielen? Und das mit nur einem Satz von jeder Übung?« Dass Jones zusätzlich behauptete, für ein Muskelwachstum seien weder Nahrungsergänzungsmittel noch Anabolika notwendig, war für die meisten ebenso schwer zu glauben. Schließlich waren die Muskelmagazine voll von Artikeln über erfolgreiche Athleten und die Menge an Supplementen, denen diese Athleten angeblich ihre Fortschritte verdankten.

Die verbreitete Verwendung von Dopingmitteln hingegen wurde offiziell totgeschwiegen und inoffiziell als »normal« betrachtet. Wie normal die Verwendung von Anabolika unter Spitzenathleten damals war, wurde spätestens klar, als der Trainingspartner von Arnold Schwarzenegger ein T-Shirt mit dem Aufdruck »Dianabol: Breakfast of the Champions« entwarf [24]. Dieses T-Shirt wurde ein Verkaufsschlager in der amerikanischen Bodybuilder-Szene [25].

Dass das Hochintensitätstraining funktionierte, hatte Jones aus erster Hand erfahren. Nun fasste er den Entschluss, ein Experiment durchzuführen und es von unabhängiger Seite überwachen und dokumentieren zu lassen, um die Zweifel an der Wirksamkeit des HIT ein für allemal zu beseitigen. Dabei ging es ihm vor allem um drei Aspekte [26]: »Unter anderem hofften wir zu zeigen, dass...

1. kurze Trainingseinheiten in der Lage sind, schnelle und umfangreiche Zuwächse an Muskelmasse und Kraft zu bewirken,
2. dazu nichts weiter als eine ausgewogene Ernährung erforderlich ist
3. und Dopingmittel dafür nicht nötig sind.«

Bei diesem Experiment wollte Arthur Jones selbst als Versuchsperson fungieren. Er hatte auch erwogen, Casey Viator als Probanden zu nehmen, doch das schien ihm ursprünglich keine gute Idee zu sein. Jones ging davon aus, dass Casey mit seinem überragenden Sieg beim Mr. America sein Potenzial schon

Tab. 2 Casey Viators Wettkampferfolge

Jahr	Verband	Veranstaltung	Platzierung
1969	AAU	Teen Mr America	6.*
1970	AAU	Mr. America	3.
	AAU	Mr. America	3. +Most Muscular**
	AAU	Mr. USA	1. +Most Muscular
	AAU	Teen Mr. America	1. +Most Muscular
1971	AAU	Junior Mr. America	1. +Most Muscular
	AAU	Mr. America	1. +Most Muscular
1978	NABBA	Mr. Universe	2. Medium***
1979	IFBB	Canada Pro Cup	5.
1980	IFBB	Grand Prix California	3.
	IFBB	Grand Prix Louisiana	1.
	IFBB	Grand Prix Miami	2.
	IFBB	Grand Prix Pennsylvania	1.
	IFBB	Night of the Champions	5.
	IFBB	Mr. Olympia	14.
	IFBB	Pittsburgh Pro Invitational	1.
1981	IFBB	Grand Prix California	keine Platzierung
1982	IFBB	Grand Prix Belgium	4.
	IFBB	Grand Prix Sweden	3.
	IFBB	Mr. Olympia	3.
1995	IFBB	Master's Mr. Olympia	12.

* Wenn nicht näher bezeichnet, die Platzierung in der Gesamtwertung

** Sonderpokal für die größte Muskelmasse

*** Platzierung in der Klasse der mittelgroßen Athleten (medium height class) ausgeschöpft hatte und sich wahrscheinlich kaum noch steigern könnte. Also bereitete sich Jones darauf vor, der einzige Proband zu sein.

Doch Anfang Januar des Jahres 1973 wurde Casey Viator bei einem Arbeitsunfall an der Hand verletzt und erkrankte schwer infolge einer allergischen Reaktion auf die Tetanus-Injektion, welche er nach dem Unfall erhielt. Infolge dieser Erkrankung und der damit einher gehenden Trainingspause verlor Casey Viator deutlich an Muskelmasse. Insgesamt konnte Viator vier Monate nicht trainieren; während dieser Zeitspanne sank sein Körpergewicht um 33,6 US-Pfund (15,3 kg) auf nur noch 76 kg. Als er genesen und bereit war, sein Training wieder aufzunehmen, entwarf Jones ein Trainingsprogramm für ihn und schlug vor, Viators Trainingsfortschritte von unabhängiger Seite überwachen und aufzeichnen zu lassen, um die Wirksamkeit des hochintensiven Trainings zu demonstrieren.

Das Experiment begann am 1. Mai 1973 und fand am Department of Physical Education der Colorado State University statt. Vor Beginn des Experiments sowie nach dessen Beendigung bestimmte Prof. Dr. James E. Peterson Viators Körpergewicht, Körperfettgehalt und die fettfreie Körpermasse. Ausführung und Dauer der Trainingseinheiten wurden von Dr. Elliott Plese überwacht, dem Leiter des Exercise Physiology Laboratory der Colorado State University.

Viator trainierte während der Dauer des Experiments zwischen dem 1. Mai und dem 26. Mai 1973 insgesamt 14 Mal. Am 30. Mai 1973 fanden die Abschlussuntersuchungen an der Universität von Colorado statt (alle 14 Trainingseinheiten mit den jeweiligen Übungen sind im Anhang aufgelistet).

Alle Übungen wurden an Nautilus-Maschinen ausgeführt. Pro Übung wurde in der Regel ein Satz absolviert. Jeder Satz wurde bis zum Muskelversagen ausgeführt. Da nicht in jeder Trainingseinheit alle Übungen trainiert wurden, kam Viator auf jeweils rund zwölf Sätze pro Trainingseinheit. Diese Sätze wurden innerhalb von 20-30 Minuten ausgeführt.

Insgesamt trainierte Viator während des vierwöchigen Experiments 14 Mal, absolvierte insgesamt 172 Sätze und benötigte dafür insgesamt 470

Minuten. Somit ergab sich eine durchschnittliche Trainingsdauer von 33,6 Minuten pro Trainingseinheit [9,10]. Verglichen mit den in *Pumping Iron* beschriebenen Trainingsprogrammen von fünf bis sechs Stunden pro Tag (!) an sechs Tagen pro Woche war dies ohne Frage ein revolutionärer Ansatz.

Viators Körpergewicht stieg von ursprünglich 176 US-Pfund (76 kg) am 1. Mai 1973 auf 212 US-Pfund (96 kg) am 29. Mai. Die Messungen seines Körperfettanteils und seiner fettfreien Körpermasse zeigten, dass er zusätzlich zu diesem Massegewinn von 45,3 US-Pfund (20 kg) sein Körperfett um fast 18 US-Pfund (8,2 kg) reduzieren konnte. Die Zunahme an fettfreier Körpermasse betrug somit mehr als 60 US-Pfund (27 kg)!

Neben dem erfolgreichen Wiederaufbau von Muskelmasse muss auch die Verbesserung der Kraftwerte als dramatisch bezeichnet werden. So gelang es Casey Viator während des Experiments, mehrere persönliche Bestleistungen bei verschiedenen Übungen aufzustellen, wie die Aufzeichnungen von Dr. Eliot Plese belegen: Am ersten Tag des Experiments schaffte Viator z.B. bei einem Kraftausdauer-Test an der Beinpresse mit einem Gewicht von 400 US-Pfund (182 kg) insgesamt 32 Wiederholungen. Am 3. Juni, also vier Tage nach Beendigung des Experiments, absolvierte Viator einen weiteren Krafttest. Aufgrund seiner Kraftsteigerungen während der zwölf Trainingseinheiten wurde das Gewicht an der Beinpresse auf 840 US-Pfund (382 kg) erhöht und Viator absolvierte damit 45 korrekte Wiederholungen [27].

Die Ergebnisse des Colorado-Experiments wurden in der Zeitschrift *Ironman* (9/1973) veröffentlicht und stießen auf großes Interesse. Jones schilderte in diesem Artikel nicht nur die Kraft- und Muskelzuwächse, die er und Viator während des vierwöchigen Trainings erzielt hatten, sondern betonte nochmals, dass dazu weder Nahrungsergänzungsmittel noch Dopingmittel verwendet wurden. Dies war natürlich ein »Schlag ins Gesicht« für die Supplementindustrie. Entsprechende Reaktionen ließen nicht lange auf sich warten. Die Ergebnisse des Colorado-Experiments selbst waren zu gut dokumentiert und von neutraler Seite bestätigt worden, um sie als unglaubwürdig darstellen zu können. Bei einigen der Trainingseinheiten waren Zuschauer anwesend und mehrere Trainingseinheiten wurden sogar fotografiert bzw. gefilmt. Jede verzehrte Mahlzeit wurde in einem Ernährungsprotokoll festgehalten, die Messungen der Körperzusammensetzung wurden veröffentlicht und fast täglich wurden Fotos von beiden Probanden gemacht. Die Ergebnisse selbst waren damit über jeden Zweifel erhaben.

Dennoch wird in der Kraftsportszene bis heute darüber gestritten, wie das Colorado-Experiment einzuordnen ist und sein Ablauf in Zweifel gezogen. So bezweifelten einige Kritiker, dass Casey Viator tatsächlich nur dreimal pro Woche trainiert habe. Wahrscheinlich sei er nachts heimlich und unbemerkt in ein Fitness-Studio gefahren, um dort zusätzliche Trainingseinheiten zu absolvieren. Außerdem habe Viator bestimmt Anabolika genommen, um diese Fortschritte zu erzielen. Anders seien diese rapiden Kraft- und Muskelzuwächse nicht zu erklären.

Mit dem heutigen Wissen lassen sich beide Vorwürfe entkräften. Zunächst einmal ist sicher, dass Casey Viator tatsächlich nur die hier beschriebenen drei kurzen Trainingseinheiten pro Woche absolviert hat. Bei der Intensität, die Viator dabei an den Tag legte, brauchte er die trainingsfreien Tage ganz sicher zur Regeneration. Zusätzliche Trainingseinheiten hätten daher eher geschadet als genützt. Casey Viator selbst wurde häufig auf das Colorado-Experiment angesprochen und immer wieder gefragt, ob er während dieser Zeit Dopingmittel benutzt habe. Viator hat das stets bestritten und gesagt, er habe zwar in der Vorbereitung auf Bodybuilding-Meisterschaften mehrfach Anabolika verwendet, aber nicht während des Colorado-Experiments.

Zudem hatten Jones und Viator einen Vertrag abgeschlossen, in dem Viator sich verpflichtete, während des Experiments keine Dopingmittel einzunehmen. Viator musste unterschreiben, dass er bei einem Verstoß gegen diese Vereinbarung sein komplettes Honorar für die Teilnahme am Experiment zurückzahlen müsse. Es gab zwar damals schon Dopingtests, mit denen die Einnahme von Anabolika nachweisbar war. Doch darauf wollte Jones sich nicht verlassen.

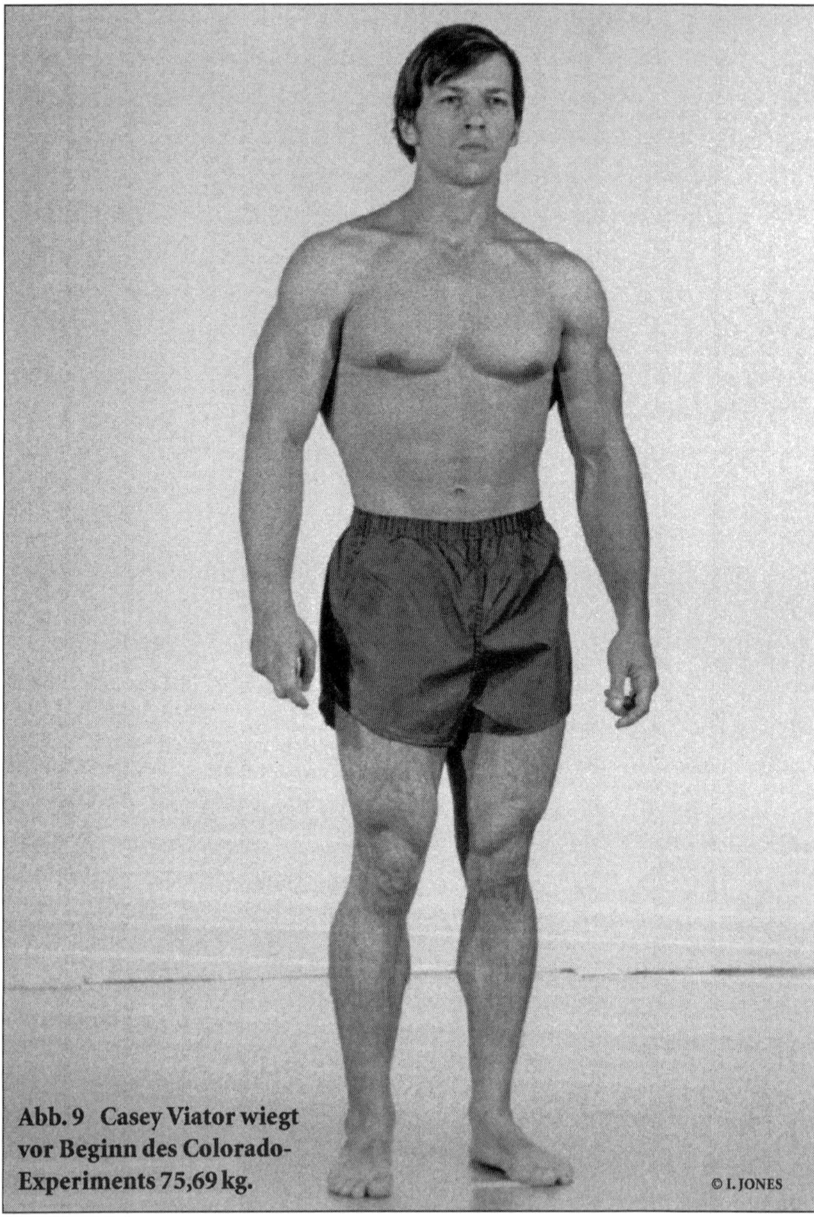

Abb. 9 Casey Viator wiegt vor Beginn des Colorado-Experiments 75,69 kg.

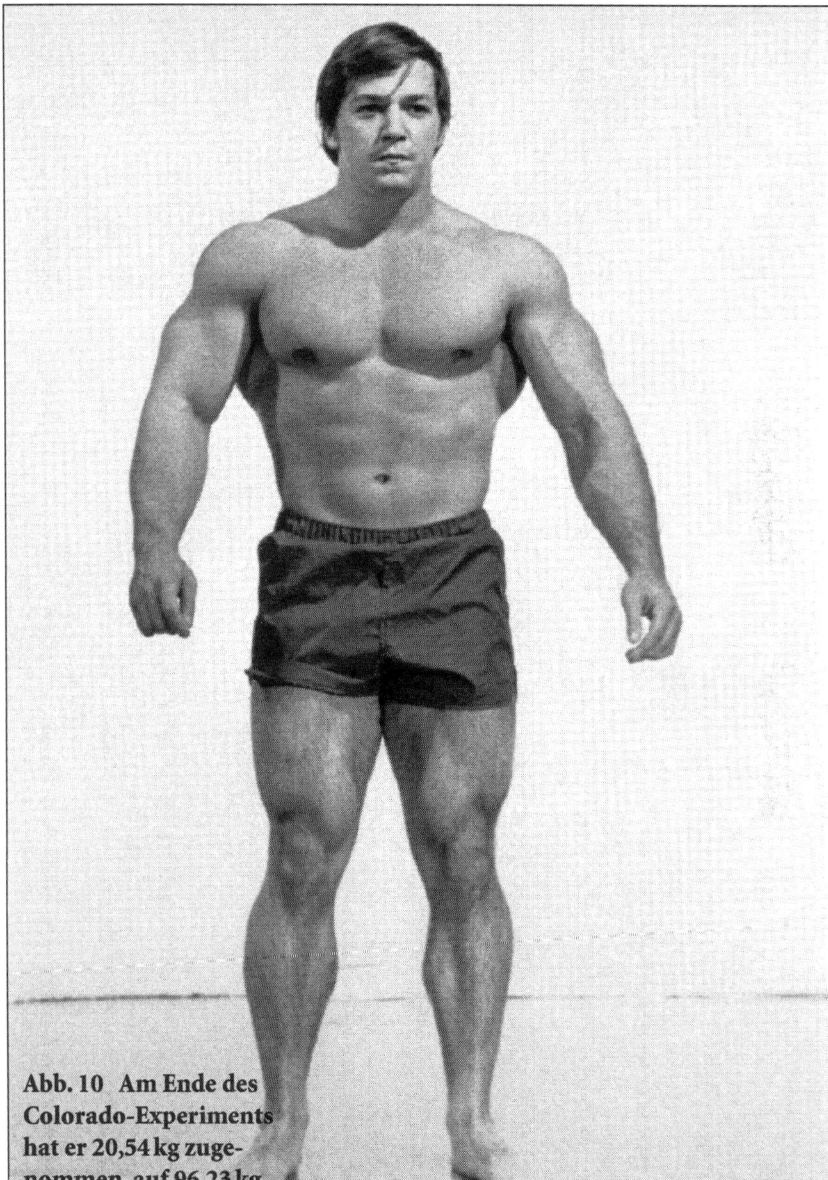

Abb. 10 Am Ende des Colorado-Experiments hat er 20,54 kg zugenommen, auf 96,23 kg.

© I. JONES

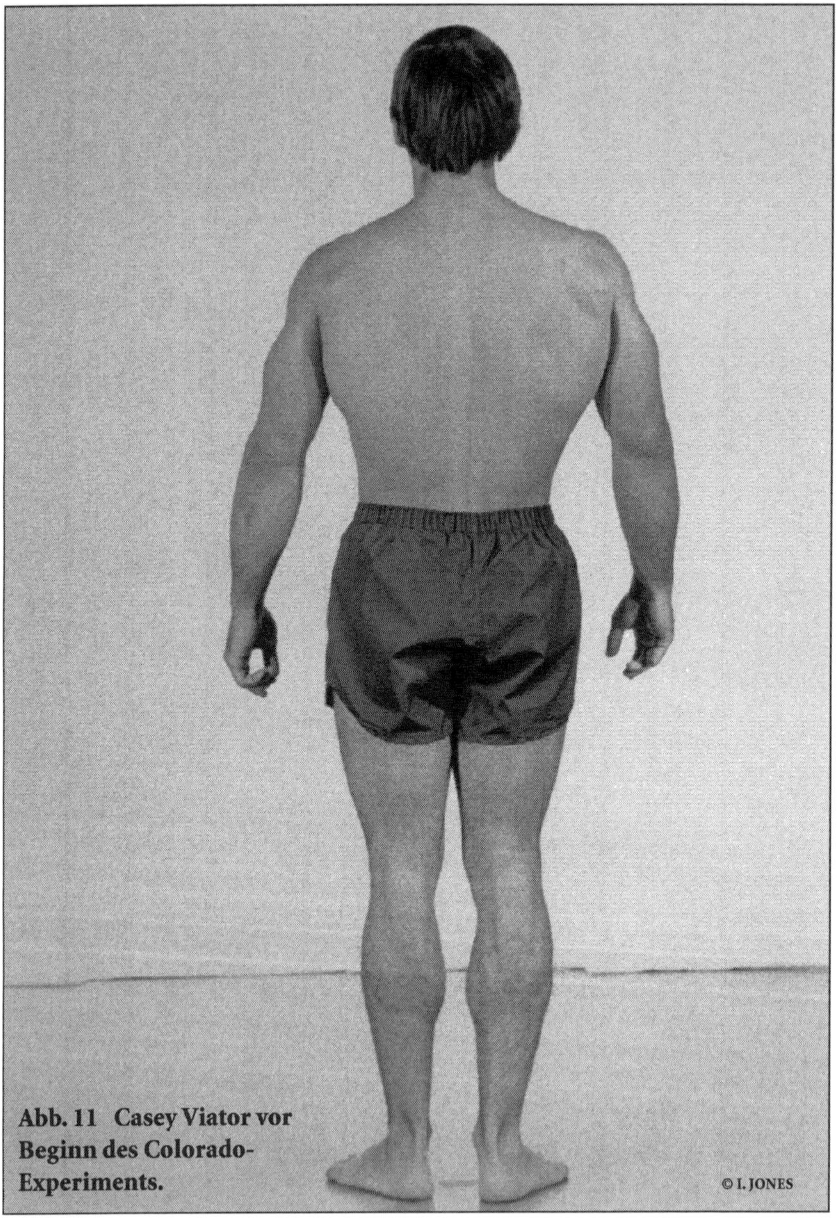

Abb. 11 Casey Viator vor Beginn des Colorado-Experiments.

© I. JONES

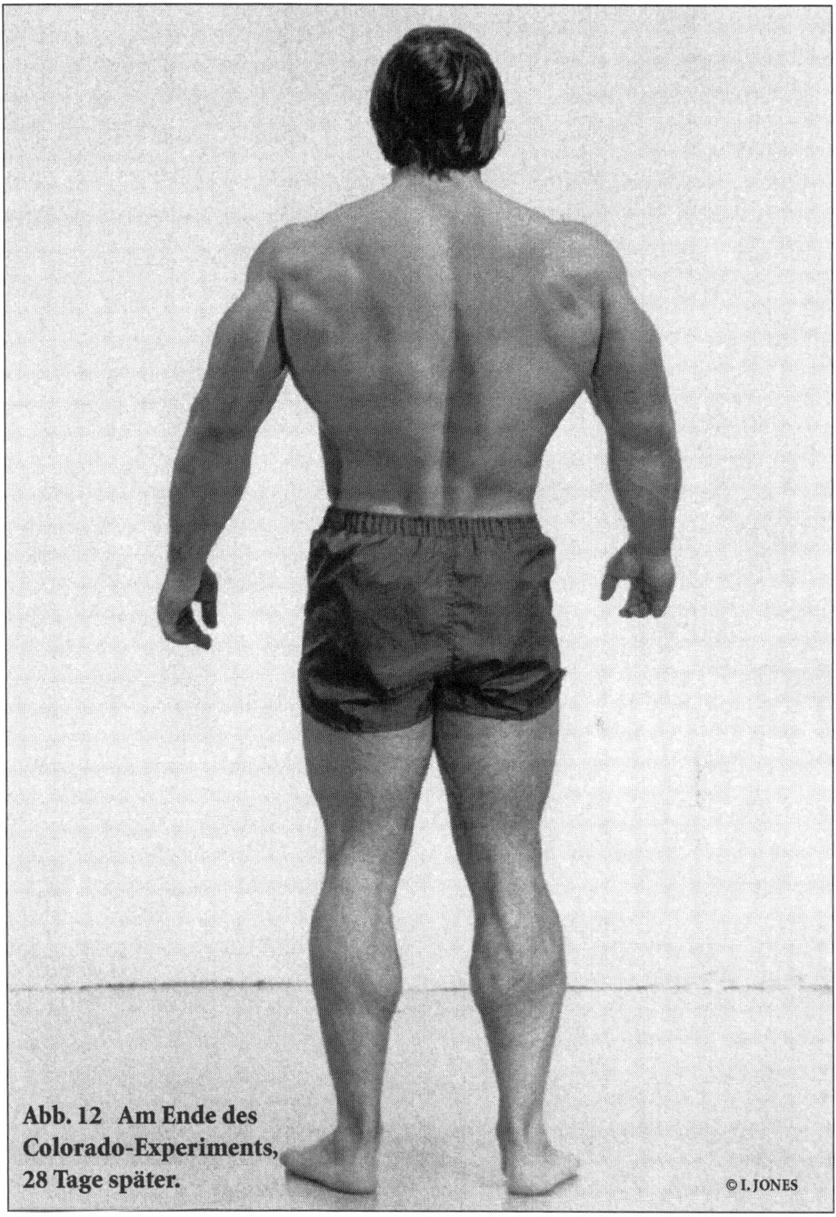

Abb. 12 Am Ende des Colorado-Experiments, 28 Tage später.

Dr. Ellington Darden, der frühere Forschungsleiter der Firma Nautilus, hat kürzlich verraten, wie Jones auf ebenso einfache wie wirkungsvolle Weise sicherstellte, dass Viator sich an die Vereinbarung halten musste: »Arthur ahnte voraus, dass Casey im Nachhinein des Dopings verdächtigt werden könnte. Deshalb heuerte Arthur den härtesten Typen, den er finden konnte, als Caseys Zimmergenossen an, der ihn rund um die Uhr – an sieben Tagen die Woche – bewachte.« Dieser »Typ« war Tom Wood, der Bruder von Kim Wood, dem erfolgreichen Trainer des Footballteams »Cincinnati Bengals«. Beide Brüder sind bis heute als Anti-Doping-Aktivisten bekannt. Laut Tom Wood ist es völlig ausgeschlossen, dass Casey Viator irgendwelche Dopingsubstanzen während des Colorado-Experiments verwendet haben könnte [28].

Das Gleiche berichtete Casey Viator in seinem Buch: »Ich werde oft gefragt, ob da Doping im Spiel war. Viele Leute haben unterstellt, ich müsse etwas genommen haben während des Experiments. Ich kann ehrlich sagen, dass es keinerlei Verwendung von Dopingmitteln gegeben hat während dieser Studie, was ein sehr wichtiger Punkt ist. Die Umgebung war praktisch abgeriegelt und ich wurde die ganze Zeit überwacht...« [29].

Während des gesamten Experiments ernährten sich Jones und Viator ausgewogen und proteinreich. Jones aß, worauf er Appetit hatte und führte nicht Buch über seine eigenen Mahlzeiten. Er führte aber ein Ernährungsprotokoll, in das alles eingetragen wurde, was Casey Viator zu sich nahm. Diesen Aufzeichnungen zufolge nahm Casey Viator während des Experiments täglich rund 4.000 Kilokalorien (kcal.) mit einem hohen Anteil an Protein zu sich. Die gesamte Energiezufuhr erfolgte über normale Nahrungsmittel. Weder Jones noch Viator konsumierten während des Versuchszeitraums irgendwelche Nahrungsergänzungsmittel [28,30]. Viator aß neben den drei Hauptmahlzeiten (Frühstück, Mittag, Abend) noch zwei bis drei Zwischenmahlzeiten, wobei jede der fünf bis sechs Mahlzeiten mindestens 30 Gramm Protein enthielt.

Die zentrale Frage lautet also: Wie konnte Casey Viator es schaffen, innerhalb von nur 28 Tagen sage und schreibe 27 kg Muskeln aufzubauen? Die Wissenschaftler damals konnten ihre eigenen Messergebnisse kaum glauben und viele Bodybuilder weigerten sich, die Ergebnisse anzuerkennen, weil angeblich niemand so viel Muskelmasse in so kurzer Zeit zunehmen kann. Heute ist die Wissenschaft deutlich weiter und kann die erstaunlichen Ergebnisse des Colorado-Experiments erklären.

1.2.7 Die Forschungslage zum »Muscle Memory Effect«

Die häufig geäußerte Kritik, kein Mensch können innerhalb eines Monats so viel Muskelmasse aufbauen, übersieht einen zentralen Zusammenhang: Weder Jones noch Viator bauten im Versuchszeitraum neue Muskelmasse auf, sondern beide starteten mit einer Form bzw. einem Muskelgewicht, das deutlich unter ihrer ursprünglichen Bestform lag. Jones hatte aufgrund beruflicher Verpflichtungen seit längerem kein regelmäßiges Krafttraining mehr absolviert und Viator hatte wegen seiner schweren Erkrankung monatelang nicht trainieren können.

Unter Sportlern ist der sog. Muscle Memory Effect seit längerem bekannt. Darunter versteht man das Phänomen, dass es deutlich leichter ist, die ursprünglich vorhandene Muskelmasse nach einem Muskelrückgang wiederzuerlangen, als neue Muskelmasse aufzubauen. Die Muskeln »erinnern« sich gewissermaßen an ihren ursprünglichen Zustand und können ihn relativ schnell wieder herstellen. Die Steigerung der Muskelmasse auf ein zuvor unerreichtes Niveau ist dagegen sehr viel aufwendiger und dauert entsprechend länger. Die Bildung neuer, zusätzlicher Muskelmasse ist u.a. deshalb ungleich aufwendiger, weil neben einer Verdickung der Muskelfasern auch neue Zellen mit neuen Zellkernen gebildet werden müssen.

Ein Forschungsbericht aus dem Jahr 2016 beschreibt das Phänomen des »Muskelgedächtnisses« aus wissenschaftlicher Sicht und gibt nähere Einblicke in die zellulären Prozesse von Muskelrückgang (Atrophie) und Muskelwachstum (Hypertrophie) [31]. Früher ging man davon aus, dass sich Muskelzellen bei Nichtgebrauch komplett zurückbilden, also auch deren Zellkerne abgebaut würden. Da jeder Zellkern nur eine bestimmte Menge an Zellplasma versorgen kann, liegt auf der Hand, dass ein Absterben der Zellkerne mit einer deutlich verringerten Muskelmasse einhergeht.

Doch eine Studie aus dem Jahr 2019 ergab, dass beim Muskelrückgang durch eine Trainingspause die bis dahin gebildeten Muskelzellkerne vollständig erhalten bleiben. Wenn das Training neu begonnen wird, können diese Zellkerne ihre Arbeit sofort wieder aufnehmen und für Muskelhypertrophie sorgen. Laut Schwartz (2019) handelt es sich hierbei wahrscheinlich um eine evolutionsbedingte Fähigkeit zur besseren Anpassung an die Umwelt, was gleichzeitig die Erklärung für den »Muscle Memory Effect« sei: »Tatsächlich bietet die Erhaltung ›zusätzlicher‹ Muskelzellkerne während eines Muskelrückgangs einen entscheidenden Vorteil für das Individuum, da Skelettmuskeln häufig Zyklen von Auf- und Abbau unterworfen sind … Die Fähigkeit zur schnellen Wiederherstellung, indem die vorhandenen Muskelzellkerne genutzt werden, spielt vermutlich eine wichtige Rolle bei der Anpassung und trägt dazu bei, das Phänomen ›Muscle Memory‹ zu erklären.« [32].

Gundersen (2016) geht davon aus, dass der »Muscle Memory Effect« beim Menschen sehr lange anhält, da Muskelzellkerne mindestens 15 Jahre, wahrscheinlich sogar noch deutlich länger überdauern können. Je mehr Muskelmasse ursprünglich einmal vorhanden war, desto höher ist auch die Anzahl der Muskelzellkerne und entsprechend groß ist die Muskelmasse, die schnell wieder aufgebaut werden kann. Somit lässt sich nach heutigem Kenntnisstand leicht erklären, wie Casey Viator innerhalb von nur vier Wochen seine kurz zuvor verlorene Muskelmasse vollständig zurückerlangen konnte.

Diese Zusammenhänge waren zum Zeitpunkt des Colorado-Experiments noch nicht entdeckt; entsprechend rätselhaft erschienen die Ergebnisse damals. Rückblickend muss man sagen, dass der große Erfolg des Colorado-Experiments gleichzeitig sein größter Nachteil war. Die Ergebnisse waren derart außergewöhnlich, dass sie trotz der umfassenden Dokumentation oft

Abb. 13 Zellkerne in der Muskulatur und der »Memory-Effect«

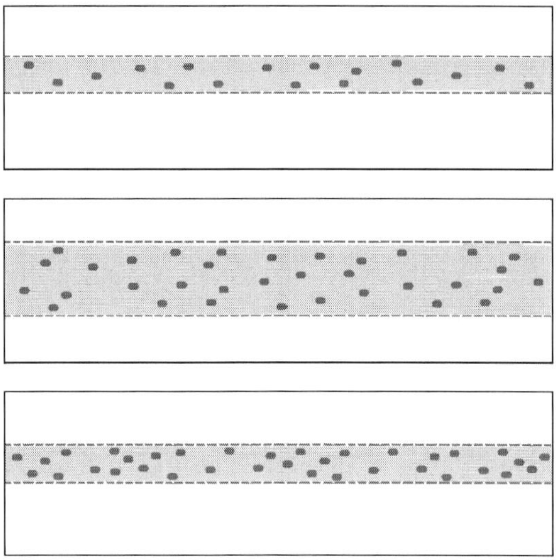

Vor Aufnahme eines Trainingsprogramms

Während des Trainingsprogramms: Hypertrophie und eine erhöhte Anzahl von Zellkernen.

Wenn danach längere Zeit nicht trainiert wird, kommt es zu einem Rückgang der Hypertrophie, doch die Zellkerne bleiben erhalten.

© J. JANSSEN

Wird nach einer längeren Trainingspause das Krafttraining wieder aufgenommen, kommt es zu einem raschen Wiederaufbau von Muskulatur. Die erhalten gebliebenen Zellkerne bilden das «Muskelgedächtnis« und erlauben eine schnelle, erneute Hypertrophie.

angezweifelt wurden. Kein normaler Mensch könne in so kurzer Zeit so viel Muskelmasse aufbauen, wird oft eingewandt. Das stimmt natürlich – aber erstens war Casey Viator alles andere als ein »normaler« Sportler, er war bereits vor seiner Trainingspause ein Weltklasse-Bodybuilder. Und zweitens hat er die Muskelmasse ja nicht innerhalb von vier Wochen neu aufgebaut, sondern in diesem Zeitraum wiedererlangt. Und dazu reichte ihm ein intensiver Satz pro Übung und zehn bis zwölf Übungen an drei Tagen pro Woche.

Ein weiterer Aspekt, der bei der Kritik am Colorado-Experiment häufig übersehen wird: Es war ja noch ein zweiter Proband an der Studie beteiligt, nämlich Arthur Jones selbst. Jones war kein Leistungssportler und verfügte auch nicht über besonders gute Anlagen für den Muskelaufbau. Und im Gegensatz zu Viator war Jones kein junger Mann mehr, sondern zum Zeitpunkt des Experiments bereits Mitte 40. Trotz dieser ungünstigen Voraussetzungen gelang es Arthur Jones, seine Muskelmasse um mehr als 7 kg zu erhöhen.

Darüber hinaus sollte nicht vergessen werden, dass es beim Colorado-Experiment ja nicht darum ging, wieviel Muskelmasse man in vier Wochen aufbauen kann. Es sollte vielmehr gezeigt werden, dass ein intensiver Satz pro Übung ausreicht, um eine Zunahme an Muskelkraft und Muskelmasse auszulösen. Dass dies bestätigt wurde, dürfte außer Frage stehen.

Die Erfahrungen mit dem Colorado-Experiment veranlassten Jones dazu, eine weitere Studie durchführen zu lassen, aber diesmal eine Untersuchung mit wissenschaftlichem Anspruch und entsprechendem Versuchsaufbau. Die Gelegenheit dafür bot sich, als die Militärakademie von West-Point für ihr Football-Team eine Serie von Nautilus-Geräten anschaffen ließ. Jones fragte daraufhin nach, ob man an der Durchführung einer wissenschaftlichen Studie zum hochintensiven Training interessiert sei. Die sportliche Leitung der Akademie war schnell überzeugt und so kam es zur sog. West-Point-Studie.

1.3 Die West-Point-Studie

Die United States Military Academy in West Point ist die führende militärische Hochschule der Vereinigten Staaten. Die meisten Führungskräfte und rund ein Viertel aller Offiziere der US Army werden in West Point ausgebildet. Neben der militärischen Grundausbildung absolvieren alle Rekruten ein Studium. Das Fächerspektrum umfasst sowohl naturwissenschaftliche als auch geisteswissenschaftliche Studiengänge sowie Fremdsprachen.

Zusätzlich müssen alle Studenten ein verpflichtendes Sportprogramm absolvieren. Wie fast alle amerikanischen Hochschulen hat auch West Point ein Football-Team sowie zwei Dutzend weitere Mannschaften in den unterschiedlichsten Sportarten. Um überhaupt zur Abschlussprüfung zugelassen zu werden, muss jeder Rekrut neben den erforderlichen Prüfungen in seinem Studium auch einen verbindlichen Sporttest bestehen.

Als Versuchspersonen für Jones' Studie dienten 42 Spieler der Footballmannschaft, verteilt auf zwei Gruppen von jeweils 21 Personen. Beide Gruppen absolvierten das Footballtraining gemeinsam. Der einzige Unterschied zwischen beiden Gruppen war die Art des Krafttrainings. Die Kontrollgruppe absolvierte weiterhin das übliche Krafttraining im Rahmen des Footballtrainings, nämlich ein Hanteltraining mit drei Sätzen von jeder Übung, dreimal pro Woche. Die HIT-Gruppe absolvierte ebenfalls dreimal pro Woche ein Krafttraining, allerdings ein Hochintensitätstraining an Nautilus-Geräten mit 10 Übungen; jeweils einen Satz bis zum Muskelversagen.

Ein entscheidender Vorteil dieser Versuchsanordnung bestand darin, dass die unterschiedliche Methodik des Krafttrainings der einzige Unterschied zwischen beiden Gruppen war. Das Footballtraining wurde nach wie vor zusammen absolviert und auch die Tagesabläufe beider Gruppen waren weitgehend identisch (Lehrveranstaltungen, gemeinsame Mahlzeiten, gemeinsames Footballtraining). Was die Qualität der Studie außerdem von anderen abhebt, ist die Doppel-Blind-Anordnung, d.h. die Wissenschaftler, die für die Tests zuständig waren, wussten nicht, welcher Proband in welcher Gruppe war.

Arthur Jones und sein Team fungierten während der Studie nur als Trainer, waren aber nicht bei den Vorher- und Nachher-Tests beteiligt. Die externen Wissenschaftler dagegen führten nur die Tests durch, hatten aber keine Kenntnisse darüber, welche Proband welches Training absolvierte. Erst nach Abschluss aller Tests wurde den Prüfern mitgeteilt, welcher Proband in der HIT-Gruppe und welcher in der Kontrollgruppe war. Kraft und Beweglichkeit wurden von Sportwissenschaftlern der West-Point-Akademie getestet. Die Ausdauertests wurden von Ärzten des berühmten Cooper-Instituts durchgeführt. Dessen Gründer, Dr. Kenneth Cooper, ist bekannt als der Erfinder des Cooper-Tests, den praktisch jeder Schüler, Fußballschiedsrichter oder Soldat schon einmal absolviert haben dürfte. Dieser 12-Minuten-Lauf wurde von Cooper als Maßstab der »aeroben Leistungsfähigkeit«, also der Ausdauer, entwickelt.

Mit seinem im Jahr 1968 veröffentlichten Buch *Aerobics* prägte Cooper die Trainingslehre für die folgenden Jahrzehnte. Darin behauptete er, dass das Herz-Kreislauf-System nur dann trainiert werde, wenn die Aktivität über einen längeren Zeitraum (mindestens zehn Minuten, besser 30 Minuten oder länger) und geringer Intensität ausgeführt wird, damit die Zellen während der gesamten Zeit mit genügend Sauerstoff versorgt werden können. Geeignete Tätigkeiten seien daher Laufen, Schwimmen oder Radfahren. Intensive Belastungen von kurzer Dauer (wie beim Krafttraining) dagegen seien zu vermeiden, so Cooper damals, weil sie erstens ohne Sauerstoff ablaufen und daher keine Trainingswirkung hätten. Zweitens seien sie gefährlich, weil das Herz dabei ebenfalls nicht ausreichend mit Sauerstoff versorgt werde.

Die moderne Sportmedizin hat diese Bedenken inzwischen widerlegt. Damals aber verunsicherte Cooper mit diesen Aussagen viele Sportler und löste gleichzeitig einen Jogging-Boom aus. Cooper sprach sich damals ausdrücklich gegen das Krafttraining aus. Dieses sei gefährlich für Knochen und Gelenke und trainiere das Herz-Kreislauf-System nicht, sondern belaste das Herz sogar. Allenfalls »leichte Gymnastik« sei vertretbar [33]. Dass diese Äußerungen bei Kraftsportlern auf Kritik stießen, ist leicht nachvollziehbar. Auch Arthur Jones hatte bereits festgestellt, dass technisch korrektes Muskeltraining sehr sicher ist und dass Krafttraining nicht nur die Kraft trainiert, sondern auch die Ausdauer verbessert.

Jones war nicht der einzige, der Coopers Äußerungen in Zweifel zog. Auch andere Befürworter eines regelmäßigen Muskeltrainings äußerten sich entsprechend kritisch. Zu dieser Kritik schreibt Cooper in seinem Buch: »Gewichtheber machen es mir nicht leicht. Aber ihre Argumente sind noch weniger zutreffend als die von denen, die Turnübungen verteidigen.« Turnübungen – so Cooper – sorgten wenigstens dafür, dass die Muskeln des Körpers »...sich entsprechend der natürlichen Form, mit der man geboren wurde, entwickeln...« und nicht unnatürlich wie beim Muskeltraining [33]. Aus heutiger Sicht mag die Warnung vor »unnatürlichen Muskeln« durch regelmäßiges Krafttraining skurril erscheinen. Doch damals spiegelten sie eine verbreitete Befürchtung wieder.

Trotzdem – oder gerade deshalb – engagierte Jones das Cooper-Institut für die Durchführung der Ausdauertests. Dr. Cooper und seine ärztlichen Mitarbeiter waren damals die führenden Experten für Ausdauertests. Allein beim Militär hatten sie tausende von Rekruten getestet und damit jede Menge Erfahrung mit solchen Tests sowie Zugriff auf eine riesige Datenbasis. Überdies waren Cooper und seine Leute unverdächtig, dem Krafttraining allzu positiv gegenüber zu stehen. Damit und durch die Durchführung der Studie im Doppelblind-Verfahren war eine maximale Neutralität gewährleistet. Alle Ergebnisse wurden von Prof. Dr. James Peterson, dem Institutsleiter der sportwissenschaftlichen Fakultät von West Point nach Abschluss der Studie im *Athletic Journal* veröffentlicht [34].

1.3.1 Die Ergebnisse der West-Point-Studie

Vor Beginn sowie nach Abschluss der achtwöchigen Trainingsphase wurde die isometrische Maximalkraft, d.h. die Kraft, die gegen einen festen Widerstand ausgeübt werden kann, bei insgesamt fünf klassischen Übungen getestet (Bankdrücken, Knieextension, Knieflexion, Lumbalextension, Armflexion). Nach acht Wochen Training zeigten sich in beiden Gruppen deutliche Kraftsteigerungen. Die Kontrollgruppe steigerte ihre Maximalkraft durchschnittlich um 27,84 % – ein sehr guter Fortschritt. Doch die die HIT-Gruppe konnte eine Kraftsteigerung von 91,92 % verzeichnen!

Da alle Trainingsleistungen der HIT-Gruppe von den Nautilus-Mitarbeitern zusätzlich gefilmt und schriftlich protokolliert wurden, können für

Tab. 3 Kraft- und Ausdauersteigerungen der HIT-Gruppe beim West-Point-Experiment *

	1. Trainingseinheit			17. Trainingseinheit		
Proband	**Gewicht (Pfund)**	**Wieder- holung**	**Dauer (Min.)**	**Gewicht (Pfund)**	**Wieder- holung**	**Dauer (Min.)**
1	99,0	9,3	k.A.	168,0	10,4	k.A.
2	80,5	6,7	49	135,5	9,2	25
3	96,5	7,8	42	160,5	8,3	27
4	93,0	8,0	43	154,0	8,9	22
5	80,5	9,3	k.A.	132,0	9,2	k.A.
6	91,5	7,3	29	149,0	8,7	21
7	98,5	11,0	33	157,5	8,8	30
8	101,0	9,7	44,5	161,5	10,7	35
9	98,0	10,5	33	156,5	10,8	30
10	95,0	9,7	33	150,5	8,7	38
11	94,0	7,9	k.A.	147,5	10,0	k.A.
12	101,5	7,3	k.A.	159,0	8,2	k.A.
13	88,5	9,2	35	137,5	9,0	29
14	89,5	13,7	34	138,5	11,4	30
15	94,0	8,2	k.A.	142,0	9,0	k.A.
16	104,5	8,6	k.A.	157,0	10,4	k.A.
17	97,0	9,8	40	144,0	10,8	28
18	85,5	9,1	k.A.	124,5	11,5	k.A.
Durch- schnitt	93,78	9,06	37,73	148,61	9,67	28,64

* Angegeben ist für jeden Teilnehmer (Proband) das durchschnittliche Gewicht in US-Pfund, das pro Trainingseinheit bewegt wurde, die durchschnittliche Anzahl der Wiederholungen sowie die durchschnittliche Dauer der Trainingseinheit. In der 17. Trainingseinheit bewältigten die Teilnehmer im Durchschnitt 158 % des Gewichts der 1. Trainingseinheit in nur 75 % der Zeit – eine enorme Leistungssteigerung!

die HIT-Gruppe zusätzliche Informationen über die Kraftsteigerungen herangezogen werden. So lassen sich z.B. die durchschnittlichen Gewichte und Wiederholungen für alle zehn Trainingsübungen als Durchschnittswerte darstellen. (Im angelsächsischen Sprachraum wird das sog. englische Pfund verwendet, das 454 Gramm (g) entspricht, im Gegensatz zum Pfund im metrischen System mit 500 g. Die folgenden Gewichtsangaben sind jeweils in englischen Pfund aufgelistet.)

Wie Tab. 3 zeigt, verwendeten die Probanden anfangs 93,78 Pfund (der Durchschnittswert bei allen zehn Übungen) und schafften damit durchschnittlich 9,06 Wiederholungen. Am Ende der achtwöchigen Trainingsphase hatten sie das Gewicht auf durchschnittlich 148,61 Pfund gesteigert und konnten damit im Durchschnitt mehr als 9,5 Wiederholungen ausführen. Doch noch ein weiteres Ergebnis ist hierbei zu beachten: Trotz der insgesamt höheren Leistung benötigten die Probanden zum Ende des Experiments deutlich weniger Zeit für ihre Trainingseinheit, was auf kürzere Pausen zwischen den Übungen und somit auf eine verbesserte Ausdauer hindeutet. Bemerkenswert waren auch die Verbesserungen bei weiteren Leistungsparametern.

Die Schnellkraft nahm deutlich zu: Im Sprint über 40 Yards (36,6 Meter), einem klassischen Schnellkraft-Test beim American Football, steigerte sich die konventionell trainierende Gruppe um beachtliche 0,026 Sekunden (0,55 %), doch die HIT-Gruppe sogar um 0,053 Sekunden (1,04 %) – das ist beinahe das Doppelte!

Die Sprungkraft wurde gemessen anhand des üblichen »Jump-and-Reach«-Tests. Damit wird der Unterschied zwischen der Greifhöhe im Stand und der Greifhöhe beim Sprung ermittelt. Der Proband springt aus dem Stand hoch und versucht, mit den Händen möglichst hoch an einer Wand »abzuklatschen«. Die Kontrollgruppe steigerte ihre Sprungkraft um 1,42 %, doch die HIT-Gruppe um 6,49 % – das ist die 4,5-fache Steigerung!

Bei den klassischen Testübungen für die Flexibilität (Rumpfbeugung, Rumpfextension, Schulterflexion) zeigten sich in beiden Gruppen Verbesse-

Tab. 4 Weitere Verbesserungen beider Gruppen beim West-Point-Experiment *

Schnellkraft Durchschnitt	**Zeit in Sekunden vorher**	**nachher**	**Unterschied in Sekunden**	**Steigerung in Prozent**
HIT-Gruppe	5,1467	5,0933	0,0534	1,04
Kontrollgruppe	4,7933	4,7667	0,0266	0,55

Sprungkraft Durchschnitt	**Sprunghöhe in US-Inch vorher**	**nachher**	**Unterschied in US-Inch**	**Steigerung in Prozent**
HIT-Gruppe	22,600	24,067	1,467	6,49
Kontrollgruppe	21,692	22,000	0,308	1,42

Ausdauer Durchschnitt	**Zeit in Minuten vorher**	**nachher**	**Unterschied in Sekunden**	**Steigerung in Prozent**
HIT-Gruppe	13:18	11:50	88	11,02
Kontrollgruppe	13:04	12:44	20	2,55

Flexibilität Durchschnitt	**Steigerung Schulterflexion in Prozent**	**Steigerung Rumpfextension in Prozent**	**Steigerung Rumpfbeugung in Prozent**
HIT-Gruppe	11,62	15,58	5,57
Kontrollgruppe	0,99	1,31	0,26

* Auch was weitere Leistungsparameter angeht, zeigte sich das HIT einem Mehrsatz-Training weit überlegen: Eine doppelt so hohe Steigerung der Schnellkraft, vierfache Steigerung bei Sprungkraft und Ausdauer und eine stark verbesserte Flexibilibät.

rungen. Aber auch hier schnitt die HIT-Gruppe deutlich besser ab: Ihre Verbesserungen der Flexibilität bei der Schulter- und Rumpfextension fiel etwa 10-mal höher aus, bei der Rumpfbeuge sogar 20-mal höher aus, als in der Kontrollgruppe.

Eine enorme Steigerung ergab sich auch bei der Ausdauerleistung. Der Lauf über zwei englische Meilen (3,22 Kilometer) ist ein Standardtest beim amerikanischen Militär. Auch heute noch ist der »2-Mile-Run« Bestandteil des militärischen Physical Fitness Tests (PFT). Die an der Untersuchung beteiligen Probanden waren daher mit dem Test gut vertraut, sie hatten ihn schon viele Male zuvor absolviert. Die HIT-Gruppe schnitt mit einer um 11 % besseren Zeit ab, während die Kontrollgruppe sich nur um 2,55 % steigern konnte. Damit stieg die Ausdauerleistungsfähigkeit der HIT-Gruppe etwa 4-mal stärker an (siehe zu den Ergebnissen bei den weiteren Leistungsparametern in Tab. 4).

Zusätzlich zum Lauf über zwei Meilen wurde vorher und nachher ein Stufentest auf dem Radergometer absolviert. Dabei wird alle zwei Minuten der Widerstand erhöht, bis der Proband die vorgegebene Mindestgeschwindigkeit nicht mehr erreicht. Die Sportmediziner des Cooper-Instituts erhoben für jeden Probanden insgesamt 120 Messwerte (60 pro Test). Darunter waren die Herzfrequenz in Ruhe sowie in der jeweiligen Belastungsstufe und in der Regenerationsphase nach der Belastung. Außerdem wurden jeweils der systolische und diastolische Blutdruck sowie weitere Messgrößen der Herztätigkeit erhoben.

Bei allen Messgrößen, bei denen es signifikante Unterschiede zwischen den beiden Gruppen gab, war es jeweils die HIT-Gruppe, die bessere Ergebnisse erzielte. Die HIT-Sportler erreichten deutlich höhere Watt-Zahlen, d.h. sie bewältigten einen größeren Widerstand und sie radelten deutlich länger, bis es zur Erschöpfung kam. Außerdem stieg ihre Herzfrequenz unter Belastung langsamer an.

Tab. 5 Warum ein HIT die kardiovaskuläre Leistungsfähigkeit steigert

Dr. Kenneth Coopers ursprüngliche Fixierung auf die aeroben Aspekte des Stoffwechsels führte zu einem verbreiteten Missverständnis, das sich viele Jahre lang halten sollte. Der von Cooper erfundene Begriff »Aerobics« befeuerte dieses maßgeblich. Sein gleichnamiges Buch wurde ein weltweiter Bestseller. Darin wurde der Eindruck vermittelt, dass es im Körper einen aeroben Stoffwechsel und zusätzlich einen anaeroben Stoffwechsel gäbe und dass beide als zwei voneinander getrennte Prozesse ablaufen.

Wie wir heute wissen, ist das nicht der Fall. Beide Vorgänge sind miteinander verbunden. Dass es keine Trennung zwischen anaeroben und aerobem System geben kann, wird auch daran deutlich, dass jede Zelle des Körpers über den Blutkreislauf Teil des gesamten kardiovaskulären Systems ist. Aerobe und anaerobe Prozesse greifen dabei stets ineinander. Glukose, die in die (Muskel-) Zelle gelangt, wird in einem mehrstufigen Prozess anaerob, also ohne Sauerstoff, zu Pyruvat verarbeitet. Anschließend wird das Pyruvat in die Mitochondrien – die »Kraftwerke« der Zelle – transportiert, wo es in einem komplizierten Vorgang durch den sog. Citratzyklus und die Atmungskette aerob, also mit Sauerstoff, in ATP umgewandelt wird, den eigentlichen Energieträger in jeder Zelle.

Auf zellulärer Ebene laufen also anaerobe und aerobe Prozesse Hand in Hand ab – der eine kann nicht vom anderen getrennt werden. Bei intensiven Muskelkontraktionen wird mehr Pyruvat gebildet als es in den Mitochondrien verbraucht werden kann, so dass ein Teil des Pyruvats zu Laktat (Milchsäure) umgewandelt wird. Dieses »überschüssige« Laktat wird im Anschluss an die Belastung in den Zellen wieder zu Pyruvat umgewandelt und anschließend in den Mitochondrien aerob verstoffwechselt. Somit wird nicht nur während intensiver Muskelarbeit, sondern auch danach, während der Erholungsphase, der aerobe Teil des Stoffwechselprozesses stimuliert.

Selbst die Erholung von einer durch intensives Training erzielten Laktatazidose (der Übersäuerung des Blutes durch die Milchsäure) stellt somit neben einem anaeroben auch einen aeroben Trainingsreiz dar. Zusätzlich zu diesen akuten Reaktionen kommt es im Organismus auch zu langfristigen

Tab. 5 Warum ein HIT die kardiovaskuläre Leistungsfähigkeit steigert, Fortsetzung

Anpassungen. Werden die intensiven Trainingsreize regelmäßig wiederholt, passt sich der Körper an, indem er die Anzahl der Mitochondrien erhöht, zusätzliche Blutgefäße öffnet (verbesserte Kapillarisierung) und die Pumpleistung des Herzens erhöht.

Intensives Muskeltraining wirkt somit auf dreifache Weise auf das kardiovaskuläre System:

- *Während* der Beanspruchung laufen anaerobe und aerobe Prozesse in jeder beteiligten Zelle des Körpers gemeinsam ab.
- *Zwischen* den Übungen und nach der Trainingseinheit wird die in den Muskelzellen herbeigeführte Laktatazidose aerob abgebaut.
- *Als Folge* des Trainings kommt es zu weiteren Anpassungen wie der Erhöhung der Zahl der Mitochondrien, vermehrter Kapillarisierung, Erhöhung der Anzahl an sauerstofftransportierenden, roten Blutkörperchen (Erythrozyten) usw. – alles Vorgänge, welche die aerobe Leistungsfähigkeit steigern.

1.3.2 Die West-Point-Studie als Auslöser für einen Paradigmenwechsel

Aus heutiger Sicht gilt die West-Point-Studie als Meilenstein. Eine militärhistorische Abhandlung aus dem Jahr 2013 bezeichnet die gewonnenen Erkenntnisse daraus sogar als Auslöser für einen Paradigmenwechsel, der im Wesentlichen zurückgehe »...auf den Einfluss von zwei Fachleuten: Dr. Kenneth Cooper und Mr. Arthur Jones« [35]. Durch die West-Point-Studie wurde erstmals ein Zusammenhang offensichtlich, den man bis dahin völlig übersehen hatte: Auch intensives Krafttraining verbessert die kardiovaskuläre Leistungsfähigkeit des Körpers, d.h. die Kapazität des Herz-Kreislaufsystems.

Und wie so oft bei bahnbrechenden Innovationen sollte es noch einige Zeit dauern, bis die gewonnenen Einsichten allgemein zur Kenntnis genommen wurden. Selbst die damals führenden Fachleute waren überrascht, wie sehr das HIT die Ausdauerleistung verbessern kann. Arthur Jones berichtete später, dass Dr. Cooper die Ergebnisse der Ausdauertests zunächst nicht glauben wollte [36]. Später revidierte Cooper seinen früheren Standpunkt und bezeichnete Krafttraining als »unverzichtbar« für die Gesundheit [37]. Außerdem warnte Cooper nun, Jogging oder anderes aerobes Training dürfe keinesfalls »exzessiv« betrieben werden. Arthur Jones kommentierte den Sinneswandel Coopers gewohnt lapidar mit den Worten, Cooper sei nun »...endlich zur Vernunft gekommen«.

Der in der West-Point-Studie festgestellte Effekt des HIT auf die aerobe Leistungsfähigkeit wurde später in einer medizinischen Dissertation (einer Doktorarbeit) bestätigt [38]. Nach sechs Monaten HIT ohne jegliches Ausdauertraining verbesserten die Probanden ihre Ausdauerleistungsfähigkeit um 33 % [38]. Der Ruhepuls sank um fast drei Schläge pro Minute und die Herzfrequenz nach Belastungsende und drei Minuten Erholungszeit sank von 108,7 auf 103,1 Schläge pro Minute [38].

Dass ein HIT nicht nur bei jungen, leistungsfähigen Menschen die Ausdauer stark verbessert, sondern auch bei älteren Probanden, zeigte sich in einer Studie der Arbeitsgruppe des Autors. 23 Probanden im Alter zwischen 60 und 80 Jahren absolvierten sechs Monate lang ein HIT (acht Übungen bis zum Muskelversagen, zweimal pro Woche). Der Ruhepuls der Probanden sank innerhalb von 6 Monaten durchschnittlich um neun Schläge pro Minute. Die Zeit, die die Probanden zum zügigen Heraufgehen von 5 Stockwerken benötigten (177 Stufen) reduzierte sich nach 6 Monaten HIT um gut elf Sekunden. Gleichzeitig war der Puls bei Erreichen des obersten Stockwerks um mehr als zwei Schläge niedriger [39].

Heute wird in der Sportwissenschaft diskutiert, ob angesichts dieser Erkenntnisse die strikte Unterscheidung zwischen Ausdauertraining und Krafttraining überhaupt noch aufrecht erhalten werden kann. Die Begründung hierfür liegt auf der Hand. Einerseits sind die Übergänge nicht klar zu trennen, sondern fließend. Andererseits ist inzwischen klar, dass es sich bei aeroben und anaeroben Prozessen nicht um getrennte Mechanismen handelt, sondern dass beide untrennbare Bestandteile desselben Stoffwechsels sind.

Abb. 14 Aerober und anaerober Zellstoffwechsel

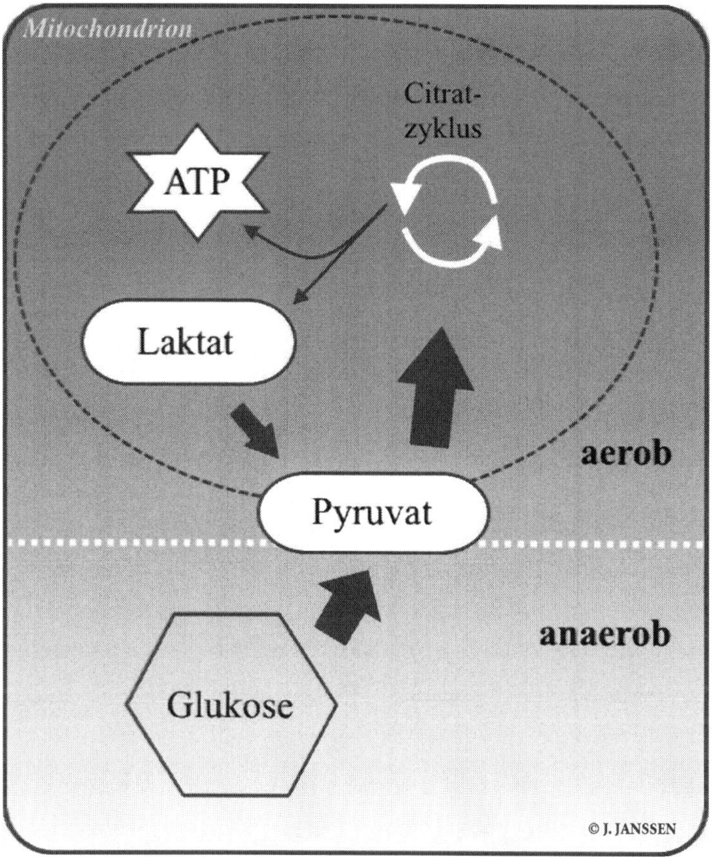

Die Grafik zeigt, stark vereinfacht, den Energiestoffwechsel in einer Zelle. Die früher angenommene, strikte Trennung zwischen dem Zellstoffwechsel mit (aerob) und ohne Sauerstoff (anaerob) wird in der Sportwissenschaft heute nicht mehr vertreten: Auf zellulärer Ebene laufen anaerobe und aerobe Prozesse Hand in Hand ab – der eine kann nicht vom anderen getrennt werden.

1.3.3 »Cardio-Training« und HIT

Auch wenn ein HIT allein schon zu Verbesserungen der Ausdauerleistungsfähigkeit führt, sind die Effekte natürlich noch ausgeprägter, wenn zusätzlich ein Ausdauertraining durchgeführt wird. Da sowohl das klassische Ausdauertraining wie Laufen, Schwimmen oder Radfahren als auch ein hochintensives Muskeltraining zu wünschenswerten körperlichen Anpassungen führen, gibt es für Kraftsportler keinen Grund, auf ein »Cardio-Training« völlig zu verzichten.

Früher riet man Kraftsportlern, Ausdauertraining zu meiden, weil es beim gleichzeitigen Kraft- und Ausdauertraining zum sog. Interferenzeffekt kommen kann, bei dem sich die beiden Anpassungsprozesse des Körpers gegenseitig abschwächen. Bei der richtigen Trainingsplanung hingegen verstärken sich die beiden Prozesse sogar wechselseitig. Dabei gilt es allerdings einige Zusammenhänge zu berücksichtigen, die Umfang, Intensität und zeitliche Einordnung des Ausdauertrainings betreffen.

Wenn Muskelaufbau das primäre Ziel ist, sollte der Umfang des Ausdauertrainings insgesamt nicht zu hoch sein. Eine Stunde Ausdauertraining pro Woche reichen für einen entsprechenden Trainingseffekt bei den meisten Sportlern bereits aus. Gut vereinbar und leicht in den Trainingsplan zu integrieren ist insbesondere ein Ausdauertraining bei niedrigen bis mittleren Intensitäten. Dabei laufen, schwimmen oder fahren Sie Rad mit einem Puls von ungefähr 65 bis 80 % ihrer maximalen Herzfrequenz. Eine Einheit dauert 20 bis 60 Minuten.

Das Ausdauertraining sollte idealerweise frühestens 18 Stunden nach dem intensiven Krafttraining erfolgen. So lange dauern die enzymatischen und metabolischen Reaktionen auf ein Krafttraining im Körper ungefähr an. Da diese Prozesse vor allem lokal, also in der trainierten Muskulatur ablaufen, können Sie sogar am gleichen Tag Ausdauer und Kraft trainieren, wenn dabei unterschiedliche Muskeln eingesetzt werden, z. B. wenn Sie früh morgens Rad fahren und am Nachmittag Ihren Oberkörper trainieren. Was Sie allerdings vermeiden sollten, ist ein anstrengendes Ausdauertraining unmittelbar vor dem Krafttraining, weil dies Intensität beim anschließenden Krafttraining beeinträchtigen könnte.

1.4 Das HIT im deutschsprachigen Raum

Während das HIT in der zweiten Hälfte der 1960er Jahre in den USA und anderen englischsprachigen Ländern längst in aller Munde war, blieb es im deutschsprachigen Raum zunächst weitgehend unbekannt. Hier orientierte man sich weiterhin am üblichen Volumentraining, insbesondere an den Trainingsmethoden von Arnold Schwarzenegger. Die Zeitschrift *Sportrevue*, die damals so etwas wie das deutschsprachige Zentralorgan in Sachen Bodybuilding war, berichtete fast ausschließlich über die Varianten des Volumentrainings. Englische Zeitschriften waren im deutschsprachigen Raum nur sehr schwer zu bekommen und das Internet existierte noch nicht. Entsprechend schwierig war der internationale Informationsfluss über erfolgversprechende Trainingsmethoden.

Der Chefredakteur der *Sportrevue*, Albert Busek, war stets ein Befürworter des Volumentrainings und ein enger Freund von Arnold Schwarzenegger und Joe Weider. Die Nähe zu beiden Personen kam nicht von ungefähr. Busek gilt als der Entdecker von Arnold Schwarzenegger, den er als 18jährigen bei einem Wettkampf entdeckt hatte. Er holte den jungen Schwarzenegger, nachdem dieser seinen Wehrdienst in Österreich abgeleistet hatte, als Trainer nach München und stellte für Schwarzenegger den Kontakt zu Joe Weider her. Busek half Schwarzenegger auch bei der Vorbereitung seiner Auswanderung in die USA. Der Rest ist – wie es so schön heißt – Geschichte. Es ist daher absolut nachvollziehbar, dass die von Busek gestaltete *Sportrevue* das von Schwarzenegger – im Sinne von Joe Weider – propagierte Volumentraining präsentierte.

Dass das HIT im deutschsprachigen Bereich trotzdem Verbreitung fand, hängt vor allem mit einem gelernten Schreiner und studierten Philosophen aus der Schweiz zusammen: Im Jahr 1967 eröffnete Werner Kieser in Zürich das erste Fitness-Studio der Schweiz. In den Anfangsjahren bestand die Ausstattung hauptsächlich aus selbstgebauten Geräten und Eisengewichten. Das Rohmaterial hierfür erwarb Kieser auf dem örtlichen Schrottplatz. Die Zahl an kommerziellen Trainingseinrichtungen war damals nicht nur in der Schweiz überschaubar; auch in Deutschland und Österreich gab es zu jener Zeit jeweils nur eine Handvoll Fitness-Studios. In den 1970er Jahren stieg ihre Zahl dann erstmals deutlich an.

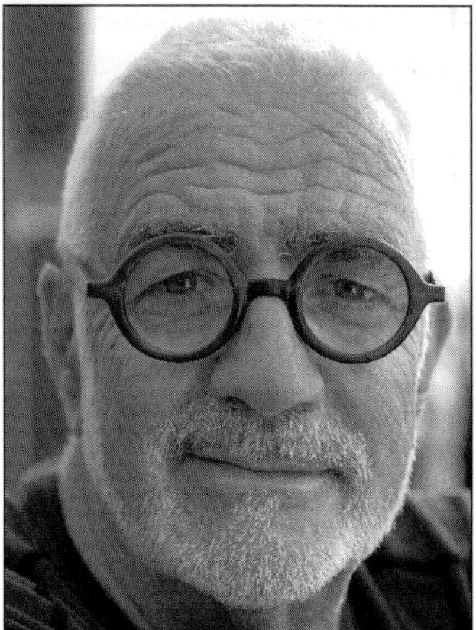
Abb. 15 Werner Kieser © INGENWEYEN

Trainiert wurde aber nach wie vor an konventionellen Geräten und nach konventionellen Methoden. Das änderte sich erst, als Werner Kieser in der Zeitschrift *Ironman* einen Artikel von Arthur Jones las. Kieser war derart interessiert, dass er beschloss, der Sache auf den Grund zu gehen und er flog nach Florida. Unangekündigt klopfte er an Jones' Tür. Jones empfing den Gast aus der Schweiz und referierte eine Stunde ununterbrochen darüber, wie ein sinnvolles Training aufgebaut sein sollte. Werner Kieser fand die Ausführungen sehr überzeugend; er beschloss, diese Trainingsform auszuprobieren und war begeistert von den Erfolgen.

Es folgten noch mehrere Studienreisen in die USA. 1978 schließlich hatte sich Kieser genug Geld zusammengeliehen, um sein Studio in Zürich komplett mit Nautilusgeräten ausstatten zu können. Seitdem wurde in Kiesers Studio an Nautilusgeräten und nach Jones' Methode trainiert.

Der Erfolg ließ nicht lange auf sich warten. Nach kurzer Zeit trainierten bereits zahlreiche Schweizer Leistungssportler bei Kieser. Auch unter Breiten- und Freizeitsportler sprach sich der Erfolg des hochintensiven Trai-

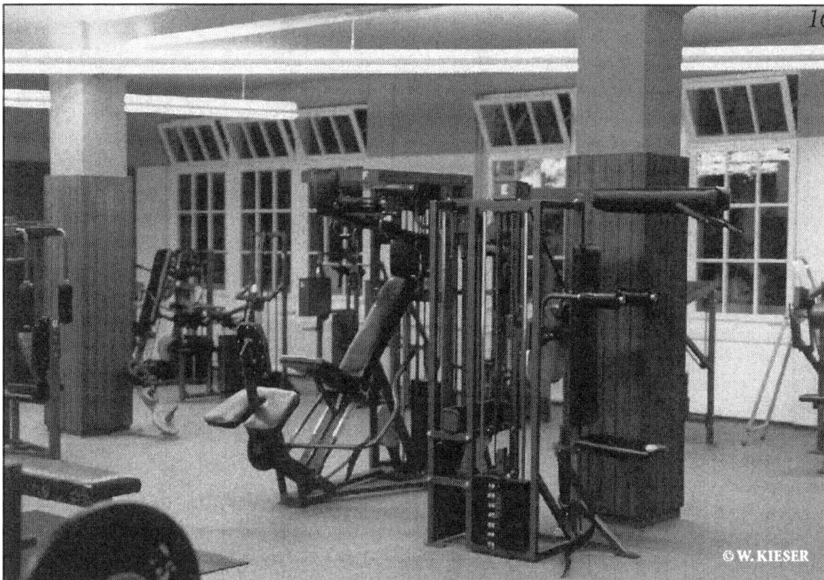

Abb. 16 »Kieser Training« in der Kanzleistraße in Zürich 1978, das erste HIT-Studio in Europa.

nings schnell herum. Aufgrund der großen Nachfrage entschied sich Kieser zu expandieren. Zunächst folgen weitere Studios in der Schweiz, später dann in Deutschland, Österreich, Luxemburg und sogar in Australien. Als Arthur Jones sich zur Ruhe setzte, erwarb Werner Kieser von Jones die europaweiten Rechte für die Produktion der MedX-Geräte.

Das Training in den Kieser-Studios orientiert sich noch heute eng an den Grundprinzipien des HIT nach Arthur Jones. Die technisch korrekte und langsame Bewegungsausführung bis zur lokalen Muskelerschöpfung steht im Vordergrund. Alle Studios sind mit MedX-Geräten bzw. deren Nachfolgern ausgestattet. Zusätzlich gibt es einen Turm, an dem Übungen mit dem eigenen Körpergewicht ausgeführt werden können wie Klimmzüge, Dips oder Wadenheben. Genau wie Jones empfiehlt Kieser zwei bis drei Ganzkörper-

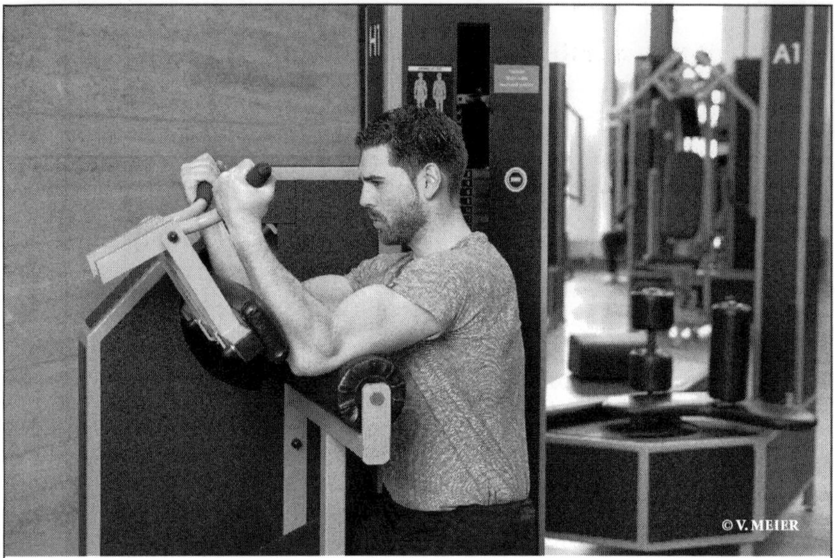

Abb. 17 »Kieser Training« heute: Curl an der Bizepsmaschine H1.

Trainingseinheiten pro Woche, wobei üblicherweise mit dem Beintraining begonnen wird.

Von jeder Übung wird ein Satz absolviert, jeweils bis zur lokalen Muskelerschöpfung, d.h. bis keine weitere Wiederholung mehr möglich ist. Zusätzlich können verschiedene Intensitätstechniken eingesetzt werden (hierzu später mehr). Die Widerstände werden so gewählt, dass die Muskelerschöpfung nach 90 bis 120 Sekunden erreicht wird. Ein weiteres Merkmal ist die betont langsame und technisch sehr korrekte Übungsausführung. Um diese sicherzustellen, werden nicht nur die Trainingseinheiten während einer Einführungsphase von einem Trainer angeleitet und begleitet, sondern auch mindestens jede 20. Trainingseinheit bei weiter Fortgeschrittenen, um evtl. eingeschlichene Fehler korrigieren zu können.

Tab. 6 Ein typischer Kieser-Trainingsplan

Im Gegensatz zu einem gewöhnlichen Fitness-Studio wird in den Kieser-Einrichtungen nicht mit Hanteln, sondern nur an Geräten trainiert. Das erlaubt eine »geführte« Bewegung, was die Verletzungsgefahr vermindert. Darüber hinaus wird durch die spezielle Konzeption der Trainingsgeräte die Zielmuskulatur bei jeder Übung über den gesamten Bewegungsspielraum intensiv beansprucht. Das bewirkt eine größere Muskelaktivierung, als viele Hantelübungen, welche die Muskulatur häufig nur in einem bestimmten Bewegungsabschnitt voll fordern. Beim Kieser-Training wird nur ein Satz pro Übung ausgeführt.

Übung	Zielmuskulatur	Sätze	Wiederholungen	Trainingsintensität
• Beinpressen	Beinstrecker, Gesäßmuskeln	1	10-12	WM*
• Beinstrecken	Beinstrecker	1	10-12	WM
• Beinbeugen	Beinbeuger, Gesäßmuskeln	1	10-12	WM
• Überzug	Latissimus	1	10-12	WM
• Latziehen	Latissimus, Armbeuger	1	10-12	WM
• Brustpressen	Brust, vordere Schulter, Trizeps	1	10-12	WM
• Schulterdrücken	vordere Schulter, obere Brust, Trizeps	1	10-12	WM
• Rückenstrecken	unterer Rücken	1	10-12	WM
• Rumpfbeugen	Bauchmuskeln	1	10-12	WM
• Trizepsdrücken	Armstrecker	1	10-12	WM
• Bizepscurls	Armbeuger	1	10-12	WM

* WM = Wiederholungsmaximum

Am Beispiel des Kieser Trainings lässt sich gut aufzeigen, wie sehr sich die Bewertung des HIT im Laufe der Jahre gewandelt hat. Während in den Anfangsjahren von allen Seiten bezweifelt wurde, dass mit nur einem Satz bis zum Muskelversagen mindestens vergleichbare Ergebnisse erzielt werden können wie mit dem klassischen Volumentraining, steht die Wirksamkeit des HIT inzwischen außer Frage (mehr dazu in Kapitel 2).

Als die Stiftung Warentest 2017 die mitgliederstärksten Fitness-Ketten in Deutschland unter die Lupe nahm, schnitt Kieser Training als einziger Anbieter mit der Bewertung »gut« ab [40], wobei ausdrücklich auf die gute Betreuung, aber auch auf die Sonderrolle eingegangen wird, die dem Kieser Training mit seiner Ausrichtung auf das gesundheitsorientierte HIT zukommt: »Unbeirrt von wechselnden Fitnessmoden offerieren Kieser-Studios seit 50 Jahren fast unverändert ausschließlich gesundheitsorientiertes Muskeltraining an Maschinen – mit Betonung der Stärkung des Rückens. Kieser bietet weder Geräte für Ausdauertraining an noch Freihantelbereiche, Kurse, Saunas oder Dampfbäder« [40].

Dass auch die *Sportrevue* im Laufe der Zeit ihre kritische Haltung dem HIT gegenüber aufgab, lag vor allem an den Erfolgen eines Wettkampfbodybuilders, dessen Einfluss auf das HIT im folgenden Abschnitt beschrieben werden soll.

1.5 Mike Mentzer und der Siegeszug des HIT im Bodybuilding

Gegen Ende der 1970er Jahre war der deutschstämmige US-Amerikaner Mike Mentzer der erste Bodybuilding-Profi, der dem Volumentraining den Rücken kehrte und seine größten Erfolge erzielte, nachdem er das hochintensive Training entdeckt hatte. Inspiriert von Arthur Jones' Abhandlungen über das HIT und den Erfolgen, die Casey Viator damit erzielt hatte, wechselte Mentzer zum HIT und wurde damit erfolgreicher als er selbst für möglich gehalten hatte. Die Weltmeisterschaft 1978 (»Mr. Universe«) in Acapulco war aus vielen Gründen ein einschneidendes Ereignis im Bodybuilding: Mike Mentzer gewann diesen Wettkampf nicht nur, sondern er deklassierte seine Konkurrenz geradezu, indem ihm etwas gelang, was zuvor noch keinem anderen Bodybuilder gelungen war: Er gewann die Weltmeisterschaft mit Idealpunktzahl, d.h. jeder der Kampfrichter bewertete Mentzer in jeder Runde des Wettkampfes mit dem ersten Platz. Weder dem sehr bekannten Lou Ferrigno, der einige Jahre zuvor als der kommende Superstar gehandelt wurde, noch dem populären Robby Robbinson war dies gelungen. Selbst Arnold Schwarzenegger hatte dies bei keinem seiner insgesamt fünf Weltmeisterschaftstitel geschafft.

Dass es einem Bodybuilder gelang, diesen wichtigsten aller Amateur-Wettkämpfe derart überragend zu gewinnen, war an sich schon sensationell. Die Tatsache, dass dieser Athlet anders trainierte als alle anderen erfolgreichen Bodybuilder sorgte ebenfalls für eine Menge Gesprächsstoff. Aber die Kombination beider Umstände – ein Bodybuilder trainiert nur drei- bis viermal pro Woche und gewinnt überlegen – löste eine Diskussion aus, bei der die etablierte Trainingsmethodik des Bodybuildings grundlegend in Frage gestellt wurde.

Dabei hatte auch Mentzer einmal so begonnen, wie es damals üblich war. In seinem Buch *Heavy Duty* beschreibt er, dass er mit einem Volumentraining keine nennenswerten Erfolge erzielen konnte und sogar in Erwägung zog, ganz mit dem Training aufzuhören: »Vor ca. 20 Jahren befand ich mich in einer ähnlichen Situation wie viele der ehrgeizigen Bodybuilder, mit denen ich heute tagtäglich zu tun habe. Ich verschlang begierig alle Bodybuilding-Zeitschriften und merkte mir die Trainingsprogramme, Sportlerdiäten und sogar die persönlichen Gewohnheiten aller Champions. Ich folgte ihrem Vorbild, indem ich den Grundsatz ›Mehr ist besser‹ verinnerlichte; absolvierte 30 Sätze pro Körperpartie und trainierte an sechs Tagen in der Woche. Nachdem ich nach monatelangem Training gemäß dieser Methode keinerlei Fortschritte verzeichnen konnte, sank meine Motivation derart, daß ich ernsthaft in Erwägung zog, meine Bemühungen gänzlich einzustellen. Da durch dreistündiges tägliches Training meine Muskelmasse nicht größer wurde, so überlegte ich, müßte ich vielleicht mein Pensum auf vier Stunden täglich steigern … Wenn ich den Körper eines Champions nur dadurch entwickeln konnte, daß ich alles andere aufgab und ein Viertel meiner wachen Stunden in einem miefigen Fitnessraum verbrachte, war es das einfach nicht wert.« [41]

Ein Zusammentreffen mit Casey Viator führte schließlich dazu, dass Mentzer auch Arthur Jones kennen lernte. Casey Viator schwärmte von Jones' Konzept und gab Mentzer Jones' Telefonnummer. Mentzer hinterließ eine Nachricht auf Jones' Anrufbeantworter. Als Jones schließlich »...um 2 Uhr früh am nächsten Morgen...« zurückrief [42], fesselte er Mentzer mit einem mehr als einstündigen Vortrag über die Grundlagen trainingsbedingter Adaptation. Mentzer war von Jones' Ausführungen zum Hochintensitätstraining und den zugrunde liegenden Überlegungen derart beeindruckt, dass er am nächsten Tag zu einem HIT-Programm wechselte. Nur anderthalb Jahre später gewann Mentzer den »Mr. America«-Wettkampf 1976.

Doch Mentzer übernahm nicht einfach das Konzept von Jones. Obwohl Casey Viator bereits sehr erfolgreich nach dieser Anleitung trainierte und Meisterschaften gewann, war es Mentzers Bestreben, dieses Konzept auf die speziellen Bedürfnisse von (Wettkampf-) Bodybuildern auszurichten.

Joe Weider, der kanadische Multi-Unternehmer, hatte zu diesem Zeitpunkt schon mehr als 30 Jahre Erfahrung darin, die Trainingsmethodik von Bodybuildern zu beobachten und zu beschreiben. Dies tat er nicht nur in einer Reihe von Büchern, sondern vor allem in seinen Zeitschriften, darunter den marktbeherrschenden Zeitschriften *Muscle Builder*, später *Muscle & Fitness*, sowie *Flex* und einer Reihe weiterer Bodybuilding- und Fitnessmagazine. Diese erschienen bereits damals in mehreren Sprachen und weltweit. In diesen Zeitschriften ließ er Artikel über die gängigen Trainingsmethoden verfassen, die er beobachten und sammeln ließ, um sie unter der Bezeichnung »Weider Prinzipien« bekannt zu machen, obwohl keine der beschriebenen Methoden tatsächlich von Weider selbst stammte.

Mentzer ging völlig anders vor. Ihm reichte es nicht, zu beobachten, wie erfolgreiche Bodybuilder trainierten und daraus Rückschlüsse zu ziehen. Er

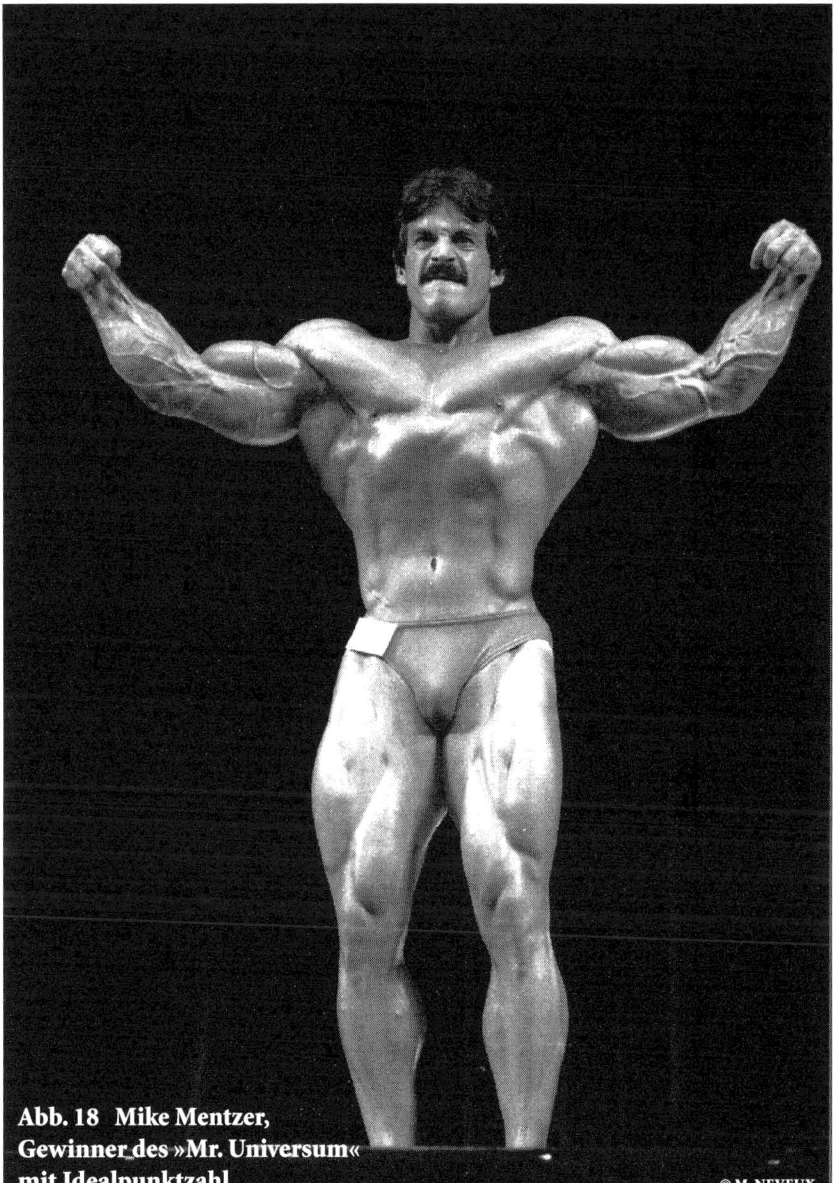

Abb. 18 Mike Mentzer, Gewinner des »Mr. Universum« mit Idealpunktzahl.

© M. NEVEUX

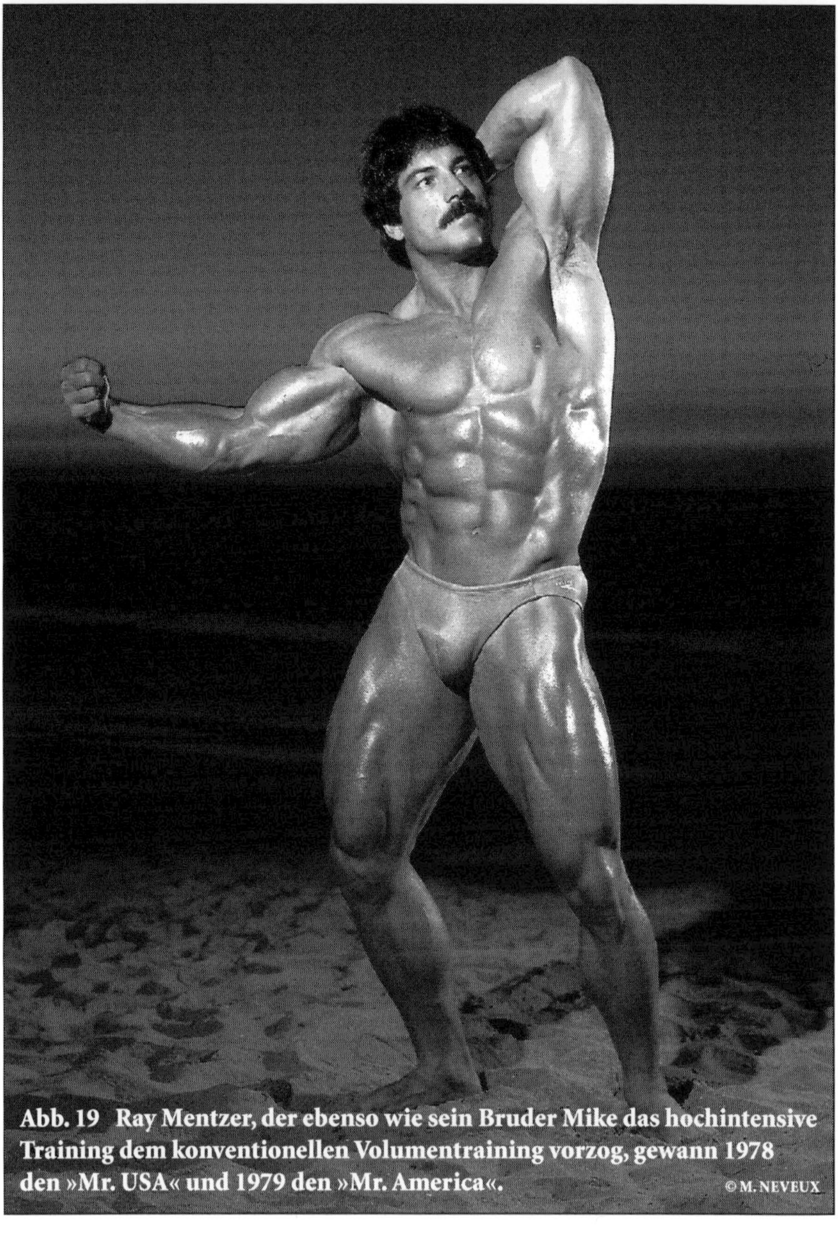

Abb. 19 Ray Mentzer, der ebenso wie sein Bruder Mike das hochintensive Training dem konventionellen Volumentraining vorzog, gewann 1978 den »Mr. USA« und 1979 den »Mr. America«. © M. NEVEUX

wählte die umgekehrte Vorgehensweise. Ihm ging es darum, die Trainingsmethodik des Bodybuildings auf eine wissenschaftliche Basis zu stellen. Als Grundlage hierfür orientierte er sich an dem, was er von Arthur Jones über Physiologie und Trainingsmethodik gelernt hatte.

Mentzers akademischer Hintergrund war für diese analytische Herangehensweise durchaus hilfreich. Durch sein später abgebrochenes Studium der Psychologie war er mit wissenschaftlichem Arbeiten vertraut. Hinzu kam sein Interesse für Philosophie, insbesondere für den Objektivismus nach Ayn Rand. In seinen Veröffentlichungen bezog sich Mentzer immer wieder auf den Objektivismus als philosophische Grundlage der Analyse verschiedenster Theorien. Mentzer forderte permanent dazu auf, verbreitete Trainingsmethoden nicht einfach zu übernehmen, sondern stets in Frage zu stellen, um dann zu ergründen, ob diese Methodik Sinn ergibt oder nicht.

In ihrer Einführung in die von ihr begründete objektivistische Erkenntnislehre [43] beschreibt Ayn Rand ihre Einschätzung, dass das Bestreben, menschliches Handeln auf der Grundlage von Logik zu organisieren, für den Bereich der Ästhetik (dazu zählt nach Mentzers Definition auch das Bodybuilding) nicht gilt. Diese Problematik sieht Mentzer deshalb auch im Bodybuilding als gegeben an: »Die Bodybuilder, mit denen ich tagtäglich zu tun habe, sind zutiefst verwirrt. Für viele besteht die einzige Informationsquelle aus Bodybuilding-Zeitschriften, die sie mit beinahe religiösem Eifer lesen, wobei sie jedes Wort als eine heilige Offenbarung oder als Orakelspruch betrachten, der nicht in Frage gestellt, sondern in blindem Vertrauen für bare Münze genommen wird.« [41]

Ein weiterer wichtiger Einfluss war Dr. John Ziegler, für den Mentzer als wissenschaftliche Hilfskraft tätig gewesen war [41]. Ziegler war zu dieser Zeit bereits als Sportmediziner und Betreuer der amerikanischen Olympiamannschaft der Gewichtheber landesweit bekannt. Ziegler forschte ständig nach neuen Möglichkeiten zur Steigerung von Kraft und Muskelmasse. Ziegler war es auch, der Mentzer auf die Arbeiten von Prof. Dr. Hans Selye, dem »Vater der Stressforschung« hinwies. Selye wurde 1907 in Wien geboren und studierte Medizin an der Deutschen Universität in Prag. Nach weiteren naturwissenschaftlichen Studien in Paris und Rom widmete er sich später ganz der medizinischen Forschung.

1936 hatte Selye eine bahnbrechende Entdeckung in der renommierten Fachzeitschrift *Nature* veröffentlicht [44]. Darin schilderte Selye erstmals, dass die Reaktionen des Organismus auf jede Form von Stress in drei unterschiedlichen Stadien ablaufen, und zwar völlig unabhängig von der jeweiligen Ursache. Mit dieser Entdeckung lieferte Selye die Grundlage der modernen Stressforschung. Während er seine Entdeckung zunächst als ein »Syndrom, hervorgerufen von diversen schädlichen Faktoren« bezeichnete, präzisierte er nach weiteren Studien [45] den Begriff und sprach vom »General Adaptation Syndrome«, dem »Allgemeinen Adaptationssyndrom« [46]. Seine Bücher *The Stress of Life* [46] und *Stress without Distress* [47] wurden weltweite Bestseller. Allein *Stress without Distress* wurde in 17 Sprachen übersetzt. Auch das deutsche Wort »Stress« geht auf Hans Selye zurück, der anlässlich eines Vortrages in Deutschland feststellte, dass es keinen deutschen Begriff für das von ihm beschriebene Phänomen gab.

Nach diesem bis heute akzeptierten Grundlagenmodell lässt sich die körperliche Reaktion auf Stress in die folgenden drei Stadien einteilen:

1. Stadium: Alarm (Alarmreaktion)
2. Stadium: Resistance (Gegenreaktion)
3. Stadium: Exhaustion (Erschöpfung)

Das Allgemeine Adaptationsmodell nach Selye stimmt in wesentlichen Punkten mit der Theorie der Superkompensation überein. Nur vier Jahre bevor Selye die Grundlagen seines späteren Stressmodells publizierte, erschien das Buch *Wisdom of the Body* von Walter B. Cannon [48]. Darin wird der Begriff der »Homöostase«, der das Gleichgewicht der Körperfunktionen bezeichnet, in die Diskussion eingeführt. Nach dieser Theorie ist der Organismus bestrebt, einen ausgewogenen funktionalen Zustand beizubehalten. Auf Faktoren, die diesen Zustand stören, reagiert der Organismus mit einer

Abb. 20 Das Allgemeine Adaptationssyndrom, nach Selye

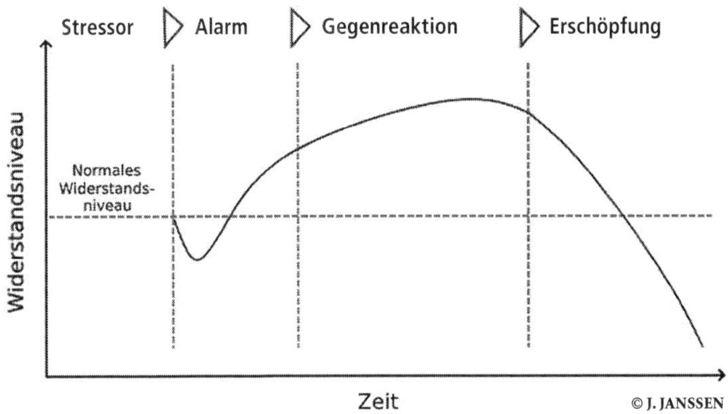

Die drei Stadien des Allgemeinen Adaptationssyndroms: Die waagerechte Linie stellt das normale Widerstandsniveau dar; daran werden die drei Stadien der Reaktion auf einen überschwelligen Reiz ersichtlich:

1. Alarmreaktion
2. Gegenreaktion
3. Erschöpfung

entsprechenden Anpassungsreaktion, die den ausgewogenen Zustand des Organismus wieder herstellt. Diese Anpassungsreaktion geht jedoch über das Ausgangsniveau hinaus. Deshalb spricht man von »Über-« bzw. »Superkompensation«.

Auch wenn inzwischen klar ist, dass die Reaktion des Organismus auf Trainingsreize wesentlich komplexer ausfällt als es die Superkompensation erklärt, lieferte diese Theorie erstmals eine greifbare Grundlage zur Trainingsplanung. Als eifriger Leser von medizinischer Fachliteratur war Arthur Jones mit den Arbeiten von Selye und Cannon vertraut. Jones sah ihre Erkenntnisse als bahnbrechend an und betonte die Notwendigkeit der Progression. Je leistungsfähiger der Körper wird, desto intensiver muss er gereizt werden, um sich weiter anzupassen. Je intensiver das Training ist, desto mehr müsse sich der Athlet anschließend erholen. Aus diesem Grund sei es grundsätzlich vorteilhafter, intensiver zu trainieren anstatt immer mehr.

Mentzer richtete sein Trainingskonzept vollständig an diesen theoretischen Grundlagen aus. In seinem *Heavy Duty Journal* zitiert Mentzer den Schlüsselsatz aus Hans Selyes Buch *The Stress of Life*, der ihn schließlich vollkommen von der Richtigkeit der Überlegungen Arthur Jones zum Hochintensitäts-Training überzeugte: »Die Alarmreaktion des Körpers ist direkt proportional zur Intensität der Belastung...« [46], was er auch in späteren Aufsätzen immer wieder betonte [49].

Deshalb wurde es zur Grundlage von Mentzers Konzept, dass stets mit größtmöglicher Intensität zu trainieren sei. Da man nicht genau weiß, wie hoch der Trainingsreiz sein muss, um einen Wachstumsprozess auszulösen, gewährleistet eine 100 %ige Intensität, dass der Reiz auf jeden Fall hoch genug war, selbst wenn vielleicht 95 % ausgereicht hätten. Die einzigen beiden Prozentwerte, die sich zweifelsfrei zuordnen ließen, so argumentierte Mentzer, seien 0 % und 100 %. Wenn keinerlei körperliche Anstrengung zu verzeichnen ist, entspreche dies 0 %, während ein Training bis zum Muskelversagen mit 100 % gleichzusetzen sei [50]. Also, folgerte Mentzer, müsse man in jedem Trainingssatz bis zum Muskelversagen trainieren. Dies stelle auf jeden Fall einen Wachstumsreiz dar [51].

Er riet, nur einen Arbeitssatz pro Übung zu absolvieren, und zwar aus zwei Gründen: Zum einen gebe es keine Veranlassung, einen zweiten Satz hinzuzufügen, wenn bereits der erste einen Wachstumsreiz ausgelöst hat. Zum anderen sei ein zweiter Satz nicht nur unnötig, sondern sogar kontraproduktiv, da er eine weitere Anstrengung darstelle, die wertvolle Energie verschwende und das Regenerationsvermögen unnötig beanspruche. Mentzer nannte seine

Tab. 7 Mike Mentzers Trainingsprogramm

1. Tag: Brust, Schultern, Trizeps
- Fliegende Bewegungen mit Kurzhanteln und Schrägbankdrücken im Supersatz
- Seitheben
- Seitheben vorgebeugt
- Langhantel-Trizepsdrücken im Liegen oder Trizepsdrücken an der Maschine und Dips im Supersatz

2. Tag: Rücken, Trapezius, Bizeps & Trizeps
- Überzüge und Latziehen mit engem Untergriff im Supersatz
- Langhantelrudern vorgebeugt
- Schulterheben
- Kreuzheben
- Langhantel-Trizepsdrücken im Liegen oder Trizepsdrücken an der Maschine und Dips im Supersatz

3. Tag: Beine & Bauch
- Beinstrecken und Beinpressen oder Kniebeugen im Supersatz
- Beincurls
- Wadenheben
- Situps

Trainingsmethode »Heavy Duty«, zu übersetzen etwa mit »Schwere Pflicht«.

Mentzers Ansatz war ganz auf die Bedürfnisse von Bodybuildern ausgerichtet und unterschied sich damit in einigen Punkten von Jones' allgemeinen Empfehlungen für das HIT. Mentzer sah eine Schwierigkeit darin, den ganzen Körper in nur einer Trainingseinheit zu trainieren. Bei einem Training bis zum Punkt des momentanen Muskelversagens sei man nach dem Training von einer oder zwei der großen Körperregionen, z.B. Brust und Rücken, zu

Tab. 8 Mike Mentzers Trainingsempfehlungen

Von jeder Übung ist nur ein hochintensiver Satz auszuführen.

Die Übungen sind so auszuführen, dass die Muskeln in ihrer stärksten biomechanischen Position kontrahieren. Deshalb sollen Klimmzüge und Latziehen stets mit supiniertem Griff, also im Untergriff trainiert werden, weil die Armbeuger in dieser Position mehr Kraft entfalten können als im Obergriff.

Zwischen den beiden Teilen der Supersätze sollte keine Pause entstehen, sondern unmittelbar von einer Übung zur anderen gewechselt werden.

Das Aufwärmprogramm sollte kurz ausfallen, da ein zu hohes Trainingsvolumen – die Aufwärmsätze zählen ebenfalls – sich negativ auf Trainingsintensität und Regeneration auswirken kann.

Alle Sätze sind gleichmäßig und kontrolliert, in korrekter Form auszuführen. In der voll kontrahierten Position sollte kurz innegehalten und das Gewicht dann langsam und kontrolliert wieder abgesenkt werden.

Die Gewichte sind so zu wählen, dass damit sechs bis zwölf saubere Wiederholungen möglich sind. Wenn man mehr als zwölf Wiederholungen schafft, ist das Gewicht entsprechend zu erhöhen.

Intensivwiederholungen und negative Wiederholungen können die Trainingsintensität steigern, sollten aber wegen der Gefahr des Übertrainings nur sporadisch eingesetzt werden.

Man sollte stets versuchen, die Kraftwerte zu verbessern. Aus diesem Grund sollten alle Leistungen in ein Trainingstagebuch eingetragen werden.

Auf ausreichende Regeneration zwischen den Trainingseinheiten ist zu achten. Zwischen zwei Trainingstagen sollte mindestens ein trainingsfreier Tag liegen.

erschöpft, um noch die Beinmuskulatur mit der erforderlichen Intensität trainieren zu können. Aus diesem Grund riet Mentzer zu Splitprogrammen, die das Training der großen Muskelgruppen in verschiedene Trainingseinheiten legen.

Ein Grundpfeiler der Trainingsprogramme von Mike Mentzer war die einige Jahre zuvor entwickelte Vorermüdung, mit der sichergestellt werden soll, dass auch die großen Muskeln erschöpfend trainiert werden können. Die Vorermüdung war in den 1970ern zunächst eine Art »Geheimtipp« unter hochintensiv trainierenden Bodybuildern. Erst als Arthur Jones' Mitarbeiter Dr. Ellington Darden 1983 diese Intensitätstechnik in der Fachzeitschrift *Athletic Journal* ausführlich erläutert hatte [52], wurde die Vorermüdung zu einer der am meisten genutzten Intensitätstechniken. Aus heutiger Sicht lässt sich festhalten, dass die relative Schwäche der kleineren Muskeln tatsächlich ein gravierendes Hindernis beim Training der großen Muskeln des Körpers sein kann. (Welche weiteren Möglichkeiten es neben der Vorermüdung gibt, wird in Kapitel 2 ausführlich erläutert.)

Mentzer hatte bei Jones das Training mit Vorermüdung kennengelernt und bezeichnete es als völlig logisch, dass man z.B. die Brustmuskulatur durch Bankdrücken nicht vollständig erschöpfen kann, wenn die Trizepse bereits vorher ermüdungsbedingt versagen. Aus diesem Grund entwarf Mentzer das in Tab. 7 vorgestellte Trainingsprogramm [42]. Zusätzlich betonte Mentzer in seinen Büchern sowie in zahlreichen Aufsätzen, die in einschlägigen Zeitschriften erschienen, immer wieder die Bedeutung einiger Punkte, die in Tab. 8 aufgelistet sind.

Mentzers Erfolg machte das HIT für viele Bodybuilder interessant. Auch Arthur Jones profitierte von Mentzers Popularität, da Mentzer von der Überlegenheit der Nautilus-Geräte gegenüber Hanteln überzeugt war. Dies schrieb er auch so in seinem Buch *Heavy Duty*. Darin führte er aus, Nautilus-Geräte seien bei den meisten Übungen »...besser als freie Gewichte.«. Er beschrieb ihre Vorteile auf mehreren Seiten [41], was den Verkaufszahlen der Firma Nautilus wohl durchaus förderlich war.

In einer aktualisierten Neuauflage des Buches *Pumping Iron* hielten die Autoren Charles Gaines und George Butler 1984 fest, wie das Bodybuilding sich seit ihren ersten Recherchen zu Anfang der 1970er Jahre verändert hatte. Als Beispiele für die inzwischen massenhafte Verbreitung des Bodybuildings nennen sie die Auflage der Zeitschrift *Muscle Builder*, die von 80.000 im Jahr 1972 auf 350.000 im Jahr 1980 gestiegen sei. Die Firma Weider habe ihren Geschäftsumfang mit Verlagsprodukten und Nahrungsergänzungen im gleichen Zeitraum um 600 % gesteigert. Als weiteres Beispiel führen Gaines und Butler ausdrücklich die Firma Nautilus an, »...den größten Trainingsmaschinen-Hersteller der Welt: Sein Umsatz hat sich seit 1972 jedes Jahr verdoppelt, und Nautilus-Einrichtungen vermehren sich landesweit mit einer Rate von zwölf bis fünfzehn Installationen pro Woche.« [3]

Doch trotz der zunehmenden Akzeptanz des HIT unter professionellen Bodybuildern war es in der breiten Öffentlichkeit immer noch umstritten. So bekannten sich neben Mike Mentzer, seinem Bruder Ray Mentzer und Casey Viator nur wenige prominente Bodybuilder zu diesem Trainingssystem. Die Gründe dafür waren offensichtlich: Das HIT stand im Widerspruch zur damals vorherrschenden Trainingsideologie, den sog. Weider Prinzipien und damit auch gegen den größten Teil der Fitness-Industrie, die sich inzwischen zu einem Millionengeschäft entwickelt hatte. Überdies waren die meisten Bodybuilder vertraglich an Joe Weider gebunden, entweder direkt an seine Firma oder durch die Teilnahme an den Meisterschaften des von Joe Weider gegründeten Verbandes IFBB. Joe Weider war zu jener Zeit Veranstalter der wichtigsten Wettkämpfe, einschließlich des »Mr. Olympia«-Wettkampfs, der offiziell sogar »Joe Weider's Mr. Olympia« hieß. Sein Bruder Ben Weider fungierte unglaubliche 60 Jahre lang als Vorsitzender der IFBB (von der Gründung 1946 bis 2006).

Obwohl Mentzer zeitweise für Weider arbeitete und Aufsätze für Weiders Zeitschriften verfasste, machte Mentzer auch in diesen Aufsätzen keinen Hehl daraus, dass er das HIT für die überlegene Trainingsform hielt. Als Beleg verwies Mentzer u.a. auf die Ergebnisse des Colorado-Experiments und verglich

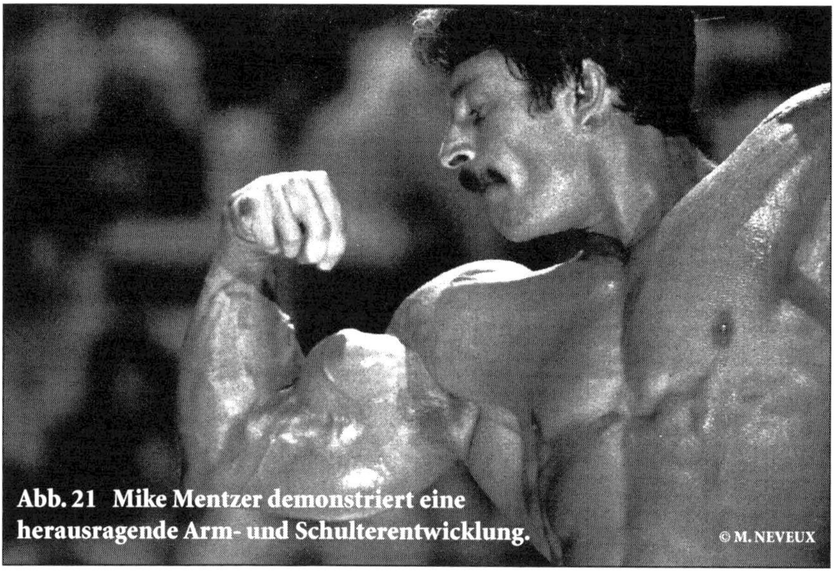

Abb. 21 Mike Mentzer demonstriert eine herausragende Arm- und Schulterentwicklung.

dessen Erfolg mit Schwarzeneggers Aufbauphase für den »Mr. Olympia« 1975, nachdem er wegen einer Filmrolle zuvor seine Muskelmasse reduziert hatte: »Die Effektivität beider Trainingsmethoden lässt sich daher am besten miteinander vergleichen, wenn man die erzielten Ergebnisse von Athleten mit gleich günstigen Erbanlagen aus jedem Lager untersucht. Am 1. Mai 1973 begann Casey Viator mit einem Experiment, das an der Colorado State University in Fort Collins durchgeführt wurde. Mit diesem Experiment wollte man feststellen, wie viel Muskeln er innerhalb eines Monats durch hochintensives Training aufbauen würde. Casey trainierte nur dreimal wöchentlich, wobei jede Trainingseinheit maximal 30 Minuten dauerte. Da das Experiment einen Monat dauerte, trainierte Casey folglich 12mal (sic), insgesamt also nur sechs Stunden. Als Ergebnis zeigte sich, daß Casey von 75 kg wieder auf sein früheres Höchstgewicht von 96 kg in Topform kam … Vergleichen wir nun Caseys Leistung mit dem, was Arnold Schwarzenegger für den ›Mr. Olympia‹ 1975 an Vorbereitung investierte … Als Ergebnis dieses Trainings, das insgesamt 288 Stunden umfasste, legte Arnold ungefähr 11 kg an Muskelmasse zu, kam also bei einem Ausgangsgewicht von 91 kg auf 102 kg. Interessanterweise gelang es Arnold nicht, im Zeitraum von vier Monaten sein früheres Bestgewicht von 108 kg zu erreichen.« [41]

Dass Mentzer die Trainingsweise des erfolgreichsten Bodybuilders aller Zeiten als unterlegen und sein eigenes Konzept als überlegen darstellte, hatte eine nicht ganz unproblematische »Nebenwirkung«. Die Kritik an Schwarzeneggers Trainingsmethoden fiel zwangsläufig auch auf Joe Weider zurück, den Mann hinter den Weider Publikationen und »Trainer of Champions«, wie er sich selbst in seinen Zeitschriften bezeichnete [53]. Man kann nur vermuten, dass dies die Zusammenarbeit zwischen dem HIT-Befürworter Mentzer und seinem Herausgeber nicht einfacher gemacht hat.

Allerdings ist auch die Annahme nicht von der Hand zu weisen, die Kontroverse um Volumentraining oder HIT sei in den Bodybuilding-Magazinen bewusst geführt worden, um die Auflage zu steigern; eine Methode, die auch von anderen Printmedien praktiziert wird. Alle Beteiligten hätten davon profitiert: Der Herausgeber durch einen besseren Absatz seiner Magazine und die Verfechter der einen und der anderen Seite durch die gesteigerte öffentliche Aufmerksamkeit, die ihrer Trainingsphilosophie zuteil wurde. Dem Bekanntheitsgrad Mentzers und seiner Theorien hat die öffentliche Auseinandersetzung jedenfalls nicht geschadet.

Von der Mitte der 1970er Jahre an machte Mentzer dann mit den Resultaten des von ihm propagierten HIT Furore auf der Wettkampfbühne. Er gewann nicht nur den »Mr. America«-Wettkampf 1976 und den »Mr. Universe« 1978, sondern auch eine Reihe weiterer Profi-Wettkämpfe. Nur drei Monate nach dem »Mr. Universe«-Gewinn nahm er an seiner ersten Profi-Meisterschaft teil, dem »Southern Professional Cup« in Florida, den er auf Anhieb gewann. Einige Wochen später wurde er Zweiter beim »Pittsburgh Invitational Cup« und Dritter bei der »Night of the Champions« in New York.

Mit seinen Siegen beim »Mr. America« und »Mr. Universe« hatte Mentzer sich einen Jugendtraum erfüllt: 1965 wurde Mentzer Zeuge der ersten »Mr.

Olympia«-Wahl, bei der sich Larry Scott in überzeugender Weise den ersten seiner beiden »Mr. Olympia«-Titel sicherte. Dem damals 14-jährigen Mike Mentzer gelang es nach dem Wettkampf, eine Absperrung zu überwinden und über eine Feuerleiter in den Bereich hinter der Bühne zu gelangen. Dort sah er die Wettkämpfer aus nächster Nähe und begleitete sie aus der Brooklyn Academy of Music heraus, wo der »Mr. Olympia«-Wettkampf stattgefunden hatte. Als die Gruppe, darunter Mentzer, das Gebäude verließ, wurden sie umringt von begeisterten Fans. Später sagte Mentzer über dieses Erlebnis: »Der ›Mr. Olympia‹ 1965 war für mich eine beinahe religiöse Erfahrung.« [54] In einem Interview sagte er später, an jenem Abend sei er nach Hause gekommen, habe die neueste Ausgabe der Zeitschrift *Muscle Builder* in die Hand genommen und auf die Titelseite folgende Ziele notiert: »Mike Mentzer: ›Mr. America‹ 1972, ›Mr. Universe‹ 1974, ›Mr. Olympia‹ 1976« [54].

Nachdem Mentzer Ende der 1970er Jahre höchst erfolgreich bei mehreren Profi-Wettkämpfen abschnitt, fehlte ihm nur noch einer der drei vorausgesagten Titel, der des »Mr. Olympia«. Und seine Aussichten auf den Gewinn dieses wichtigsten Titels im professionellen Bodybuilding standen ausgezeichnet: Beim »Mr. Olympia« 1979 hatte Mentzer bereits die Gewichtsklasse über 200 Pfund gewonnen und musste sich im Stechen um den Gesamtsieg lediglich Frank Zane, dem Gewinner der Klasse unter 200 Pfund, geschlagen geben.

Obgleich es Mentzer nicht gelang, den Sieg beim »Mr. Olympia« auf Anhieb zu erringen, erregte die Tatsache, dass er bei seiner ersten Teilnahme seine Gewichtsklasse ungefährdet gewinnen und mit dem amtierenden »Mr. Olympia« im Stechen um den Gesamtsieg durchaus mithalten konnte, fast ebenso viel Aufsehen wie seine perfekte Bewertung beim »Mr. Universe« ein Jahr zuvor. Dieser Erfolg motivierte Mentzer derart, dass er gleich nach dem Wettkampf mit der Vorbereitung für das nächste Jahr begann.

Nach einem weiteren Jahr HIT und voller Konzentration auf den »Mr. Olympia«-Wettkampf 1980 gelang es Mentzer, sein Körpergewicht noch einmal von 209 auf 225 Pfund zu steigern und gleichzeitig seine Definition

Tab. 9 Mike Mentzers Wettkampferfolge

Jahr	Verband	Veranstaltung	Platzierung
1971	AAU	Mr. America	10. Medium*
	AAU	Teen Mr. America	2. Medium
1975	IFBB	Mr. America	3. Medium
	NABBA	Mr. USA	2. Medium
1976	IFBB	Mr. America	1.**
	IFBB	Mr. Universe	2. Mittelgewicht***
1977	IFBB	North American Championships	1.
	IFBB	Mr. Universe	2. Schwergewicht****
1978	IFBB	USA vs. the World	2. Schwergewicht
	IFBB	World Amateur Championships	1. Schwergewicht
1979	IFBB	Canada Pro Cup	2.
	IFBB	Florida Pro Invitational	1.
	IFBB	Night of the Champions	3.
	IFBB	Mr. Olympia	1. Schwergewicht
	IFBB	Pittsburgh Pro Invitational	2.
	IFBB	Southern Pro Cup	1.
1980	IFBB	Mr. Olympia	5.

* Platzierung in der Klasse der mittelgroßen Athleten (medium height class)
** Wenn nicht näher bezeichnet, die Platzierung in der Gesamtwertung
*** Platzierung in der Mittelgewichts-Klasse (middle weight class)
**** Platzierung in der Schwergewichts-Klasse (heavy weight class)

derart zu verbessern, dass der Journalist und ehemalige Profi-Bodybuilder Rick Wayne Mentzers Form so beschrieb: »Seine Bauchmuskeln traten unter seiner kalifornischen Bräune hervor wie die Auskerbungen im Brustpanzer eines römischen Centurios...« [55] Laut *Flex*-Redakteur Peter McGough setzte Mentzers damalige Form einen völlig neuen Maßstab für Muskelqualität, was ihn zum Favoriten für die »Mr. Olympia«-Wahl 1980 machte [54]. Mit dieser Einschätzung stand McGough offenbar nicht allein. Rick Wayne berichtet von einem Zusammentreffen zahlreicher Bodybuilder und Insider wenige Monate vorher. In den Gesprächen dort habe sich gezeigt, dass »...nur wenige nicht damit rechneten...«, dass Mentzer in jenem Jahr gewinnen würde [55]. Ebenso beeindruckt von Mentzer war Bill Dobbins, der für *Muscle & Fitness* über den Wettbewerb berichtete. Dobbins schrieb, er habe Mentzer getroffen und dieser sei »...massig wie ein Haus...« gewesen [56]. Mentzers Aufstieg wurde in Fachkreisen überall auf der Welt beachtet, so auch in Deutschland. Die *Sportrevue* hatte Mike Mentzer in ihrer Juni-Ausgabe 1980 auf der Titelseite [57].

Doch Mentzers Popularität war nicht nur in seiner herausragenden körperlichen Form begründet. Seine Begeisterung für das hochintensive Training und seine intellektuellen Fähigkeiten hatten ihm zu enormer Bekanntheit verholfen. Man kann behaupten, dass er auf dem besten Weg war, jene Lücke zu füllen, die nach dem Rücktritt Schwarzeneggers vom aktiven Wettkampfsport 1975 entstanden war. Das folgende Zitat von Peter McGough in der *Flex* verdeutlicht dies: »Anerkannt als der intelligenteste Praktiker dieses Sports hatte er eine riesige und treue Anhängerschaft. Als die 1980er Jahre anbrachen erschien es möglich, dass Mikes Popularität einmal die des großen Arnold Schwarzenegger übertreffen könnte...« [54]

1.6 »Mr. Olympia« 1980 – der Wendepunkt

Der »Mr. Olympia«-Wettkampf 1980 in Sydney, Australien, sollte tatsächlich in die Geschichte eingehen, jedoch aus anderen Gründen, als alle Anwesenden erwartet hatten. Neben dem Favoriten Mike Mentzer wurden auch der dreimalige und amtierende »Mr. Olympia« Frank Zane sowie Tom Platz hoch gehandelt. Auch Boyer Coe, Chris Dickerson, Samir Bannout, Danny Padilla, Roy Callender und Albert Beckles wurden Chancen auf eine gute Platzierung eingeräumt [55].

Die meisten von ihnen trainierten in Venice, Kalifornien. Dort trainierte zu jener Zeit auch Arnold Schwarzenegger – um sich auf die Titelrolle im Film *Conan* vorzubereiten; so sagte er zumindest. Als die »Mr. Olympia«-Wahl in Sydney anstand, machten sich die Wettkämpfer auf den Weg nach Australien. Dass auch Schwarzenegger an Bord des Fluges nach Sydney war, schien völlig unverdächtig. Es hieß, er habe das Angebot angenommen, den Wettkampf für den amerikanischen Fernsehsender CBS zu kommentieren.

Der wahre Grund für Schwarzeneggers Anwesenheit wurde erst klar »...in Sydney in der Umkleidekabine, als Schwarzenegger eine Badehose anzieht und eine Startnummer zieht.« [58]. Der Mann, der die »Mr. Olympia«-Wahl von 1970 bis 1975 gewonnen und von 1976 bis 1979 als Veranstalter ausgerichtet hatte, stand also 1980 erneut als Wettkämpfer auf der Bühne. Obwohl die Statuten der International Federation of Bodybuilders (IFBB) eigentlich vorsahen, dass Wettkampfteilnehmer sich bis spätestens einen Monat vor dem Wettbewerb anmelden müssen, um teilnehmen zu können, änderte man das Reglement kurzer Hand dahingehend, dass ein früherer »Mr. Olympia« jederzeit teilnehmen könne. Damit stand dem Comeback Schwarzeneggers nichts mehr im Wege.

Der Ausgang des Wettkampfs ist bekannt. Arnold Schwarzenegger gewann den »Mr. Olympia« zum siebten Mal. Mike Mentzer wurde von den Kampfrichtern auf den fünften Platz gesetzt. Als das Ergebnis bekannt gegeben wurde, kam es zu tumultartigen Szenen. Einige der Zuschauer buhten so laut und so lange, dass Schwarzenegger seine Dankesrede nach der Siegerehrung nicht beenden konnte [55].

Bereits am Morgen jenes Tages war es fast zu einer handgreiflichen Auseinandersetzung zwischen Mentzer und Schwarzenegger gekommen. Während des sog. Athletes Meeting, bei dem der Ablauf des bevorstehenden Wettkampfs besprochen wird, wurde beantragt, die bis dahin gültige Unterteilung in zwei Gewichtsklassen abzuschaffen und durch eine offene Klasse zu ersetzen, bei der der Punktbeste den Wettkampf gewinnt. Von den 16 Athleten stimmten 15 dafür, lediglich Schwarzenegger stimmte dagegen [54]. »...Ein

Streit entbrannte, in dem Schwarzenegger Mentzers Freund, den Bodybuilder Boyer Coe, als ›kleines Baby‹ bezeichnete und schließlich Mentzer anging: ›Mike Mentzer, wir alle wissen, dass du einen fetten Bauch hast‹! Da ging Mentzer auf Schwarzenegger los, erinnerte sich Coe, stürmte sieben Meter durch den Raum, eine Rauferei brach aus unter den stärksten Männern der Welt.« [58] Nachdem andere Anwesende interveniert hatten, beruhigte sich die Situation wieder. Schwarzenegger zog seinen Einspruch zurück und die Unterteilung in zwei Gewichtsklassen wurde abgeschafft.

Doch die Stimmung während des Wettkampfs blieb gespannt. In seiner *Enzyklopädie des modernen Bodybuildings* führt Schwarzenegger eine Situation aus diesem Wettkampf als Beispiel für »...sanfte psychologische Kriegsführung...« an [59]. Darin beschreibt er eine Situation, in der er Frank Zane während des Posens einen Witz erzählt, woraufhin dieser lachen muss und kurz die für das Posen erforderliche Körperspannung verliert.

Der Ausgang des Wettkampfs rief ausgesprochen kontroverse Bewertungen hervor. Während viele Zuschauer fanden, Schwarzenegger sei zwar deutlich schwächer als bei seinen früheren Siegen gewesen, doch selbst in dieser Form noch wesentlich besser als die anderen Wettkämpfer auf der Bühne und habe daher verdient gewonnen, unterstellten andere eine bewusste oder unbewusste Begünstigung Schwarzeneggers durch einige der Kampfrichter.

George Butler beschreibt die Kontroverse um den Ausgang dieser Meisterschaft in *Pumping Iron* mit den folgenden Worten: »...Es war kein einfacher Sieg. Er verursachte damals und noch Monate danach einen unglaublichen Aufruhr … Er führte zu einer neuen Regelung der internationalen Bewertungsrichtlinien, einem Beinahe-Faustkampf zwischen Arnold und Mike Mentzer … und was am meisten verwirrt: Er führte dazu, dass Arnold, der für den größten Teil der Welt die Verkörperung des Bodybuildings darstellt, vom Publikum in Sydney ausgebuht wurde, das erste Mal in seiner Karriere … Warum die ganze Aufregung, werden Sie vielleicht fragen? Schließlich haben sie gegen Arnold verloren und das ist doch nichts Ungewöhnliches. Nun, zum einen deshalb, weil außer den Kampfrichtern, Franco Columbo und Arnold

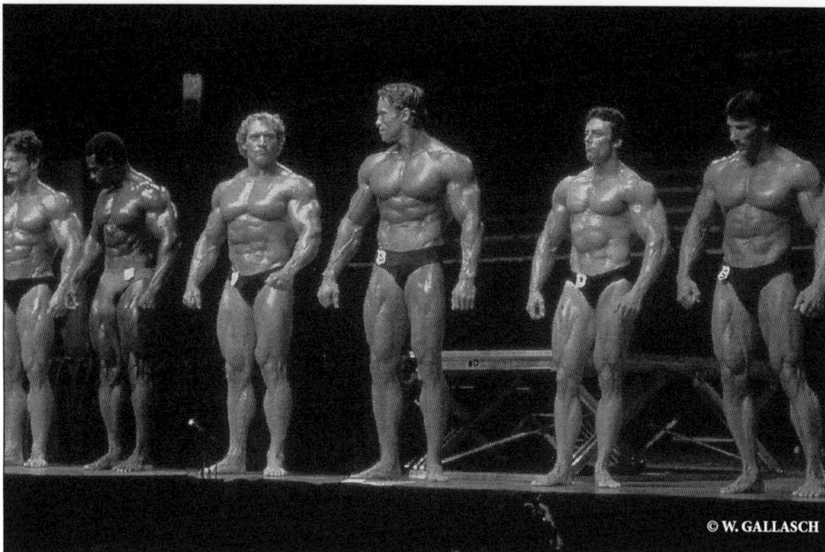

Abb. 22 Ein Ausschnitt aus dem Line-Up beim »Mr. Olympia« 1980 in Sydney zeigt eine Phalanx starker Athleten (von links nach rechts): Mike Mentzer, Roy Callendar, Roger Walker, Arnold Schwarzenegger, Roy Duval und Boyer Coe.

selbst nur sehr wenige Leute fanden, daß Arnold in ausreichend guter Form war, um zu gewinnen.« [3].

Dass das Duell Schwarzenegger gegen Mentzer auch als Wettstreit der beiden Trainingssysteme Volumentraining und HIT gesehen wurde, zeigen die nachfolgenden Äußerungen. In seinem Buch *Muscle Wars* zitiert Rick Wayne, was ihm ein Kollege vor dem »Mr. Olympia« 1980 anvertraute: »Arnold sieht Mentzer als einen Emporkömmling, eine Person, die durch eine formidable Körperentwicklung und einen überragenden Intellekt plötzlich Bedeutung und Wohlstand im Sport erlangt hat. Arnold sieht Mentzer als eine Bedrohung für seine erhabene Position ... Die Bedrohung könnte sehr real werden, da Mentzer in seinen Seminaren oft auf die Unzulänglichkeiten

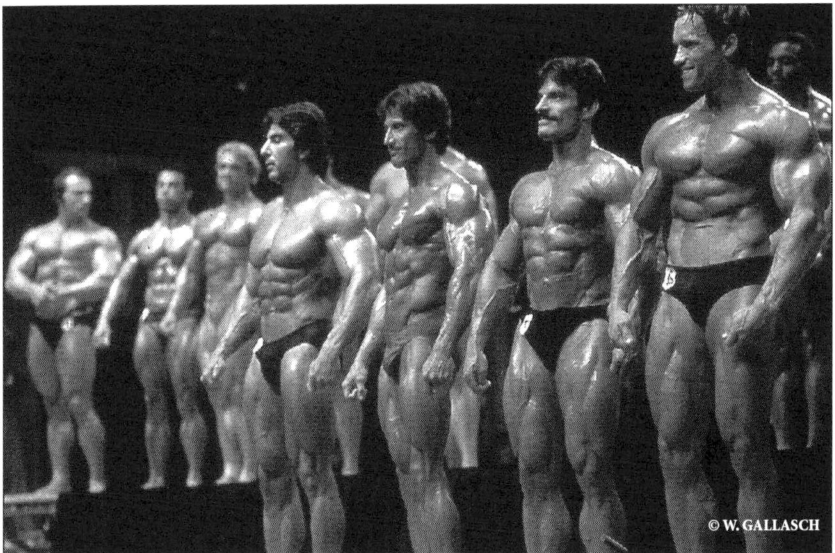

Abb. 23 »Mr. Olympia« in Sydney 1980; angetreten zum Vergleich (von rechts): Arnold Schwarzenegger, Mike Mentzer, Frank Zane, Dennis Tinnerino. Im Hintergrund Tom Platz, Chris Dickerson und Casey Viator.

in genau den Trainingsmethoden hinwies, die Arnold an die Spitze katapultiert hatten.« [55] In der US-Zeitschrift *Muscle & Fitness* vom Februar 1981 konnte man in einem Wettkampfbericht über die Wahl zum »Mr. Olympia« 1980 lesen: »Der amtierende ›Mr. Olympia‹ Frank Zane fragte Arnold, warum er ins Wettkampfgeschehen zurück gekommen war und er antwortete ›um Mentzer und Boyer Coe eine Lektion zu erteilen; um ihnen zu zeigen, dass sie nicht damit davon kommen, mich und meine Trainingsmethoden zu kritisieren‹...« [60].

Die Ergebnisse der »Mr. Olympia«-Wahl von 1980 werden selbst heute noch leidenschaftlich diskutiert. Zahlreiche Beobachter waren der Ansicht, Mentzer hätte gewinnen müssen. Es gab aber auch Stimmen, die anderer

Tab. 10 Die Platzierungen beim »Mr. Olympia« 1980

1. Arnold Schwarzenegger	9. Tom Platz
2. Chris Dickerson	10. Danny Padilla
3. Frank Zane	11. Ed Corney
4. Boyer Coe	12. Tony Emmott
5. Mike Mentzer	13. Roy Duval
6. Roger Walker	14. Casey Viator
7. Roy Callendar	15. Samir Bannout
8. Dennis Tinnerino	16. Ken Waller

Auffassung waren und Schwarzenegger für den verdienten Sieger hielten. Wieder andere forderten eine höhere Platzierung für Zane, Dickerson oder einen anderen der Wettkämpfer. Es war ohne Frage der umstrittenste »Mr. Olympia«-Wettkampf, den es bis dahin gegeben hatte. Neben Mentzer hatten sich natürlich auch andere Athleten eine realistische Chance auf den Sieg ausgerechnet. Der Newcomer Tom Platz schockierte alle Anwesenden mit seiner unglaublichen Beinentwicklung, Boyer Coe brachte seine Bestform, ebenso wie Chris Dickerson, der dann 1982 den »Mr. Olympia« gewann. Casey Viator erschien massig, wie gewohnt. Selbst der amtierende »Mr. Olympia« Frank Zane, der die »Mr. Olympia-Wahl« seit 1977 dominiert hatte, setzte neue Maßstäbe in Bezug auf Symmetrie und Definition.

Sie alle wurden von Arnold Schwarzenegger geschlagen, der seit zehn Jahren keinen Wettkampf mehr verloren hatte, mehr »Mr. Olympias« gewonnen hatte als irgendjemand zuvor und 1975 zurückgetreten war, weil – wie er sagte – es »zu leicht« für ihn wurde, Wettkämpfe zu gewinnen. Auch wenn Schwarzenegger selbst einräumte, beim »Mr. Olympia« von 1980 nicht die Form seiner früheren souveränen Siege gehabt zu haben, so gelang es ihm wohl auch aufgrund seiner vielen Wettkampferfolge und seines Charismas, sich selbst in nicht optimaler Form auf der Bühne als der sichere Sieger zu präsentieren. Augenzeugen von Schwarzeneggers Auftritt in Sydney berichteten, ihnen sei erst später beim Betrachten der Wettkampf-Photos bewusst geworden, wie knapp der Ausgang des Wettkampfs war.

Es wird sich nie abschließend klären lassen, wie der Ausgang dieses denkwürdigen Wettkampfs zu bewerten ist. Bei Sportarten, bei denen die Leistungen der Athleten durch die Eindrücke der Kampfrichter eingestuft werden, ist eine völlig objektive Bewertung ohnehin nicht möglich, da die Einstufung anhand von Bewertungskriterien wie »Symmetrie«, »Muskeldefinition« etc. zwangsläufig an die subjektive Wahrnehmung der beurteilenden Personen gebunden ist.

Mentzer sah seine Niederlage beim »Mr. Olympia« 1980 keinesfalls als Zufall an, sondern war davon überzeugt, dass seine Kritik an den vorherrschenden Trainingsmethoden ihn zur Zielscheibe einer Intrige gemacht habe. Laut *Pumping Iron* soll er unmittelbar nach der Bekanntgabe des Ergebnisses gesagt haben: »Ich sage Ihnen, irgend jemand da draußen wollte mich ein für allemal fertigmachen...« [3]

Der denkwürdige Wettkampf hatte noch weitere Folgen: Mehrere der Teilnehmer kündigten ihren Rückzug aus dem Wettkampf-Bodybuilding an, machten schließlich aber dennoch weiter. Für zwei Teilnehmer war es aber tatsächlich der letzte Wettkampf, den sie je bestritten: Arnold Schwarzenegger und Mike Mentzer. Schwarzenegger trat nach seinem Sieg endgültig vom aktiven Wettkampfsport zurück, veranstaltete aber weiterhin Wettkämpfe (mehrere »Mr. Olympia«-Wahlen sowie seit 1989 regelmäßig die »Arnold-Classic«). Sein weiterer Werdegang zum Filmstar und Politiker ist hinreichend bekannt.

Für Mike Mentzer hingegen stellte die Niederlage von Sydney einen Rückschlag dar, den er nie vollständig überwinden konnte. Als einer der gefragtesten Bodybuilder dieser Zeit gab er damals zahlreiche Seminare, in denen er über HIT und ausgewogene Ernährung referierte. Nach der Niederlage gegen Schwarzenegger klagte er in seinen Vorträgen immer wieder darüber, wie sehr ihn das Bodybuilding-Establishment hintergangen habe. Um seinen Standpunkt zu untermauern, zeigte er Dia-Vorführungen mit Bildern des Wettkampfs und wies immer wieder darauf hin, dass nicht nur der Veranstalter der »Mr. Olympia«-Wahl 1980, sondern auch fünf der neun Kampfrichter enge Freunde Schwarzeneggers gewesen seien.

Das Ergebnis des Wettkampfs sei definitiv abgesprochen gewesen. Als vermeintlichen Beleg für seine Einschätzung nannte er die Tatsache, dass der Fernsehsender CBS eine Filmcrew um die halbe Welt geschickt, den dort verfassten Bericht aber nie ausgestrahlt habe. Diese Vorwürfe wiederholte Mentzer auch später in einem Interview [61]. Sein Lamentieren über den vermeintlichen Betrug des Bodybuilding-Establishments an ihm führte dazu, dass er die Weider Publications verließ und 1982 praktisch ohne Einkommen dastand [54]. Drogenprobleme verschlimmerten seine Situation; mehrere Aufenthalte in psychiatrischen Kliniken folgten.

Die Lebenswege der beiden Männer, die 1980 noch nebeneinander auf der Wettkampfbühne standen, jeder überzeugt, dem anderen Paroli bieten zu können, entwickelten sich in den Jahren nach dem Wettkampf in einer Weise, wie sie unterschiedlicher nicht hätten sein können. Der Eine von ihnen stieg auf zum bestbezahlten Schauspieler Hollywoods und Gouverneur von Kalifornien, während der Andere mit persönlichen Problemen kämpfte und aus der Wahrnehmung der Öffentlichkeit völlig verschwunden war. Für die Frage nach der besten Trainingsmethode im Bodybuilding waren diese unterschiedlichen Entwicklungen prägend.

Die Frage, ob das HIT genauso wirkungsvoll sein konnte wie das Volumentraining oder sogar besser, wurde von ihren maßgeblichen Vertretern geprägt. Das persönliche Scheitern Mentzers wurde daher auch als ein Scheitern des HIT-Systems interpretiert. Als Mentzer nach seiner Niederlage nicht mehr für die Fachzeitschriften schrieb, war das HIT schnell aus der öffentlichen Wahrnehmung verschwunden. Hinzu kam, dass Arthur Jones das Interesse am Bodybuilding verloren und seine Firma Nautilus verkauft hatte, um sich ganz dem gesundheitsorientierten Muskeltraining zu widmen. Schwarzenegger und das Volumentraining hingegen erlangten einen weltweiten Bekanntheitsgrad.

Schwarzenegger dokumentierte seine Muskelentwicklung, die er durch hochvolumiges Training erzielte, in mehreren Büchern, dem Film *Pumping Iron*, sowie seinen zahlreichen Hollywood-Filmen. Allein sein Buch *Arnold, Education of a Bodybuilder* hielt sich 1983 mehrere Monate auf der Bestsellerliste der *New York Times*. Auch darin beschreibt und empfiehlt er sein Volumentraining. Daher wurde die Trainingsmethodik des Bodybuildings in den folgenden Jahren praktisch gleichgesetzt mit dem Volumentraining. Da das HIT zu jener Zeit keine nennenswerte Verbreitung mehr hatte, wurde es auch in der einschlägigen Literatur nicht mehr oder nur am Rande erwähnt [62-64].

Dass beim Vergleich der beiden unterschiedlichen Trainingsmethoden HIT und Volumentraining häufig auf den Erfolg des prominentesten Vertreters der jeweiligen Methode verwiesen wurde, hatte Mentzer stets kritisiert. Er führte mehrfach aus, dass das hochvolumige Training zwar für den Erfolg Schwarzeneggers verantwortlich war, aber ebenso für den Misserfolg von Millionen anderer Athleten, die mit dieser Methode keine zufriedenstellenden Erfolge erzielten. Allerdings darf nicht vergessen werden, dass es Mentzer selbst gewesen ist, der zu diesem Vergleich eingeladen hatte, da er – wie zuvor bereits erwähnt – mehrfach die Resultate des Colorado-Experiments mit denen von Schwarzeneggers Vorbereitung auf den »Mr. Olympia« 1975 verglichen und das HIT als dem hochvolumigen Training überlegen bezeichnet hatte. Schwarzenegger hatte diese Kritik offensichtlich nicht gefallen und, wie schon erwähnt, gibt es Anhaltspunkte dafür, dass dies einer der Gründe für sein überraschendes Comeback 1980 gewesen sein könnte.

Während man die Frage nach der »richtigen« Trainingsmethodik vielleicht als intellektuelle Debatte oder gar als eine Frage der Eitelkeit abtun könnte, gefährdete ein anderer Aspekt der Auseinandersetzung ein Millionengeschäft: Wie Arthur Jones bereits Jahre zuvor argumentiert hatte, vertrat auch Mentzer die Auffassung, die vorherrschende Maxime »je mehr, desto besser«, sei nicht nur falsch in Bezug auf das Trainingsvolumen, sondern auch, was die Ernährung betrifft.

Mentzer rechnete vor, dass selbst ein Muskelzuwachs von mehreren Kilogramm pro Jahr nur einer Gewichtszunahme von wenigen Gramm pro Tag entspricht. So seien dafür nur wenige zusätzliche Kilokalorien pro Tag nötig: »Nehmen wir einmal den hypothetischen Fall an, Sie haben die erforderliche genetische Voraussetzung, trainieren während des nächsten Jahres auf die richtige Art und Weise und nehmen demzufolge 5 kg an Muskelmasse zu. Dies entspricht dann einem Muskelzuwachs von ca. 14 g pro Tag. Wieviel Nahrung Sie genau benötigen würden, damit von der Ernährungsseite her eine solche Zunahme möglich ist, ist ganz einfach zu berechnen. Da ein halbes Kilogramm Muskelgewebe ungefähr 600 Kalorien entspricht, müssen Sie, wenn Sie 5 kg an Muskeln zulegen, demnach 600 mal 10 oder 6.000 Kalorien im Jahr über Ihren normalen Kalorienverbrauch hinaus zu sich nehmen. Richtig, 6.000 Extrakalorien im Jahr. Nicht etwa täglich, wöchentlich oder monatlich, wie viele dubiose Verkäufer Ihnen einreden möchten, sondern wirklich nur 6.000 Extrakalorien jährlich!« [41].

Mentzer betonte immer wieder, dass bei einer ausgewogenen Ernährung keinerlei Zusatznahrung erforderlich sei und dass er selbst bei der Vorbereitung auf seine internationalen Wettkämpfe im Wesentlichen auf eine ausgewogene Ernährung gesetzt habe. Während fast alle anderen erfolgreichen Bodybuilder für Nahrungskonzentrate warben oder bei deren Herstellern unter Vertrag standen, zweifelte Mentzer als damaliger »Shooting Star« diese Praxis offen an. Das war eine nicht zu unterschätzende Bedrohung für einen bestimmten Teil der Fitness-Branche.

Man kann sich leicht vorstellen, wie wenig förderlich solche Aussagen für den Absatz von teuren Nahrungskonzentraten waren, die damals wie heute in den einschlägigen Zeitschriften massiv beworben wurden. Dass es also ein berechtigtes kommerzielles Interesse daran gegeben haben könnte, Mentzers Ansichten und Trainingsmethoden als Außenseiterposition darzustellen, ist nicht von der Hand zu weisen.

Neben Training und Ernährung gab es noch einen weiteren Punkt, mit dem er aneckte: Obwohl Mentzer selbst niemals bestritt, in seiner aktiven Zeit Anabolika genommen zu haben, sprach er sich mehrfach gegen die Dopingpraxis im modernen Bodybuilding aus. Im Gegensatz zum HIT sei das Volumentraining vielfach nur deshalb erfolgreich, weil die Regenerationsfähigkeit des Körpers durch die Einnahme von Anabolika und anderen Dopingsubstanzen auf unnatürliche und gesundheitsschädigende Weise erhöht werde.

Bereits 1979, also zu einer Zeit, als die Anwendung von Anabolika im Bodybuilding von den Beteiligten noch kategorisch tabuisiert bzw. geleugnet wurde, schrieb Mentzer in der amerikanischen Erstausgabe seines Buches *Heavy Duty Journal* ganz offen darüber, dass er während der Wettkampf-Vorbereitung anabole Steroide verwendete. Während in den Bodybuilding-Magazinen das Bild vermittelt wurde, die Muskelentwicklung der Champions sei nur durch stundenlanges tägliches Training und große Mengen teurer Nahrungskonzentrate zu erreichen, stand da plötzlich jemand, der nicht weniger muskulös war, aber nur dreimal pro Woche trainierte, die Bedeutung ausgewogener und gesunder Ernährung betonte, Nahrungskonzentrate weitgehend für überflüssig hielt und dann auch noch offen aussprach, dass Anabolika im Bodybuilding weit verbreitet waren.

Obwohl zahlreiche Kritiker ihm vorwarfen, aufgrund seines eigenen Anabolika- und Drogenkonsums sei er unglaubwürdig als Verfechter des natürlichen Bodybuildings, sprach sich Mentzer später, in den 1990er Jahren, in zahllosen Aufsätzen strikt gegen die Einnahme von Anabolika und anderer Drogen aus. Seine eigenen Erfahrungen bezeichnete er dabei als warnendes Beispiel. Auf die Frage des Journalisten Peter McGough, ob er in der *Flex* über Mentzers Drogenentzug und die damit verbundenen Aufenthalte in psychiatrischen Krankenhäusern schreiben dürfe, stimmte Mentzer laut McGough sofort zu. Er begründete dies damit, die Wahrheit habe stets Vorrang gegenüber persönlichen, moralischen oder anderen Motiven [54].

Eine abschließende Bewertung der Ereignisse von Sydney bleibt schwierig: Auch wenn einige von Mentzers Ideen und Aussagen zu Recht als radikale

Kritik am Bodybuilding-«Establishment« verstanden werden können, so war die Kontroverse in Wahrheit weniger dramatisch als manchmal angenommen. Es ist durchaus zutreffend, dass Mentzers Kritik auch vor wichtigen Personen der Kraftsportszene nicht halt machte. Wenn er Kritik für berechtigt hielt, insbesondere in Bezug auf Trainingsmethodik, Anabolika oder die Frage der Notwendigkeit von Nahrungskonzentraten, äußerte er sie unverblümt auch gegenüber seinem langjährigen Arbeitgeber Joe Weider. Das wird für manche Mißstimmung gesorgt haben; trotzdem war es Joe Weider, der Mentzer nach dessen Klinikaufenthalten eine neue Chance gab und ihm anbot, wieder als Autor für seine Zeitschriften tätig zu werden.

Auch der Konflikt mit Arnold Schwarzenegger endete versöhnlich. Trotz aller Rivalität bezeichnete Mentzer Arnold Schwarzenegger stets als den größten Bodybuilder aller Zeiten [54]. Als Schwarzenegger Anfang 2001 erfuhr, dass es Mentzer gesundheitlich nicht gut ging, erkundigte er sich bei ihm nach seinem Befinden und bot Hilfe an. Die beiden Rivalen von einst versöhnten sich in einem ausführlichen Gespräch. »Sie sprachen zum ersten Mal seit jenem Moment in der Umkleidekabine von Sydney. Mentzer war tagelang bewegt von Schwarzeneggers Geste, berichten seine Freunde...« [58].

1.7 Das Comeback des HIT

Seit dem Anfang der 1990er Jahre erlebte das HIT ein fulminantes Comeback. Und das gleich auf mehreren Ebenen. Dafür gab es eine Reihe von Gründen:

- Das leistungssportliche Bodybuilding wurde dominiert von Dorian Yates, einem Athleten, der von Anfang an nach der HIT-Methode von Arthur Jones trainiert hatte und Mike Mentzer als sein sportliches Vorbild bezeichnete.
- Mike Mentzer wurde zu einem gefragten Personal Trainer im berühmten Gold's Gym.
- Das Interesse am HIT wurde befeuert durch die Popularität des Buchs *Super Squats* von Dr. Randall Strossen (auf deutsch erschienen als

Super Kniebeugen im Novagenics-Verlag, Arnsberg), in dem ein intensives Training nach der Rest-Pause-Methode empfohlen wird.
- Arthur Jones brachte nach jahrelanger Forschung und Entwicklung die MedX-Geräte auf den Markt, die speziell für ein gesundheitsorientiertes HIT konzipiert wurden.
- Immer mehr Athleten suchten nach einer zeiteffizienten Trainingsmethode und fanden sie im HIT. Dass mehrstündiges tägliches Training nicht erforderlich ist, wurde zunehmend durch trainingswissenschaftliche Studien belegt und durch die praktischen Erfahrungen zahlreicher Sportler bestätigt.
- Es kam zu einer Rückbesinnung auf die Anfänge des Bodybuildings, bei dem die Gesundheit im Vordergrund steht und gefährliche Methoden und Mittel, insbesondere Doping, abgelehnt werden. Das sog. Natural Bodybuilding wurde zunehmend populärer.
- Nachdem er 15 Jahre lang zusammen mit seinem Vater bei der Firma Nautilus gearbeitet hat, bringt Arthurs Sohn, Gary Jones, unter dem Namen »Hammer Strength« eine Reihe von Trainingsgeräten heraus, die sich an den alten Nautilusgeräten orientieren und ein geführtes, hochintensives Training mit Hantelscheiben als Gewicht (»plate-loaded«) ermöglichen.
- Kieser Training wird immer verbreiteter, die Zahl der Studios steigt auf weit über hundert, die Zahl der Mitglieder auf über 250.000.

Viele dieser Veränderungen zeigen sich exemplarisch in der Biographie von Mike Mentzer. Anfang der 1990er Jahre hatte er seine persönlichen Probleme überwunden, eine erfolgreiche Entziehungskur hinter sich und nahm einen zweiten Anlauf, endlich das HIT als die in seinen Augen einzig wahre Trainingsmethode erfolgreichen Bodybuildings zu etablieren. Diesmal versuchte er sich jedoch nicht selbst als Wettkämpfer. Ein angestrebtes Comeback im Leistungssport [65] gab Mentzer nach wenigen Wochen wieder auf, weil er keine Möglichkeit sah, ohne die Verwendung von Anabolika, die er inzwischen strikt ablehnte, auf höchstem Niveau mithalten zu können, wie *Ironman*-Autor Jerry Brainum berichtete [58]. Außerdem hatte sich Mentzer bei einem Sturz eine schwere Schulterverletzung zugezogen, bei der ein Nerv durchtrennt wurde, was zu einem Muskelschwund im Oberkörper und starken Bewegungseinschränkungen führte. Aus diesem Grund konnte Mentzer selbst nur noch sehr eingeschränkt trainieren; die meisten Oberkörperübungen konnte er nicht mehr ausführen. Stattdessen arbeitete er nun als Personal Trainer im Gold's Gym in Venice, Kalifornien. Er trainierte zahlreiche Bodybuilder, die z.T. extra dafür von weit her in das Gold's Gym »pilgerten« und er betreute Athleten weltweit durch regelmäßige Telefonate.

Mentzer schrieb nun wieder regelmäßig für Joe Weiders *Flex*, sah sich dort jedoch erneut mit dem Dilemma konfrontiert, dass er seine Ansichten zu Steroid-Missbrauch und übermäßigem Training dort nicht in aller Deutlichkeit aussprechen konnte: »Die Steigerung der Dauer und der Häufigkeit ihres Trainings geht Hand in Hand mit dem Gebrauch von Steroiden, mit deren Hilfe man den Verlust von Muskelmasse, den das traditionelle Volumentraining der vielen Sätze nach sich zieht, verhindern oder zumindest verringern kann...« [41].

In der Neuauflage seines Klassikers *Heavy Duty* aus dem Jahr 1993, aus dem das letzte Zitat stammt, sprach er das Dopingproblem offen an, ebenso wie die Tatsache, dass er die Verwendung von Nahrungskonzentraten für nicht notwendig hielt. Diese Dinge deutete er dagegen in der *Flex* nur an, z.B. in seinen Aufsätzen »More Is Not Better« (»Mehr ist nicht besser«), »Overtraining And Overeating« (»Übertraining und Überessen«), »Realistic Expectations« (»Realistische Erwartungen«) [66-68].

1.7.1 Dorian Yates dominiert das Profi-Bodybuilding

Das Interesse am HIT erhielt einen weiteren enormen Schub, indem etwa zeitgleich mit Mentzers Comeback als Autor und Trainer ein Bodybuilder in der Wettkampfszene auftauchte, dessen Muskelentwicklung die Fachwelt in

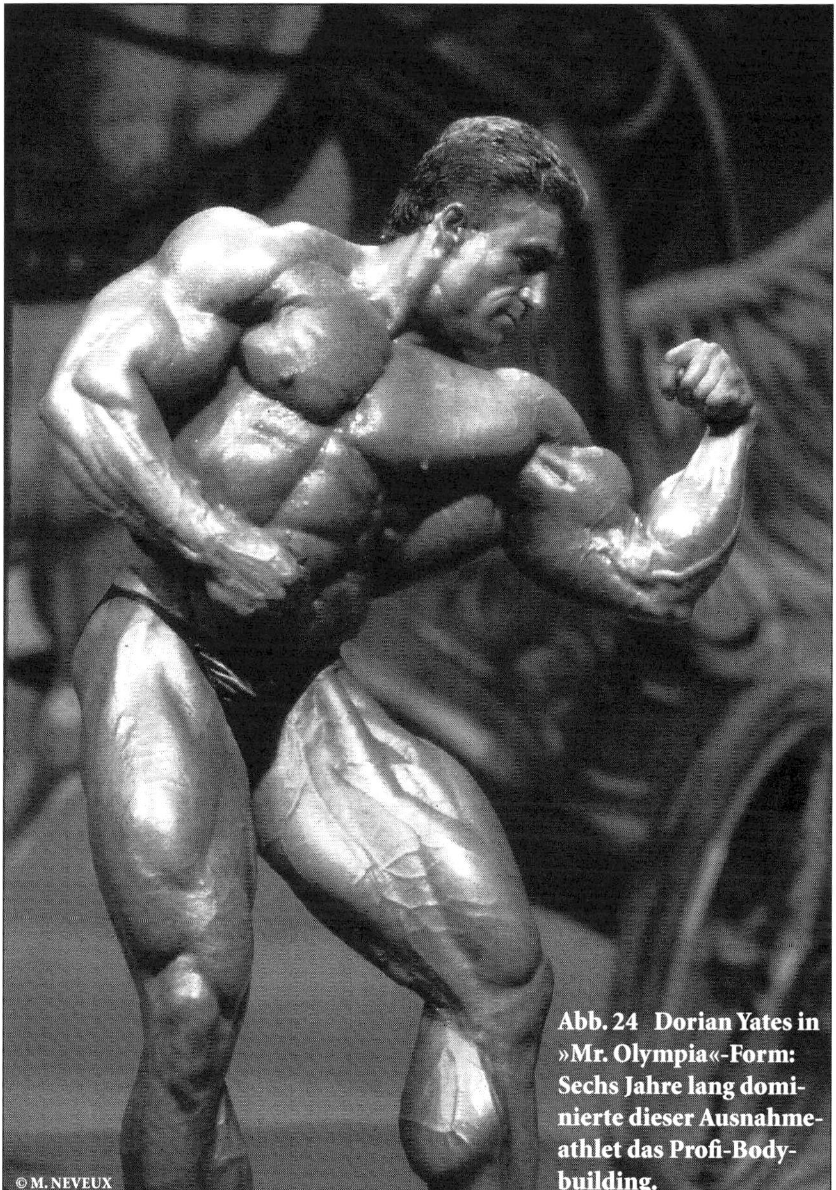

Abb. 24 Dorian Yates in »Mr. Olympia«-Form: Sechs Jahre lang dominierte dieser Ausnahmeathlet das Profi-Bodybuilding.

Erstaunen versetzte und der das HIT als Grundlage seines Erfolges bezeichnete: Der Engländer Dorian Yates.

Yates hatte erst mit 23 Jahren zu trainieren begonnen. Mit 25 bestritt er bereits seinen ersten Wettkampf – und gewann. Dies geschah in so überzeugender Weise, dass er nur wenige Wochen später für die britische Mannschaft nominiert wurde, die 1985 in London bei den »World Games« antreten sollte. Bei diesem bedeutenden Wettbewerb (die »World Games« werden gern als die »Olympischen Spiele« der nicht-olympischen Sportarten bezeichnet) belegte er den siebten Platz im Schwergewicht; der Holländer Berry DeMey gewann. Nach nur zwei Jahren HIT hatte Yates also im Schwergewicht acht Athleten hinter sich gelassen, die z.T. bereits mehr als zehnmal so lange trainiert hatten wie er. Nach nur zwei Jahren, in denen er dreimal, maximal viermal pro Woche trainiert hatte, war er unter den besten Amateur-Bodybuildern der Welt angekommen. Ein Jahr später gewann er die Schwergewichtsklasse bei den Britischen Meisterschaften.

Diesen Erfolg wiederholte Yates dann 1988 noch einmal und wurde zudem Gesamtsieger der Meisterschaft, woraufhin er seine Profi-Lizenz erhielt. 1990, also nur sieben Jahre nachdem er zum ersten Mal eine Hantel in der Hand gehalten hatte, belegte er bei der »Night of the Champions« in New York einen sensationellen zweiten Platz, um die Meisterschaft ein Jahr später schließlich in überzeugender Weise zu gewinnen. Nach einem zweiten Platz beim »Mr. Olympia« 1991 gewann er die »Mr. Olympia«-Wahl 1992. Neun Jahre, nachdem er zum ersten Mal ein Studio betreten hatte, stand er an der Spitze des Wettkampf-Bodybuildings. Die Veranstaltung, in der Yates zum »Mr. Olympia« gekrönt wurde, war erst sein zehnter Wettkampf überhaupt. Dorian Yates dominierte die »Mr. Olympia«-Wahlen von 1992 bis 1997 und trat anschließend ungeschlagen vom Wettkampfsport zurück.

In seinem Buch *Blood and Guts*, das er mit dem Journalisten Bob Wolff zusammen veröffentlichte, beschreibt Yates bereits auf den ersten Seiten, dass sein Training von Anfang an auf dem aufbaute, was er von Mentzer und Jones über das HIT gelesen hatte, da es ihm logisch und einleuchtend erschien [69].

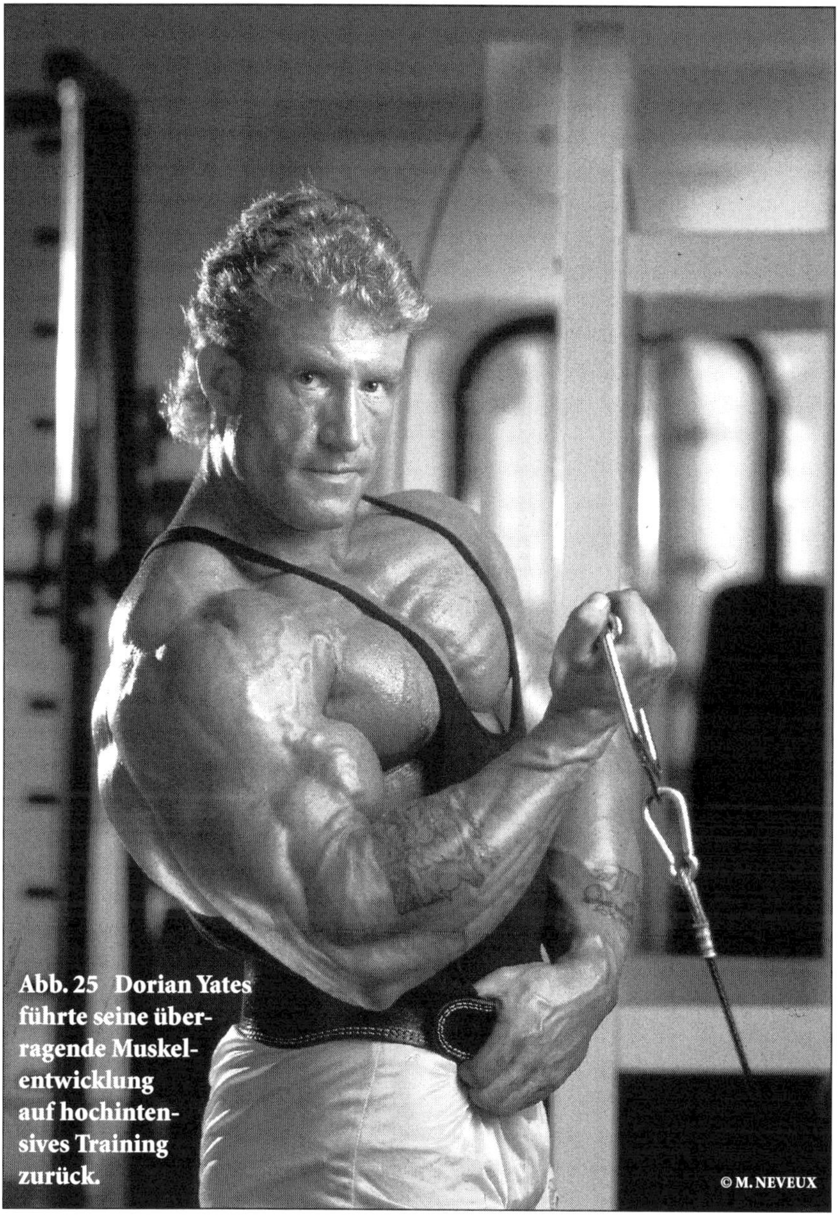

Abb. 25 Dorian Yates führte seine überragende Muskelentwicklung auf hochintensives Training zurück.

Im Gegensatz zu Mentzer und vielen anderen trainierte Yates also von Anfang an nach den Prinzipien des HIT.

In *Blood and Guts* beschreibt Dorian Yates, wie er seine Trainingsprogramme im Laufe der Zeit verändert hat, um sie den jeweils neuen Anforderungen anzupassen. Pro Muskelgruppe absolvierte er dabei je nach Größe maximal fünf bis zehn Sätze. Die Gewichte wurden so gewählt, dass nach sechs bis acht, maximal zehn Wiederholungen das Muskelversagen erreicht wurde [69].

Nach dem sensationellen zweiten Platz bei seiner ersten Profi-Meisterschaft erschien in der amerikanischen Ausgabe der *Flex* ein ausführlicher Artikel über das Trainingsprogramm, mit dem Yates sich ein Jahr lang auf diese Meisterschaft vorbereitet hatte. In diesem Artikel bezeichnet der Autor Don Ross Yates als einen »neuen Mentzer« [70]. Mit diesem Trainingsprogramm bereitete Yates sich dann auch auf seine erste Teilnahme beim »Mr. Olympia« vor [71]. Dass er nicht einen, sondern zwei hochintensive Sätze pro Übung ausführte, begründete Yates zu jenem Zeitpunkt damit, dass er nicht in jedem Satz die maximale Intensität aufbringe, nur hin und wieder Intensitätstechniken anwende und daher noch einen zweiten Satz benötige, um die Zielmuskulatur maximal zu belasten [69].

In den ersten Jahren seines Trainings hatte Dorian Yates noch jeweils zwei Sätze pro Übung ausgeführt. Während der Vorbereitung auf die »Mr. Olympia«-Wahl 1992 entschied er sich dafür, nur noch einen Satz pro Übung zu absolvieren und dabei über den Punkt des Muskelversagens hinaus zu trainieren. Dabei dürfte eine Rolle gespielt haben, dass er während eines längeren Aufenthaltes in Venice, Kalifornien, für einige Wochen unter der Anleitung von Mike Mentzer trainierte [72].

Den Wechsel von seinem Training mit jeweils zwei Sätzen zu nur noch einem hochintensiven Satz pro Übung erläuterte Yates später so: »Um die Intensität zu erhöhen, bediente ich mich verschiedener Intensitätstechniken wie Intensivwiederholungen, Reduktionssätze und Rest-Pause-Sätze. Diese Techniken wandte ich jedoch jeweils nur für den letzten Satz bei speziellen

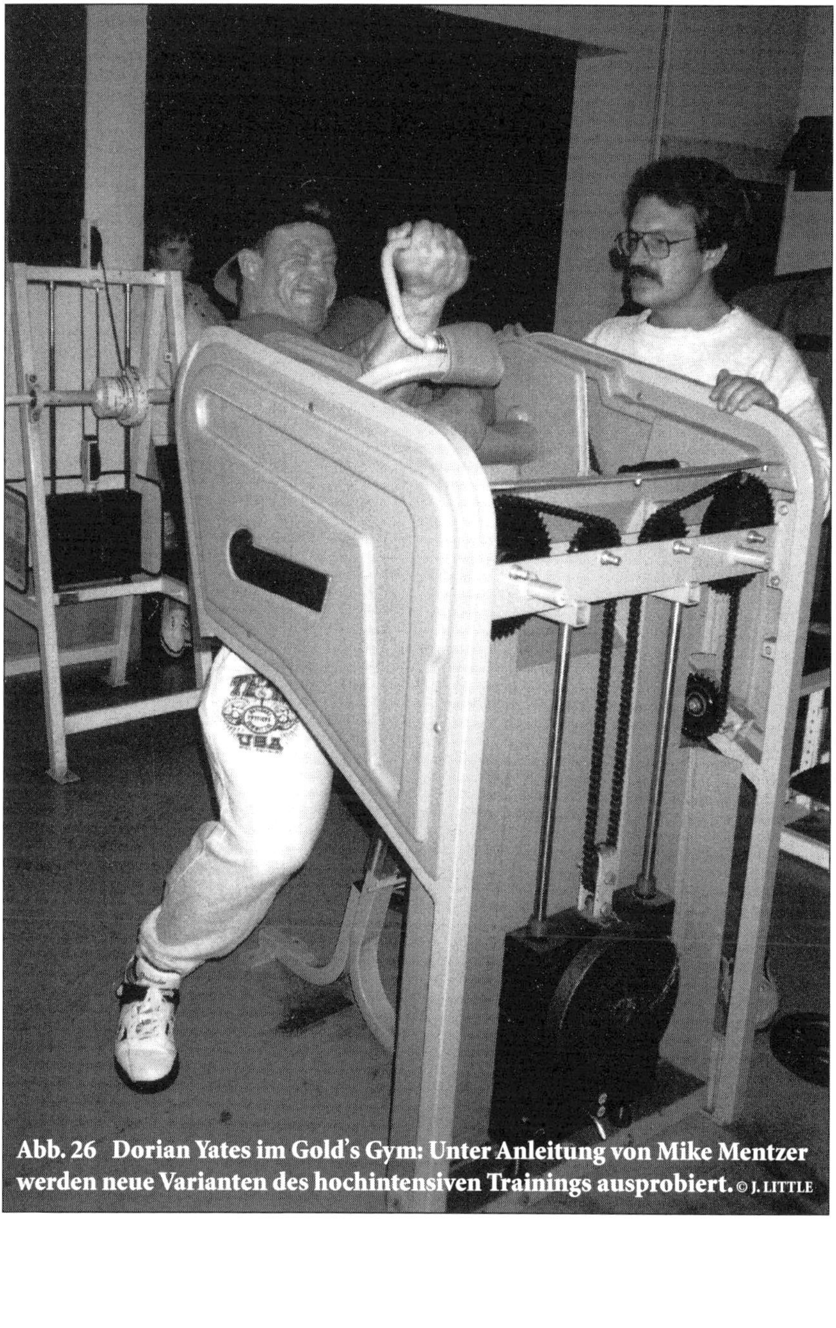

Abb. 26 Dorian Yates im Gold's Gym: Unter Anleitung von Mike Mentzer werden neue Varianten des hochintensiven Trainings ausprobiert. © J. LITTLE

Tab. 11 Dorian Yates' Empfehlungen für ein effektives Training

Alle Übungen sollten absolut sauber absolviert werden; Abfälschen sollte als Intensitätstechnik nicht eingesetzt werden.

Bei allen Übungen muss stets auf die anatomisch sinnvollste Griffhaltung geachtet werden. Bei allen Zugübungen für den Rücken sollte ein enger, supinierter Griff, also ein Untergriff, verwendet werden. Während Mike Mentzer das bereits für Übungen wie Klimmzüge und Latziehen empfohlen hatte, nutzte Dorian Yates diese Grifftechnik auch für vorgebeugtes Langhantelrudern und sogar für das Rudern an Maschinen.

Manche empfehlen eine explosive Bewegungsausführung für maximalen Muskelzuwachs, andere halten eine langsame bis sehr langsame Bewegungsausführung für besser. Dorian Yates praktizierte einen ungewöhnlichen Zwischenweg, indem er das Gewicht zwar langsam und kontrolliert absenkte, es aber schnell und explosiv in die Höhe wuchtete.

Jedem hochintensiven Trainingssatz sollten mindestens ein bis zwei Aufwärmsätze vorangehen, um die betreffende Muskulatur auf die Belastung vorzubereiten. Hiervon kann man absehen, wenn in der betreffenden Trainingseinheit zuvor bereits andere Übungen für dieselbe Muskelgruppe ausgeführt wurden.

Im Gegensatz zu Mike Mentzer, der aerobes Training nur für die Wettkampfvorbereitung empfahl (um den Körperfettanteil zu reduzieren), absolvierte Dorian Yates auch in der wettkampffreien Zeit mindestens drei aerobe Trainingseinheiten pro Woche.

Grundübungen an. An diese Methode hielt ich mich bis zu meinem ersten ›Mr. Olympia‹-Sieg 1992. Danach galt es, die Trainingsintensität weiter zu erhöhen. Meine Theorie war, dass ich gelernt hatte, mich 100 % auf einen Satz zu konzentrieren, weshalb ich nur einen Trainingssatz benötigte, um die Muskulatur optimal zu stimulieren und danach genügend Reserven zur Erholung zu haben. Bereits zu den Zeiten, als ich zwei Sätze pro Muskelgruppe machte, hatte ich den Eindruck, dass ich vielleicht ein bisschen Energie beim ersten Satz zurückhielt. Nachdem ich nur noch einen Satz machte, wusste ich, dass ich alle Energie in diesen Satz stecken musste...« [73].

Die im o.g. Zitat sowie die in seinem Buch beschriebenen Intensitätstechniken empfahl Yates als weitere Methoden des hochintensiven Trainings, wie z.B. Intensivwiederholungen mit Partnerhilfe. Nachdem Yates die maximal mögliche Wiederholungszahl mit seinem Trainingsgewicht absolviert hatte, ließ er sich von einem Trainingspartner gerade soviel helfen, dass er noch einige weitere Wiederholungen schaffte. Er setzte auch Reduktionssätze ein. Bei dieser auch als »stripped set« bezeichneten Methode [74-76] wird nach Eintreten des Muskelversagens das Gewicht reduziert, um anschließend noch einige weitere Wiederholungen absolvieren zu können. Rest-Pause-Sätze, bei denen nach Ausführung des Wiederholungsmaximums die Hantel kurz abgelegt wird und nach einigen Sekunden der Satz mit dem gleichen Gewicht fortgesetzt wird, rundeten die Palette der Intensitätstechniken ab.

Yates konzentrierte sich in seinem Training auf mehrgelenkige Übungen, die sog. Grundübungen, bei denen sich diese Intensitätstechniken gut anwenden lassen. Seine bevorzugten Übungen bezeichnete er als »Massearsenal«. Diese Übungen waren [69]: Für den Rücken das Rudern vorgebeugt mit einer Langhantel, für die Brust das Bankdrücken mit einer Langhantel auf der Flachbank, für die Beine Kniebeugen an der Smithmaschine und Beinpressen sowie für die Waden das Wadenheben im Stehen.

Diese Übungen schätzte Yates auch deshalb, weil er dabei eine weitere seiner Lieblingstechniken anwenden konnte: Teilwiederholungen. Selbst wenn kein Trainingspartner zur Verfügung steht, um bei Intensivwiederholungen zu helfen, kann diese Intensitätstechnik problemlos angewandt werden. Wenn keine vollständige Wiederholung mehr möglich ist, können in der Regel trotzdem Teilwiederholungen über einen gewissen Teil des Bewegungsradius ausgeführt werden. Dabei kann der Radius mit fortschreitender

Tab. 12 Ein typisches Trainingsprogramm von Dorian Yates

Übung	Aufwärmen*	Training* & Intensitätstechnik
1. Tag: Brust & Arme		
• Bankdrücken auf der Flachbank *oder* der negativen Bank	2-3 x 12	1 x 6-8
• Schrägbankdrücken	1 x 10	1 x 6-8, 2-3 Intensiv-Wdh.
• Fliegende Bewegung mit Kurzhanteln	1 x 10	1 x 8-10, dreifacher Reduktionssatz
• Konzentrationscurls	2 x 10	1 x 8-10
• Langhantelcurls	1 x 10	1 x 8-10, 1-2 Intensiv-Wdh.
• Hammercurls	1 x 10	1 x 8-10, dreifacher Reduktionssatz
• Trizepsdrücken am hohen Kabel	1 x 10	1 x 10-12, Reduktionssatz
• Trizepsdrücken im Liegen mit Langhantel	1 x 10	1 x 8-10
• Trizepsdrücken über Kopf mit Kurzhantel	1 x 10	1 x 8-10, Reduktionssatz
2. Tag: Beine		
• Beinstrecken	3 x 10	1 x 8-12 *oder* 1 x 15-20, Teilwiederholungen
• Beinpressen	1-2 x 10	1 x 8-12 *oder* 1 x 15-20, Teilwiederholungen
• Hackenschmidt-Kniebeuge *oder* Kniebeuge an der Smith-Maschine mit breitem Stand, Fußspitzen nach außen	2 x 10	1 x 8-12 *oder* 1 x 15-20, Teilwiederholungen
• Beinbeugen	2 x 10	1 x 8-12 *oder* 1 x 15-20, Teilwiederholungen

Tab. 12 Ein typisches Trainingsprogramm von Dorian Yates, Fortsetz.

Übung	Aufwärmen*	Training* & Intensitätstechnik
• Kreuzheben mit gestreckten Knien	2 x 10	1 x 8-12 *oder* 1 x 15-20, Reduktionssatz
• Wadenheben stehend	2 x 10	1 x 8-12 *oder* 1 x 15-20, Teilwiederholungen
• Wadenheben sitzend	2 x 10	1 x 8-12 *oder* 1 x 15-20, Teilwiederholungen
3. Tag: Kein Training		
4. Tag: Rücken & Schultern		
• Latziehen mit engem Untergriff	2 x 10	1 x 9-10, Reduktionssatz
• Klimmzüge mit Zusatzgewicht	1 x 10	1 x 6-8
• Rudern vorgebeugt mit der Langhantel *oder* einarmig mit der Kurzhantel	1 x 10	1 x 8-10, Teilwiederholungen
• Rudern beidarmig, sitzend am Kabel	–	2 x 8-10
• Nackendrücken mit Kurzhanteln	1 x 10	1 x 8-10
• Seitheben im Sitzen	1 x 10	1 x 8-10, dreifacher Reduktionssatz
• Seitheben vorgebeugt	1 x 10	1 x 10-12, Reduktionssatz
• Schulterheben	1 x 10	1 x 8-10, Teilwiederholungen
• Hyperextensionen	–	1-2 x 12-15

* Sätze x Wiederholungen

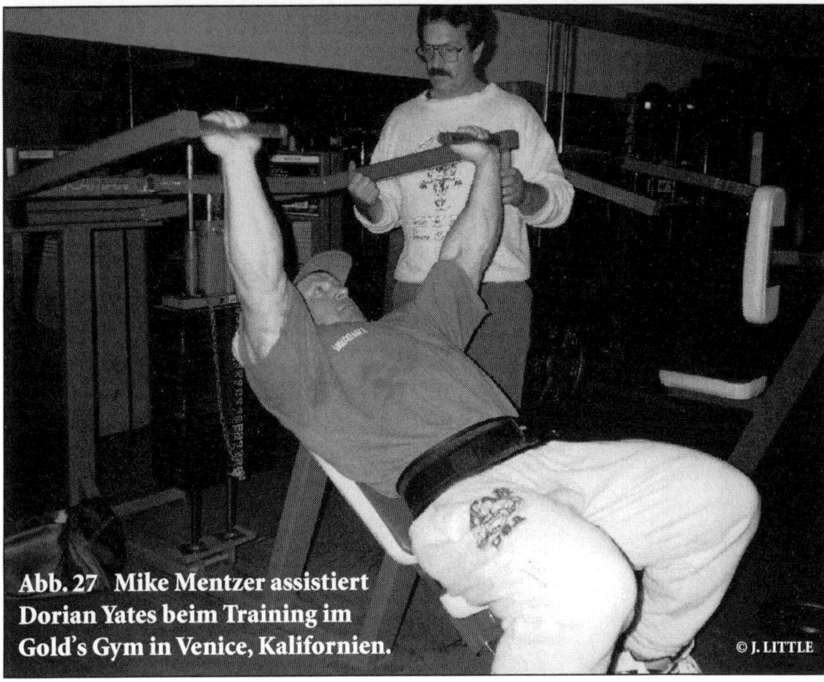

Abb. 27 Mike Mentzer assistiert Dorian Yates beim Training im Gold's Gym in Venice, Kalifornien.

© J. LITTLE

Ermüdung immer stärker reduziert werden, d. h. man beginnt mit Teilwiederholungen über drei Viertel der Strecke, macht dann halbe Wiederholungen und schließlich Viertelwiederholungen.

In einem wichtigen Punkt unterscheidet sich das von Yates praktizierte HIT von den Empfehlungen anderer Befürworter. Während Jones, Mentzer und Darden eine langsame Bewegungsausführung vorzogen, führte Yates nur die negative Phase langsam, die positive aber explosiv aus. Neben der Frage der Effektivität dieser Vorgehensweise ist auch zu berücksichtigen, dass die Verletzungsgefahr bei explosiver Bewegungsausführung höher liegt. Einer betont langsamen und kontrollierten Ausführung der Übungen sollte daher der Vorzug gegeben werden, da bereits ein langsames Training, ohne Schwungkräfte und Abfälschung, eine sichere und effektive Methode zur

Tab. 13 Dorian Yates' Wettkampferfolge

Jahr	Verband	Veranstaltung	Platzierung
1984	–	Mr. Birmingham Novice (GB)	1.*
1985	–	Novice West Coast (GB)	1.
	–	World Games	7.
1986	EFBB	British Heavyweights	1.
1988	IFBB	British Championships	1.
1990	IFBB	Night of the Champions	2.
1991	IFBB	Night of the Championships	1.
	IFBB	Mr. Olympia	2.
	IFBB	English Grand Prix	1.
1992	IFBB	Mr. Olympia	1.
1993	IFBB	Mr. Olympia	1.
1994	IFBB	Grand Prix Germany	1.
	IFBB	Grand Prix Spain	1.
	IFBB	Grand Prix England	1.
	IFBB	Mr. Olympia	1.
1995	IFBB	Mr. Olympia	1.
1996	IFBB	Mr. Olympia	1.

* Platzierung in der Gesamtwertung

Steigerung der Intensität darstellt. Ob die Trainingsverletzungen, die Yates im Laufe der Jahre erlitt, mit dieser explosiven Bewegungsausführung zusammenhängen, lässt sich nicht mit Sicherheit feststellen.

Dorian Yates hatte von Anfang an hochintensiv trainiert. Später als Profi ging Yates noch einen Schritt weiter, indem er zusätzlich Intensitätstechniken anwendete, um über den Punkt des momentanen Muskelversagens hinaus trainieren zu können. Mit diesem HIT-Programm gelang es Dorian Yates, das

Wettkampf-Bodybuilding acht Jahre lang zu dominieren. Seine Platzierungen bei internationalen Wettkämpfen sind überaus beeindruckend, wie Tab. 13 zeigt. Dorian Yates erreichte eine ähnliche Dominanz wie Arnold Schwarzenegger in den 1970er Jahren. Die Parallelen zwischen beiden Wettkämpfern sind offensichtlich: Beide gewannen den »Mr. Olympia« in dieser Zeit sechsmal in Folge; beide wurden in ihrer gesamten Wettkampf-Karriere nur dreimal geschlagen; beide traten als amtierender »Mr. Olympia« vom Wettkampfsport zurück.

Ein wesentlicher Unterschied zwischen den 1970er und den 1990er Jahren bestand jedoch darin, dass damals die Dopingproblematik beim Bodybuilding kaum zur Kenntnis genommen wurde. In den 1990er Jahren war sie hingegen ein bestimmendes Thema.

1.8 HIT als Alternative zu Anabolika

Bereits Anfang der 1990er Jahre hatte das Bodybuilding ein erhebliches Imageproblem, und das völlig zu Recht. Nach dem positiven Dopingbefund des 100m-Sprinters Ben Johnson bei den Olympischen Spielen 1988 gelangte das Thema »Doping« verstärkt in den Blickpunkt des öffentlichen Interesses. In diesem Zusammenhang wurde die Öffentlichkeit auch auf die Dopingproblematik beim Bodybuilding aufmerksam. Während Leistungssportler fast aller Sportarten seitdem unter einer Art Generalverdacht stehen, ist der Zusammenhang zwischen Doping und Leistungssteigerung beim Bodybuilding besonders direkt, weil eine der nachgewiesenen Wirkungen von Anabolika darin besteht, die Muskelproteinsynthese zu steigern, d.h. es wird mehr Muskelsubstanz aufgebaut [77-78].

Dopingproben, die Mitte und Ende der 1980er Jahre bei nationalen und internationalen Sportwettkämpfen genommen wurden, verdeutlichen das Ausmaß des Problems beim Bodybuilding. Während der durchschnittliche Anteil positiver Dopingproben aller Sportarten zwischen 0,24 % und 5,69 % lag, waren es bei Bodybuilding-Wettkämpfen zwischen 10,81 % und 30,61 %

[79]. Während bei den anderen Sportarten also etwa drei von hundert Athleten positiv getestet wurden, war es bei den Bodybuildern im Durchschnitt rund jeder Fünfte! Als 1986 und 1987 bei Wettkämpfen des Deutschen Bodybuildingverbandes Dopingtests durchgeführt wurden, kam es nach eigenen Angaben des Verbandes sogar bei 41,5 % der Proben zu positiven Befunden [80]. Obwohl es beim Bodybuilding keine Trainingskontrollen gibt und alle Athleten wissen, dass am Wettkampftag getestet wird, waren trotzdem mindestens jede zehnte und maximal sogar vier von zehn Proben positiv.

Dabei zeigten die Testergebnisse neben Testosteron fast die gesamte Bandbreite der verschiedenen anabolen Steroide. Von 171 Fällen des Dopings mit Testosteron im Jahr 1990 entfielen allein 45 Fälle auf Bodybuilding-Wettkämpfe [81]. Eine Reihe von Untersuchungen [82-99] offenbarte außerdem, dass Anabolika-Doping nicht nur beim leistungssportlichen Bodybuilding verbreitet war, sondern auch im Breitensport und fatalerweise häufig bereits im jugendlichen Alter einsetzte.

Als das Ausmaß des Dopingmissbrauchs beim Bodybuilding bekannt wurde und folglich auch in die öffentliche Diskussion geriet, bekam das Bodybuilding eine derart schlechte Presse, dass einige Sponsoren sich zurückzogen, um nicht selbst ein Imageproblem zu bekommen. Veröffentlichungen, in denen die Verbreitung des Dopings im Allgemeinen und beim Bodybuilding im Besonderen diskutiert wurde, sowie Untersuchungen über seine Nebenwirkungen beeinflussten auch das Bodybuilding [100-123].

Als 1990 auch bei Profiwettkämpfen im Bodybuilding Dopingtests durchgeführt wurden, war das Ergebnis desaströs. Bei der »Arnold Schwarzenegger Classic« wurden mehrere Bodybuilder wegen Dopings disqualifiziert, darunter sogar Shawn Ray, der gesiegt hatte. Beim »Mr. Olympia«-Wettkampf im gleichen Jahr traten – wegen der Dopingkontrollen – nur 19 Bodybuilder an, fünf von ihnen wurden noch vor dem Wettkampf des Dopings überführt und disqualifiziert. Im Zuge dieser fatalen Entwicklung suchte man nun intensiv nach alternativen Trainingsmethoden, die ohne illegale und schädliche »unterstützende Maßnahmen« Muskelzuwachs garantierten.

Mentzer, der bereits drei Jahre zuvor in seinem Buch *Heavy Duty Journal* die Verbreitung von Anabolika und Wachstumshormonen im Bodybuilding angeprangert hatte, erhielt kurz darauf das Angebot, für *Muscular Development* zu schreiben, eine Zeitschrift, die sich auch mit Natural Bodybuilding befasste. Diese Bewegung wollte zurück zu den Ursprüngen des Hantelsports: Hartes Training und gesunde Ernährung, Dopingmittel lehnte sie strikt ab. Ab Januar 1996 schrieb Mentzer dann nicht mehr für die Weider Publications, sondern veröffentlichte nur noch in der *Muscular Development* [124]. Ab der Ausgabe 2/1997 nannte sich die Zeitschrift dann *All Natural Muscular Development* und war allein dem Natural Bodybuilding gewidmet [125]. Einige Jahre später wurde diese Festlegung zum Bedauern vieler Natural Bodybuilder wieder revidiert.

Mentzer etablierte nicht zuletzt durch seine Artikel über dopingfreies, hochintensives Training das HIT als eine lohnende Alternative zum hochvolumigen Training [126-129]. Viele waren inzwischen überzeugt, dass ein Trainingsvolumen von vier bis sechs Trainingseinheiten pro Woche und mit jeweils 20 Sätzen und mehr nur durchzuhalten ist, wenn chemisch nachgeholfen wurde.

Besonders sein Artikel »Tailor-Made For The Natural Bodybuilder« löste eine Lawine aus. Darin bezeichnete Mentzer das HIT als »...maßgeschneidert für den Natural-Bodybuilder...« und provozierte die Anhänger des Volumentrainings durch die Formulierung: »Eine Trainingseinheit im Bodybuilding ist kein Ausdauer-Wettbewerb. Die eigentliche und tatsächliche Absicht eines Bodybuilders besteht nicht darin herauszufinden, wie viele Sätze er ertragen kann, sondern intelligenterweise den Wachstumsmechanismus auszulösen, dann das Studio zu verlassen, nach Hause zu gehen und zu wachsen...« [130].

In einem weiteren Artikel wird er noch deutlicher: »Sie als natürlicher Bodybuilder sollten nicht stundenlang trainieren wie die führenden IFBB-Profis ... dass diese Vorgehensweise empfohlen wird im ausdrücklichen Wissen, dass die professionellen Champions albtraumartige Mengen von Steroiden, Wachstumshormonen und andere die Regeneration beschleunigende Drogen nehmen, also chemische Substanzen, die auf künstliche Weise die Toleranz der Bodybuilder gegenüber erschöpfendem Stress durch intensives Training erhöhen und es ihnen dadurch ermöglichen, ein Volumen und eine Häufigkeit an Training auszuführen, die andernfalls ein Übertraining nach sich ziehen würde...« [131].

Das HIT sei auch deshalb die beste Alternative zum »chemisch-unterstützten« Volumentraining, da beim HIT aufgrund seiner hohen Intensität, kurzen Dauer und ausreichenden Regenerationszeiten die Ausschüttung körpereigener Hormone wie Testosteron, HGH und IGF-1 effektiv angeregt werde [132]. Mentzer betonte immer wieder, dass Übertraining nicht nur eine zwangsläufige Folge des hochvolumigen Trainings sei, sondern dass es den Sinn eines Trainingsprogramms generell in Frage stelle, da im Zustand des Übertrainings keine Muskelzuwächse erzielt werden könnten [133].

Deswegen riet Mentzer bei ansteigendem Leistungsvermögen dazu, die Trainingshäufigkeit zu reduzieren, da eine Kraftsteigerung bei vielen Übungen bis 300 % möglich sei, das Regenerationsvermögen sich aber nur um 50 % steigern lasse [134]. Außerdem könne aufgrund individueller genetischer Unterschiede nicht jeder die gleichen Fortschritte erzielen [135].

Mentzer empfahl, die Gewichte so zu wählen, dass sie etwa zehnmal bewegt werden können, bis das Muskelversagen eintritt. Im Gegensatz zu Dorian Yates sprach sich Mentzer dafür aus, das Gewicht während der konzentrischen Phase nicht explosiv zu bewegen, sondern es langsam und kontrolliert zu heben und zu senken, wobei sowohl die konzentrische als auch die exzentrische Bewegungsphase etwa vier Sekunden dauern sollte [136]. Bei solchen Übungen, wo in der kontrahierten Position das Gewicht bzw. die Maschine einen Widerstand bietet, wie z.B. bei Butterfly, Beinstrecken, Klimmzügen usw., soll die Kontraktion zusätzlich für etwa eine Sekunde statisch gehalten werden.

Mentzer betonte, wie wichtig progressive Steigerungen beim Training sind und bezeichnete das HIT als logische und intelligente Umsetzung der Erfordernisse an ein Krafttraining [137]. Dass er nicht nur gegen die Verwendung von Dopingmittel eintrat, sondern auch Nahrungskonzentrate bei ausgewogener Ernährung als überflüssig bezeichnete, verschärfte den Konflikt mit weiten Teilen der Supplement-Industrie zusätzlich. Besonders drastisch kritisierte er eine Werbeaussage für ein Produkt seines ehemaligen Arbeitgebers Weider, bei dem ein Massegewinn von sieben Pfund pro Woche in Aussicht gestellt wurde [134].

Nachdem Arthur Jones sich weitgehend aus der Bodybuilding-Szene zurückgezogen hatte und sich ganz der gesundheitlichen Komponente des HIT widmete, wurde Mentzer zum bekanntesten Protagonisten des HIT. Dass Dorian Yates das Bodybuilding mit seinem HIT jahrelang dominierte, verdeutlichte vielen aufstrebenden Bodybuildern, dass die früheren Erfolge von Mentzer kein Zufall waren und das HIT ganz offensichtlich bestens zum Muskelaufbau geeignet ist.

Nachdem Yates mit seinem hochintensiven Training einem Mr. Olympia-Titel nach dem anderen gewann, wechselten immer mehr Bodybuilder zum HIT. Robert Kennedy, der Herausgeber des *Musclemag International* sprach sogar von einer Trendwende bei der Trainingsmethodik: »Auch wenn einige Bodybuilder immer noch der traditionellen hochvolumigen Trainingsmethode folgen, die Arnold Schwarzenegger damals in den 1970ern populär gemacht hat, praktizieren die meisten heute das kürzere, intensivere Training, das von Dorian Yates empfohlen wird...« [138].

Gleichzeitig wurde eine Variante des HIT immer populärer, die Mentzer bei Jones kennengelernt hatte und in seiner aktiven Zeit mit großem Erfolg selbst angewendet hatte: Das Rest-Pause-Training.

1.9 Rest-Pause-Training und seine Variationen

Was heute manchmal als »PIT« oder »PITT« bezeichnet wird, ist eine Variante des Rest-Pause-Trainings, das in den 1970er Jahren von Mike Mentzer populär gemacht wurde. Die Ursprünge des Rest-Pause-Trainings reichen aber noch viel weiter zurück. Bereits in den 1930er Jahren war das RPT ein »Geheimtipp« unter Eisensportlern. Ein amerikanischer Gewichtheber namens Joseph Curtis Hise war damit so erfolgreich, dass die Zeitschrift *Ironman* im Jahr 1938 diese Methode ausführlich vorstellte [139]. Wie das Rest-Pause-Training funktioniert, lässt sich relativ einfach zusammenfassen: »Nehme ein Gewicht, mit dem du zehn Wiederholungen schaffst und mach damit einen Satz von 20 Wiederholungen...«

Das funktioniert natürlich nur, wenn man dabei kurze Pausen einlegt, in denen man sich etwas ausruht. Aus der Kombination der Begriffe »ausruhen« (to rest) und »pausieren« (to pause) entstand auch der Name für diese Intensitätstechnik, die meist mit RPT abgekürzt wird. Angewandt wird das RPT auch bei den sog. Atemkniebeugen, bekannt als »Super-Kniebeugen«. Dabei nimmt man das 10WM (also das Gewicht, das man höchstens zehnmal schafft) und macht damit zehn Kniebeugen. Anschließend nimmt man einige tiefe Atemzüge und schließt die elfte Kniebeuge an. Diese Vorgehensweise wird dann solange wiederholt bis die 20 Kniebeugen geschafft sind. Auch wenn das RPT durch das Buch *Super Kniebeugen* bekannt geworden ist, lässt es sich natürlich auch bei allen anderen Übungen anwenden. Es müssen auch nicht zwangsläufig 20 Wiederholungen sein. Das RPT lässt sich generell als Intensitätstechnik anwenden, um nach dem Erreichen der maximal möglichen Wiederholungszahl den Satz nicht abbrechen zu müssen, sondern den Muskel noch weiter zu beanspruchen.

1.9.1 RPT mit Einzelwiederholungen

Im Jahr 1978 machte Mike Mentzer eine weitere Variante des Rest-Pause-Trainings populär, die einige Leser vielleicht unter der Bezeichnung »PITT« kennen. Mentzer veränderte die Anwendung des RPT dahingehend, dass er nicht erst acht oder zehn Wiederholungen bis zum Muskelversagen ausführte und dann mit dem RPT begann. Statt dessen teilte er den Satz komplett in Einzelwiederholungen auf. Auf diese Weise konnte er deutlich schwerere

Gewichte verwenden. Anstelle eines Gewichts, das ungefähr zehn Wiederholungen zulässt, verwendete Mentzer Gewichte, die er in einem normalen, durchgehenden Satz höchstens drei bis fünfmal schaffen würde. Durch die kurzen Pausen zwischen den Wiederholungen kam er trotzdem auf rund zehn Wiederholungen. Wenn er hingegen fünfzehn Wiederholungen anstrebte, nahm er ein Gewicht, das bei normaler Ausführung etwa achtmal gehoben werden kann.

Mentzer beschrieb diese Technik in seinem 1979 erschienen Buch *Heavy Duty Journal* und einem Artikel im *Ironman* im selben Jahr [140]. Darin beschreibt Mentzer den Vorteil einer Pause nach jeder Wiederholung wie folgt [140]: »Wenn man das Gewicht nach jeder Wiederholung für zehn Sekunden ablegt, kann das Blut normal durch den Muskel fließen, sodass Sie nach der zehnsekündlichen Ruhepause erneut eine maximale Anstrengung zustande bringen...«

Mentzer kannte das Rest-Pause-Training schon aus seiner Zeit mit Arthur Jones, hatte das RPT bislang aber nur als Intensitätstechnik im Anschluss an einen Satz verwendet. Im Frühjahr 1979 erfuhr Mentzer von einem Sportlehrer und aktiven Kraftsportler, dass mehrere Gewichtheber sehr gute Fortschritte mit dem RPT erzielten. Das geschah bei einem Trainings-Seminar im Fitness-Studio des ehemaligen »Mr. America«-Gewinners Bob Gajda. Dort kam Mentzer ins Gespräch mit einem Sportlehrer und ehemaligen Gewichtheber, der Mentzer davon berichtete, dass mehrere Gewichtheber inzwischen ihre Sätze in Einzelwiederholungen mit kurzen Pausen unterteilten [13].

Mentzer war sofort interessiert an dieser Vorgehensweise und beschloss, die Einzelwiederholungen mit Pausen in der Vorbereitung für seinen ersten Profi-Wettkampf auszuprobieren. Offensichtlich mit gutem Erfolg: »Ich praktizierte das Rest-Pause-Training in den sechs Wochen vor meinem ersten Profi-Wettkampf ... In dieser kurzen Zeitspanne war ich in der Lage, die Form, die ich beim Mr. Universum hatte, nochmals deutlich zu verbessern, indem ich mindestens sechs Pfund aufbaute und noch definierter wurde. All das half mir, meine erste Profi-Meisterschaft zu gewinnen und dabei

Tab. 14 HIT-RPT* nach Mentzer

Tag 1: Brust, Schultern & Trizeps
- Fliegende an der Nautilusmaschine (Butterfly) *oder* Fliegende mit Kurzhanteln
- Bankdrücken an der Nautilusmaschine *oder* Schrägbankdrücken mit der Langhantel *oder* Schrägbankdrücken mit Kurzhanteln
- Seitheben an der Nautilusmaschine *oder* Seitheben mit Kurzhanteln
- Schulterdrücken
- Trizepsdrücken *oder* Dips

Tag 2: Rücken, Trapezius & Bizeps
- Latziehen mit engem Untergriff
- Rudern an der Rudermaschine *oder* Rudern mit der Langhantel
- Schulterheben an der Maschine *oder* Schulterheben mit der Langhantel
- Curls an der Nautilusmaschine *oder* Langhantelcurls

Tag 3: Beine
- Beinstrecken
- Kniebeugen *oder* Beinpressen (im Wechsel von einer Trainingseinheit zur nächsten)
- Beinbeugen
- Wadenheben

* RPT– Rest-Pause-Training. Das Gewicht wird nach Erreichen des Wiederholungsmaximums (WM) abgelegt und nach einer kurzen Pause eine weitere Wiederholung durchgeführt. Dann wird das Gewicht wieder abgelegt und nach kurzer Pause für eine weitere Wiederholung aufgenommen – solange, bis keine weitere Wiederholung mehr möglich ist. Zwischen den Trainingseinheiten liegt mindestens ein Ruhetag.

den großartigen Robby Robinson zu besiegen...« [140] Auch in seiner Vorbereitung auf den Mr. Olympia im selben Jahr, bei dem Mike Mentzer seine Gewichtsklasse gewinnen konnte, setzte er wieder das RPT mit Einzelwiederholungen ein. In seinem Buch *Heavy Duty Journal* ist ein Trainingsplan für das RPT mit Einzelwiederholungen aufgeführt, allerdings rät Mentzer dazu, das RPT mit Einzelwiederholungen jeweils nur vier bis sechs Wochen lang auszuführen, um ein Übertraining zu vermeiden.

Da Mentzer schon Profi-Bodybuilder war, als er erstmals mit Einzelwiederholungen trainiert hat, blieb er bei seinem gewohnten Trainingssplit nach der Faustregel »Push-Pull-Beine«, d.h. am ersten Tag werden die drückenden Übungen trainiert (Brust, Schulter, Trizeps), am zweiten Tag die ziehenden Bewegungen (Rücken, Bizeps) und am dritten Tag die Beine. Um die Regenerationszeit für den Oberkörper noch zu verlängern, kann der Beintrainings-Tag auch zwischen den beiden Oberkörpereinheiten platziert werden. Die beiden Oberkörpereinheiten sollten nicht an aufeinanderfolgenden Tagen trainiert werden, sondern durch einen Pausentag voneinander getrennt sein.

Sportlern, die zum ersten Mal ein Rest-Pause-Training trainieren, rät Mentzer zunächst zu einem Programm, bei dem dreimal pro Woche trainiert wird, und zwar Montag, Mittwoch und Freitag oder Dienstag, Donnerstag und Samstag. Bei dieser Aufteilung wird gewährleistet, dass nach jedem Training mindestens ein Ruhetag folgt, so dass in jeder Trainingseinheit der ganze Körper trainiert werden kann. Aufgrund des geringen Volumens ist die Regeneration damit kein Problem. Erfahrene Athleten, welche die Belastung besser einzuschätzen vermögen, können das RPT auch als Intensitätstechnik nach dem Muskelversagen einsetzen.

1.9.2 RPT als Intensitätstechnik

Eine zweite Variante, das RPT anzuwenden, sind Einzelwiederholungen nach dem Muskelversagen. Dabei trainiert man eine Übung zunächst mit durchgehenden Wiederholungen, bis das Muskelversagen erreicht ist. Anschließend

Tab. 15 RPT-Traininsplan für Fortgeschrittene

Trainingstag	Intensität
Montag: Ganzkörpertraining	
• Beinstrecken	WM*
• Kniebeugen	RPT**
• Überzüge am Kabelzug	WM
• Rudern	RPT
• Dips	RPT
Mittwoch: Ganzkörpertraining	
• Fliegende (Butterfly)	WM
• Bankdrücken an der Multipresse	RPT
• Beinbeugen	WM
• Kreuzheben	RPT
• Latziehen	RPT
Freitag: Ganzkörpertraining	
• Klimmzüge mit Untergriff	RPT
• Schrägbankdrücken	RPT
• Langhantelrudern	RPT
• Wadenheben	RPT

* WM – Wiederholungsmaximum

** RPT – Rest-Pause-Training; es eignet sich am besten für die »großen« Mehrgelenksübungen.

pausiert man ein paar Sekunden und fügt eine Einzelwiederholung an. Dieser Vorgang kann dann einige Male wiederholt werden. Zum Beispiel acht Wiederholungen Bankdrücken bis zum Muskelversagen, gefolgt von drei Einzelwiederholungen mit jeweils fünf bis zehn Sekunden Pause dazwischen.

Tab. 16 Übungsauswahl bei den Trainingseinheiten für ein DC-RPT

Trainingseinheit A

Brust
1) Bankdrücken mit der Langhantel
2) Frontdrücken mit der Langhantel
3) Schrägbankdrücken mit Kurzhanteln

Trizeps
1) Trizepsdrücken am Kabel
2) Trizepsdrücken hinter Kopf mit SZ-Stange
3) Trizepsdrücken im Liegen mit Kurzhanteln

Rücken
1) Klimmzug mit engem Untergriff
2) Latzug mit weitem Obergriff*
3) Rudern mit der Langhantel**

Trainingseinheit B

Beinstrecker
1) Kniebeugen
2) Beinpresse
3) Beinstrecken

Beinbeuger
1) Kreuzheben
2) Beinbeugen liegend
3) Good Mornings

Waden
1) Wadenheben stehend
2) Wadenheben sitzend
3) Wadenheben auf einem Bein

Bizeps
1) Kurzhantelcurls mit Drehung der Handgelenke
2) Langhantelcurls
3) Hammercurls

Unterarme
1) Unterarmcurls mit der Langhantel
2) Unterarmcurls mit Kurzhanteln
3) Langhantelcurls mit Obergriff

* Übung für die »Rückenbreite«
** Übung für die »Rückentiefe«

Wer zum ersten Mal hochintensiv trainiert, sollte nicht mehr als zwei Einzelwiederholungen anschließen. Mit zunehmender Trainingserfahrung kann die Anzahl der Wiederholungen nach und nach gesteigert werden. Auch hier gibt es eine Faustregel: Selbst weit Fortgeschrittene (»Profis«) sollten nicht mehr als 20 Wiederholungen pro Satz ausführen, wobei die Wiederholungen bis zum Muskelversagen natürlich mitzählen. Wer in der Lage ist, 20 Wiederholungen zu absolvieren, sollte die Progression herstellen durch eine Verkürzung der Pausen zwischen den Wiederholungen. Wer also 20 schafft, und durchschnittlich zehn Sekunden Pause zwischen den Wiederholungen eingelegt hat, sollte beim nächsten Training versuchen, die Pausen auf acht bis neun Sekunden zu verkürzen und trotzdem 20 Wiederholungen zu schaffen. Eine weitere Faustregel lautet: Der Satz ist zu beenden, wenn trotz einer Pausendauer von 20 Sekunden die Wiederholung kaum noch gelingt.

1.9.3 »Dogg Crapp«-RPT

Auch die Variante, die unter der englischen Bezeichnung »Dogg Crapp« (DC) bekannt wurde, stellt eine Form des RPT dar, ausgeführt als Intensitätstechnik. Zu diesem ungewöhnlichen Namen (umgangssprachlich für »Hundekot«) kam es, weil in einem Internetforum ein User mit dem Spitznamen (nickname) »Dante« seinen Trainingsplan unter diesem Namen vorstellte. In einem Interview mit dem Ironman stellte »Dante« seine Variante des RPT später ausführlich vor und bedauerte ausdrücklich, eine so »unpassende« Bezeichnung gewählt zu haben [141]. Inzwischen wird diese Variante des RPT meist mit »DC« abgekürzt. Die DC-Variante des RPT lässt sich demnach wie folgt zusammenfassen:

- Nach jeder Trainingseinheit folgt ein ganzer Ruhetag.
- Es wird ein Splitprogramm durchgeführt, mit zwei bis drei Muskelgruppen pro Trainingseinheit.
- Der Schwerpunkt liegt auf den Grundübungen (Mehrgelenksübungen).
- Es wird nur ein Satz von jeder Übung ausgeführt.

Tab. 17 Trainingsplan für ein DC-RPT

Ganzkörpertraining (mind. 48 Std. Pause zwischen den Trainingseinheiten)
Übungen: 3-5
Sätze pro Übung: 1
Wiederholungen pro Satz: 20 (10WM, gefolgt von 10 mit RPT)

Woche 1

Montag: Trainingseinheit A1
- Bankdrücken mit der Langhantel
- Trizepsdrücken am Kabel
- Klimmzug mit engem Untergriff

Mittwoch: Trainingseinheit B1
- Kniebeugen
- Kreuzheben
- Wadenheben stehend
- Kurzhantelcurls mit Drehung der Handgelenke
- Unterarmcurls mit der Langhantel

Freitag: Trainingseinheit A2
- Frontdrücken mit der Langhantel
- Trizepsdrücken hinter Kopf mit SZ-Stange
- Latzug mit weitem Obergriff

Woche 2

Montag: Trainingseinheit B2
- Beinpresse
- Beinbeugen liegend
- Wadenheben sitzend
- Langhantelcurls
- Unterarmcurls mit Kurzhanteln

Mittwoch: Trainingseinheit A3
- Schrägbankdrücken mit Kurzhanteln
- Trizepsdrücken im Liegen mit Kurzhanteln
- Rudern mit der Langhantel

Freitag: Trainingseinheit B3
- Beinstrecken
- Good Mornings
- Wadenheben auf einem Bein
- Hammercurls
- Langhantelcurls mit Obergriff

In Woche 3: Montags weiter mit Trainingseinheit A1

- für jeden Körperteil bzw. jede Muskelgruppe werden drei Übungen ausgesucht (z.B. Bankdrücken, Schrägbankdrücken und Dips für Brust oder Langhantelcurls, Hammercurls und Scottcurls für Bizeps usw., siehe Tab. 16).
- In jeder Trainingseinheit wird dann nur eine dieser drei Übungen für den jeweiligen Zielmuskel ausgeführt. In der ersten Trainingseinheit die erste Übung, in der nächsten Trainingseinheit die zweite Übung usw. In der vierten Trainingseinheit ist dann wieder die erste Übung an der Reihe (siehe Tab. 17).
- Es wird eine langsame Bewegungsausführung gewählt, besonders während der negativen Phase.
- Die Gewichte werden so gewählt, dass sie nach ca. sieben bis zehn Wiederholungen zum Muskelversagen führen.
- Nach dem Muskelversagen etwa 20 Sekunden pausieren, dabei mehrmals tief ein- und ausatmen.
- Dann eine weitere Wiederholung mit demselben Gewicht ausführen bis zum erneuten Muskelversagen, gefolgt von einer Pause von 20 Sekunden, bevor die nächste Wiederholung versucht wird.

*

KAPITEL 2

DAS HIT IM SPIEGEL DER SPORTWISSENSCHAFT

2.1 Definition des Hochintensitätstrainings

Das HIT ist eine Trainingsmethode, die charakterisiert ist durch eine hohe Trainingsintensität (»High Intensity of Effort«) bei geringem Trainingsvolumen (»Low Volume«). Üblicherweise wird beim HIT nur ein Satz pro Übung, dieser aber bis zur lokalen Muskelerschöpfung ausgeführt. Weitere Merkmale des HIT sind die betont langsame und technisch vorbildliche Ausführung der Übungen sowie ausreichende Regenerationszeiten zwischen den Trainingseinheiten.

Es ist ein allgemein akzeptierter Konsens in der Trainingswissenschaft, dass die o.g. Merkmale charakteristisch für ein HIT sind. Allerdings sind die Ausprägungen der einzelnen Parameter nicht exakt definiert. So reicht das Spektrum einer hohen Trainingsintensität vom Wiederholungsmaximum (WM) bis zum Training über den »Punkt des momentanen Muskelversagens« hinaus (PmM+). Eine langsam-korrekte Bewegungsausführung liegt immer dann vor, wenn das Gewicht vollständig ohne Schwungkräfte und Abfälschen bewegt wird. Das kann je nach Bewegung einen Zeitraum von vier Sekunden pro Wiederholung bedeuten oder mehr als doppelt so lange dauern.

Eindeutig definiert ist hingegen, dass die hohe Intensität des HIT sich auf die Trainingsintensität (Intensity of Effort) und nicht die relative Intensität bezieht. Diese wichtige Unterscheidung wird manchmal übersehen, was zu

Missverständnissen und Fehlinterpretationen führen kann. Deshalb soll im Folgenden darauf näher eingegangen werden.

2.1.1 Relative Intensität

Unter relativer Intensität, auch als »Reizintensität« bezeichnet, versteht man das Verhältnis eines Trainingsgewichts zum maximal möglichen Gewicht bei der jeweiligen Übung [142]. Wenn ein Athlet beim Bankdrücken 100 kg bei größter Anstrengung einmal bewältigt, so ist das sein Maximalgewicht bei dieser Übung. Wenn er seine Trainingssätze mit 60 kg ausführt, so entspricht dies einer relativen Intensität von 60 %. Während beim Gewichtheben hohe relative Intensitäten zum Einsatz kommen, also Gewichte, die nah am Maximalgewicht liegen, und beim Kraftausdauertraining mit einer niedrigeren relativen Intensität (d.h. eher leichte Gewichte) gearbeitet wird, liegt die relative Intensität beim Muskelaufbautraining im Bereich dazwischen [143]. Da die Trainingssteuerung beim Muskelaufbautraining auf der Grundlage des jeweiligen Wiederholungsmaximums erfolgt, ergibt sich daraus die jeweilige relative Intensität.

2.1.2 Trainingsintensität

Die Trainingsintensität beschreibt die Intensität der Anstrengung (»Intensity of Effort«) und wird auch als »Belastungsintensität« bzw. »Ausbelastungsintensität« bezeichnet.

Die Trainingsintensität lässt sich über das Abbruchkriterium für einen Trainingssatz definieren. In der Literatur zeigten sich hier zunächst höchst uneinheitliche und z.T. sogar widersprüchliche Interpretationen des Abbruchkriteriums. Im Rahmen der Diskussion über die Frage, ob ein Training bis zum Muskelversagen (Training to Failure) gehen sollte oder nicht, zeigte sich bei näherer Betrachtung, dass der Begriff »Muskelversagen« früher teilweise sehr unterschiedlich ausgelegt wurde.

Tab. 18 Die vier Stadien der Trainingsintensität

1. Nicht-Wiederholungsmaximum (nWM)
Beim nWM (englisch: nRM, non Repetition Maximum) wird der Trainingssatz mit einer bestimmten Wiederholungszahl beendet, obwohl noch weitere Wiederholungen möglich wären. Das nWM findet u.a. Anwendung im Anfängertraining oder in der Rehabilitation.

2. Wiederholungsmaximum (WM)
Beim Training bis zum Wiederholungsmaximum (englisch: RM, Repetition Maximum) wird der Satz beendet mit der letztmöglichen Wiederholung, die noch in korrekter Technik bewältigt werden kann.

3. Punkt des momentanen Muskelversagens (PmM)
Der PmM (englisch: PMF, Point of Momentary Muscular Failure) ist definiert als der Punkt, an dem es nicht mehr gelingt, eine bereits begonnene Wiederholung in korrekter Technik abzuschließen. Wenn ein Athlet bei einer bestimmten Übung elf Wiederholungen mit dem gewählten Gewicht schafft, aber bei der zwölften Wiederholung abbrechen muss, so entspricht das verwendete Gewicht seinem 11WM und bei der zwölften Wiederholung hat er den PmM erreicht.

4. Punkt des momentanen Muskelversagens plus Intensitätstechniken (PmM+)
Hierunter versteht man eine Trainingsform, bei der durch die Anwendung von Intensitätstechniken über den PmM hinaus trainiert wird. Ein Beispiel hierfür sind Intensivwiederholungen, bei denen ein Trainingspartner bereitsteht, um dem Trainierenden beim Erreichen des PmM gerade soviel zu helfen, dass dieser noch einige zusätzliche Wiederholungen ausführen kann.

Inzwischen wurde eine Systematisierung vorgenommen, die eine eindeutige Bestimmung der Trainingsintensität ermöglicht [144]. Danach unterscheidet man vier Stadien, wie in Tab. 18 gezeigt. Der zweite Faktor neben der Intensität, der von Bedeutung ist für die Abgrenzung des HIT von anderen Trainingsformen, ist das Trainingsvolumen.

2.1.3 Trainingsvolumen

Das Trainingsvolumen, d.h. der Umfang des Trainings, ist einer der meist diskutierten Faktoren beim Muskelaufbautraining. Neben der Frage des Gesamtvolumens einer Trainingseinheit ist es dabei vor allem die Frage der optimalen Satzzahl pro Übung, die kontrovers diskutiert wird. Das Muskelaufbautraining im Allgemeinen und das Bodybuilding im Besonderen werden häufig mit einem hohen Trainingsumfang assoziiert [145]. Seit der Jahrtausendwende wird jedoch immer mehr in Frage gestellt, ob ein hohes Trainingsvolumen zur Erzielung eines Muskelwachstums überhaupt notwendig ist oder ob ein geringvolumiges Training nicht vielleicht gleichwertig oder gar überlegen sein kann [146-154]. Auch bei einem Einsatz-Training wie dem HIT können aber durchaus mehrere Übungen pro Muskel bzw. »Muskelgruppe« absolviert werden.

Es besteht ein weitgehender Konsens dahingehend, dass es sinnvoll ist, die Zielmuskulatur durch mehrere verschiedene Übungen zu trainieren, was jedoch nicht bedeutet, dass alle Übungen innerhalb einer Trainingseinheit zur Anwendung kommen müssen. Es ist durchaus möglich, die Auswahl der Übungen von Trainingseinheit zu Trainingseinheit zu wechseln.

Die Ausführung unterschiedlicher Übungen für dieselbe Zielmuskulatur ist deshalb von Vorteil, weil so eine Vielzahl an motorischen Einheiten aktiviert werden kann, wodurch letztlich in möglichst vielen Muskelzellen ein Hypertrophiereiz ausgelöst werden soll [155]. Unter einer motorischen Einheit versteht man alle Muskelfasern, die von derselben Nervenzelle (Neuron) aktiviert werden. Eine »Muskelgruppe« (siehe Tab. 19) wie den Rücken

Abb. 28 Darstellung einer motorischen Einheit

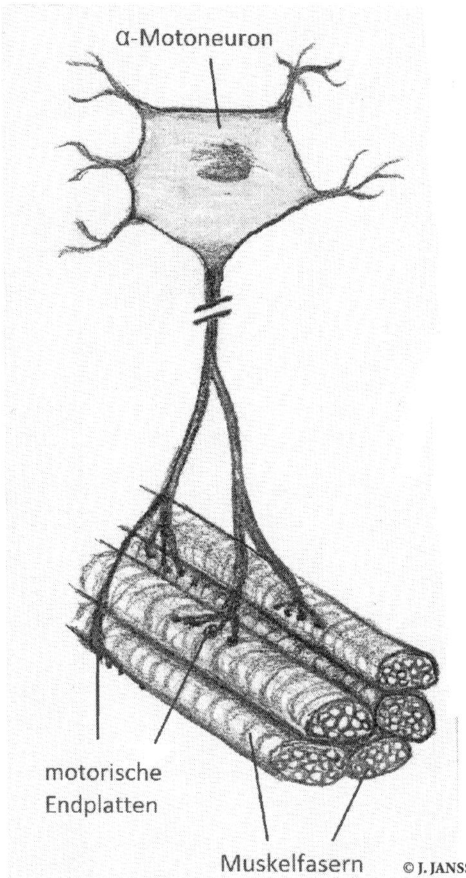

Die Nervenzelle, die dazu gehörende Nervenbahn und die damit verbundenen Muskelfasern bilden eine motorische Einheit. Wie die Abbildung zeigt, steuert eine Nervenzelle immer eine bestimmte Anzahl von Muskelfasern, also nur einen kleinen Teil eines Muskels. Daher erfordert das optimale Training großer Körperregionen unter Umständen mehrere Übungen, um alle Bereiche der Zielmuskulatur zu belasten.

Tab. 19 Die sog. Muskelgruppen des Körpers

- Brust
- Rücken
- Schultern
- Arme
- Oberschenkel
- Waden
- Bauch

umfassend mit nur einer Übung zu trainieren, ist kaum möglich, da sie auch nur jene Muskelfasern ansprechen kann, welche durch die bei der Bewegung beteiligten motorischen Neuronen aktiviert werden. Alle von einem Neuron aktivierten Muskelfasern werden jeweils gleichzeitig aktiviert. Um große Körperregionen wie die Bein-, Rücken- oder Brustmuskulatur möglichst umfassend zu trainieren, sollten deshalb mehrere Übungen ausgewählt werden, um alle Bereiche der Zielmuskulatur anzusprechen [155-158].

Ein weiterer Begriff, der einer eindeutigen Klärung bedarf, ist die Bezeichnung »Muskelgruppe«. Beim Bodybuilding wird die Körpermuskulatur in verschiedene sog. Muskelgruppen eingeteilt. Auf der Grundlage dieser Einteilung werden in der Regel Splitprogramme zusammengestellt, bei denen das Training der einzelnen Muskelgruppen auf verschiedene Trainingstage verteilt wird. Diese Einteilung beschreibt jedoch keineswegs Muskelgruppen, sondern vielmehr Körperregionen. Eine Muskelgruppe im herkömmlichen Sinn besteht aus mindestens zwei unterschiedlichen Muskeln, die eine ähnliche Lage und Funktion aufweisen, wie z.B. die Armbeuger.

Beim Training der Armbeuger, das meist vereinfacht als »Bizepstraining« bezeichnet wird, beansprucht man neben dem Bizeps nämlich noch mindestens sieben weitere Muskeln: Brachialis, Brachioradialis, Pronator teres, Flexor carpi longus, Flexor carpi ulnaris, Flexor digitorum superficialis und Palmaris longus [159]. Man kann daher von einer Muskelgruppe sprechen. Beim Rücken hingegen handelt es sich um eine Körperregion, nicht um eine

Muskelgruppe, was bei einer anatomisch-funktionalen Betrachtung deutlich wird. Da der Latissimus den Oberarm bewegt, der Trapezius aber das Schulterblatt in verschiedene Richtungen bewegt und die Rückenmuskulatur zudem die Aufgabe hat, die Wirbelsäule zu stabilisieren, zu strecken und zu drehen, können die genannten Muskeln funktional nicht als eine Muskelgruppe bezeichnet werden. Aus dem gleichen Grund ist es auch nicht möglich, alle genannten Funktionen durch die Ausführung von nur einer Übung zu erfüllen.

Da man beim HIT bestrebt ist, möglichst viele Muskeln gleichzeitig zu aktivieren, kommen vorrangig elementare Mehrgelenksübungen zum Einsatz, die sog. Grundübungen. Doch nicht nur die Auswahl der Übungen ist beim HIT von großer Bedeutung, sondern auch die Art und Weise wie diese Übungen ausgeführt werden.

2.2 Das HIT als ideale Trainingsform für dopingfreies Bodybuilding

Obwohl bei manchen seiner Protagonisten Doping nicht ausgeschlossen werden kann, wird das HIT seit den 1990er Jahren als ideale Methode des Muskelaufbautrainings für dopingfreie Athleten empfohlen. Die Begründung hierfür ist plausibel: Während der 1950er Jahre vollzog sich beim Bodybuilding ein Wandel vom dreimaligen Ganzkörpertraining pro Woche hin zu einem Volumentraining mit sechs bis zwölf Trainingseinheiten und zahlreichen Sätzen pro Körperregion. Das Training des ganzen Körpers in einer Trainingseinheit ist sehr erschöpfend, daher dauerten diese Trainingseinheiten früher häufig nicht länger als eine Stunde. Das sehr umfangreiche Volumentraining dagegen erfordert deutlich mehr Trainingszeit pro Woche. Das führte machmal dazu, dass die Bodybuilder keiner normalen Arbeit mehr nachgehen konnten.

Was die Athleten zuvor also niemals hätten bewältigen können, war mit dem Übergang zum Volumentraining offenbar kein Problem mehr. »Von Bedeutung ist in diesem Zusammenhang, dass in diesen Zeitraum auch die zunehmende Anwendung von Dopingsubstanzen im Bodybuilding fällt.« [160] Es sind zahlreiche Aussagen damaliger Bodybuilder dokumentiert, die von Anabolika als »Stärkungsmitteln« schwärmten, die es ihnen ermöglichten, öfter und länger zu trainieren [55]. Für Athleten, die auf Doping verzichten, ist ein solches Training aber keinesfalls geeignet; sie landen sehr schnell in der Sackgasse des Übertrainings.

Auch wenn die Auswirkungen unterschiedlicher Trainingsanfordnungen auf den Hormonhaushalt noch nicht abschließend geklärt sind und der Forschungsstand z.T. noch uneinheitlich ist, so lassen sich doch zwei Dinge festhalten: Ein hochintensives Krafttraining führt zu einer höheren Ausschüttung körpereigener anaboler (aufbauender) Hormone als ein weniger ausbelastendes Training [161]. Ein zu hohes Trainingsvolumen verschlechtert das Verhältnis anaboler zu kataboler (abbauender) Hormone [162].

Das HIT mit seiner hohen Trainingsintensität und seinem sehr niedrigen Trainingsvolumen bietet also ideale Voraussetzungen für eine effektive Stimulierung der Ausschüttung körpereigener anaboler Hormone und damit für den Muskelaufbau. Absolut gesehen sind die Mengen an anabolen Hormonen, die durch ein intensives Training stimuliert werden, sehr überschaubar und in keiner Weise mit den Auswirkungen von Hormondoping vergleichbar. Der enorme Vorteil des HITs liegt vielmehr darin, dass die kurzen und intensiven Trainingseinheiten anabole Hormone stimulieren und gleichzeitig katabole Hormone im Zaum gehalten werden. Vom Volumentraining ist bekannt, dass dabei beachtliche Konzentrationen des katabolen Hormons Cortisol freigesetzt werden, insbesondere bei Trainingseinheiten, die deutlich länger als 60 Minuten dauern.

Wie schnell ein hohes Trainingsvolumen das körpereigene Hormonsystem überfordern kann, zeigen die Ergebnisse der einschlägigen Forschungsarbeiten. Eine Studie der Southern Cross University in Australien fand bei einem Volumentraining »...eine Verschiebung im Verhältnis von Testosteron zu Cortisol (und damit im Verhältnis von anabol zu katabol) bei einigen Personen, die auf ein mögliches Übertraining hindeuten.« [162] Die Probanden

Abb. 29 Das HIT als hochintensive Version des geringvolumigen Trainings

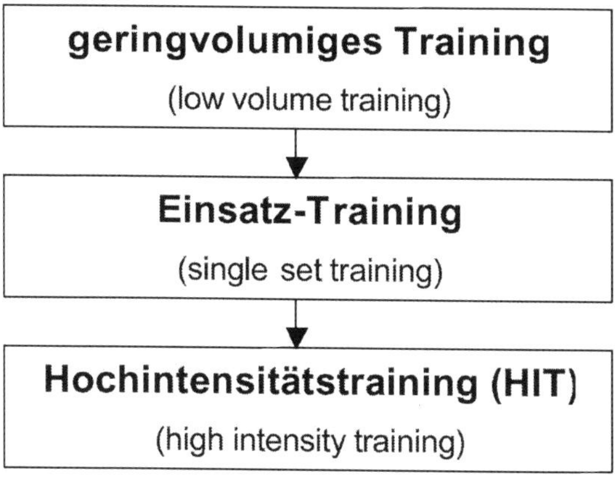

Die sportwissenschaftliche Einordnung des hochintensiven Trainings: Im Bereich des geringvolumigen Trainings stellt das HIT eine hochintensive Form des Einsatz-Trainings dar.

dieser Untersuchung waren keine Anfänger, sondern Personen mit längerer, z.T. mehrjähriger Trainingserfahrung, die für große Körperregionen wie die Brust nur 12 Sätze pro Woche absolvierten, was für ein Volumentraining eine eher niedrige Satzzahl darstellt.

2.3 Trainingswissenschaftliche Einordnung des HIT

Üblicherweise wird das HIT charakterisiert als eine hochintensive Form des Einsatz-Trainings. In Abgrenzung zum Mehrsatz-Training, bei dem zwei oder mehr Sätze von jeder Übung ausgeführt werden, ist das Einsatz-Training definiert als die Ausführung von nur einem Satz pro Übung, wobei durchaus mehrere Übungen pro Körperregion möglich sind [144]. Mögliche Aufwärmsätze werden bei beiden Trainingsmethoden nicht mitgerechnet. Die Frage nach der Effektivität des HIT ist somit im Kontext der Debatte um das Einsatz- versus Mehrsatz-Training zu sehen.

2.3.1 Einsatz- versus Mehrsatz-Training

Wie in meinem Buch *1-Satz-Training* (erschienen im Novagenics-Verlag, Arnsberg) ausführlich beschrieben, wird die früher angenommene Überlegenheit des Mehrsatz-Trainings inzwischen stark in Frage gestellt. Es liegen zahlreiche Studien vor, in denen die Effekte eines Einsatz-Trainings mit denen eines Mehrsatz-Trainings verglichen werden. Schon bis zur Jahrstausendwende waren mehr als 50 Studien zu dem Ergebnis gekommen, dass ein Einsatz-Training bei sehr viel geringerem Zeitaufwand vergleichbare Ergebnisse produzieren kann wie ein Mehrsatz-Training, und dies nicht nur bei Anfängern, sondern auch bei Fortgeschrittenen. Das Buch *Muskeln in Minuten* enthält eine vollständige Übersicht über diese Studien [163].

Auch die weit verbreitete Einschätzung, ein Satz pro Übung sei ausreichend für Anfänger, während Fortgeschrittene mehrere Sätze von jeder Übung ausführen müssten, um sich weiter zu verbessern, ist nicht haltbar. In mehreren Studien konnte gezeigt werden, dass selbst nach sechs Monaten Training keine nennenswerten Unterschiede zwischen einem Einsatz- und einem Dreisatz-Training festzustellen waren [163].

Prof. Dr. Michael Pollock und sein Team gingen in einer Langzeitstudie noch weiter. Sie ließen ihre Probanden ein Jahr lang jeweils nur einen Satz pro Übung ausführen. Nach einem Jahr verdreifachte die eine Gruppe ihr Trainingsvolumen auf drei Sätze pro Übung, während die andere Gruppe weiterhin nur einen intensiven Satz von jeder Übung ausführte. Nach dreizehn weiteren Trainingswochen erzielte die Einsatz-Gruppe noch immer die gleichen Fortschritte wie die Dreisatz-Gruppe [164].

Obwohl die Ergebnisse dieser Studien also deutliche Hinweise liefern, dass ein Mehrsatz-Training nicht unbedingt der beste Weg zu mehr Kraft- und Muskelmasse sein muss, ist die Einschätzung, dass drei Sätze pro Übung besser seien als nur einer, immer noch weit verbreitet. Die vielen Studien, die belegen, dass bei einer intensiven Muskelerschöpfung ein einziger Satz von jeder Übung völlig ausreichend ist, werden hingegen kaum wahrgenommen. Deshalb muss der Frage nachgegangen werden, warum das Mehrsatz-Training, insbesondere das Dreisatz-Training, noch immer als überlegen gilt, obwohl der Forschungsstand diesbezüglich eine sehr viel differenzierte Betrachtung zulässt.

Wenn man nachforscht, wie diese »seit langem bewiesene Überlegenheit« des Dreisatz-Trainings begründet wird, findet sich in der Regel ein Verweis auf eine Untersuchung aus dem Jahr 1962. Darauf soll im Folgenden näher eingegangen werden.

2.3.2 Der Mythos vom »optimalen Dreisatz-Training«

Besagte Studie, von Berger 1962 publiziert, war die erste Untersuchung, die sich ausführlich mit der Frage nach der optimalen Satz- und Wiederholungszahl beschäftigte [165], und zwar am Beispiel des Bankdrückens. Da diese Studie über Jahre hinweg als Beleg für die Überlegenheit des Mehrsatz-Trainings, insbesondere des Dreisatz-Trainings herhalten musste, ist sie es wert, einmal genau betrachtet zu werden. Der größte Kraftzuwachs wurde in der Gruppe erzielt, die drei Sätze von jeweils sechs Wiederholungen ausführte. Der zweitgrößte Zuwachs wurde jedoch nicht mit zwei Sätzen erzielt, sondern mit nur einem! Mit anderen Worten: Ein Satz brachte bessere Ergebnisse als zwei Sätze. Deshalb kann keineswegs von einem proportionalen Verhältnis von Satzzahl und Kraftzuwachs gesprochen werden. Bezieht man den Faktor Effizienz in die Betrachtung mit ein, zeigt sich sogar, dass eine Erhöhung des Volumens auf drei Sätze (300 %) eine Steigerung des Ertrages von lediglich 8 % ergab!

Trotzdem gilt seit der Berger-Studie von 1962 als »bewiesen«, dass drei Sätze von jeder Übung das Optimum sind. Generationen von Sportlern haben dies von ihren Trainern so übernommen und dann selbst an andere weitergegeben. Seit 1962 hat es jedoch zahlreiche weitere Studien gegeben, die z.T. Zweifel aufwerfen, ob das Dreisatz-Training tatsächlich das Nonplusultra des Krafttrainings darstellt. Denn zahlreiche der späteren Studien konnten keine signifikanten Unterschiede zwischen verschiedenen Satzzahlen feststellen. Darunter waren übrigens auch zwei Studien von Berger selbst, dessen spätere Untersuchungen keine Vorteile eines Dreisatz-Trainings gegenüber einem Einsatz-Training mehr ergaben [163]. Der Popularität des Dreisatz-Trainings hat dies jedoch keinen Abbruch getan, wie der Blick in ein beliebiges Fitness-Studio leicht erkennen lässt.

Dass man mit drei Sätzen von jeder Übung Kraft und Muskeln aufbauen kann, ist völlig unbestritten. Wer mit einem Volumentraining zufriedenstellende Fortschritte erzielt und die erforderliche Zeit dafür aufbringen kann, sieht vielleicht auch gar keine Notwendigkeit, von dieser Methode abzuweichen. Dennoch gibt es gute Gründe, über den Zusammenhang von Intensität und Volumen nachzudenken. Dazu gehört auch die Frage, wieviel Training erforderlich ist, um optimale Fortschritte zu erzielen.

Ein Satz muss intensiv genug sein, um den Körper an die Grenzen seiner aktuellen Leistungsfähigkeit zu bringen, damit ein entsprechender Wachstumsreiz gesetzt wird. Anschließend benötigt der Körper Ruhe und Erholung, um diese Anpassungsprozesse (Muskelwachstum durch Verdickung der Eiweißstrukturen im Muskel) auszuführen. Jeder Satz zuviel erhöht den Regenerationsbedarf, ohne die Wirkung zu erhöhen. Im ungünstigsten Fall kann der Körper sich nicht ausreichend erholen und der Trainingseffekt bleibt aus. Intensität und Volumen müssen somit aufeinander abgestimmt sein.

Dies ist bei der Interpretation entsprechender Studien zu berücksichtigen. Studien, die unterschiedliche Satzzahlen miteinander vergleichen, ohne die Intensität genau zu definieren, sind daher nur begrenzt aussagekräftig. So erklären sich auch die Ergebnisse der mehr als 50 Studien, die keine signifikanten Unterschiede zwischen einem Einsatz- und einem Mehrsatz-Training finden konnten [163] Umso erstaunlicher ist es vor diesem Hintergrund, dass die amerikanische National Strength and Conditioning Association (NSCA) vor einigen Jahren sogar »das Ende der Einsatz- vs. Mehrsatz-Diskussion« ausgerufen hat. Als Begründung führte man an, es sei nun eindeutig bewiesen, dass ein Mehrsatz-Training dem Einsatz-Training klar überlegen sei [166].

Damit bestätigte sich die NSCA quasi selbst, die ganze Zeit über schon Recht gehabt zu haben. Allerdings hatte die Selbstbestätigung einen Schönheitsfehler: Sie betrifft in keiner Weise das HIT! Auch die aktuellen Meta-Analysen wissenschaftlicher Untersuchungen, die auf eine Überlegenheit des Mehrsatz-Trainings hingedeutet hatten oder zumindest so interpretiert worden waren, bezogen sich nicht auf ein HIT. Vielmehr wurden darin Trainingsprogramme mit unterschiedlichen Satzzahlen, aber gleicher Intensität verglichen. Dass bei geringerer Intensität mehrere Sätze größere Fortschritte bringen als nur einer, kann daher nicht überraschen. Zwischen 2002 und 2019 wurden dann eine Reihe weiterer Studien und Meta-Analysen zum Trainingsvolumen publiziert [167-173].

Auch wenn keine einzige dieser Meta-Studien sich mit einem hochintensiven Training befasste, wurden die Ergebnisse weitgehend so aufgenommen, als ob ein höheres Trainingsvolumen auf jeden Fall bessere Muskelzuwächse bringt. Dieser Eindruck ist jedoch in weiten Teilen ein Missverständnis. So wurden z.B. in einigen Studien nur die Kraftsteigerungen betrachtet, in anderen (auch) die Muskelzuwächse. Das Entscheidende ist jedoch, dass die Studien auf den ersten Blick scheinbar die Devise »je mehr, desto besser« bestätigten.

Wie sehr die Studienergebnisse z.T. missverstanden wurden, zeigt die Interpretation der Studie von Dr. Brad Schoenfeld und Kollegen (2019). Diese Publikation musste mehrfach herhalten als vermeintlicher Beleg dafür, dass ein Volumentraining besser sei als ein HIT. Ein Satz in den Schlussfolgerungen der Autoren lautete auch tatsächlich: »Alternativ folgt die Muskelhypertrophie einer Dosis-Wirkungs-Beziehung, wobei mit höheren Trainingsvolumina zunehmend größere Zuwächse erzielt werden...« Allerdings wurde dieser Satz aus dem Zusammenhang gerissen. Der Zusammenhang, der sich tatsächlich nach »je mehr, desto besser« anhört, war in Wahrheit ganz und gar nicht linear. Die vollständige Schlussfolgerung beinhaltete nämlich noch den folgenden Satz: »Deutliche Steigerungen von Kraft und Kraftausdauer können von trainierten Personen mit nur drei jeweils 13-minütigen wöchentlichen Trainingseinheiten über einen Zeitraum von acht Wochen erreicht werden, und diese Zuwächse fallen ähnlich groß aus wie bei einem wesentlich größeren Zeitaufwand...« [174].

Das 13-minütige Einsatz-Training brachte also vergleichbare Fortschritte wie das Training mit jeweils drei oder fünf Sätzen von jeder Übung, und das obwohl das Einsatz-Training noch nicht einmal hochintensiv ausgeführt wurde. Dennoch blieb bei vielen Lesern der Studie nur die Aussage von der Dosis-Wirkungs-Beziehung mit höheren Zuwächsen bei größeren Trainingsvolumina hängen. Dass diese Unterschiede gar nicht signifikant waren und dass das Einsatz-Training laut den Autoren »ähnlich große Zuwächse wie bei einem wesentlich größeren Zeitaufwand« brachte, wurde meist übersehen oder schlichtweg ignoriert.

Dies klarzustellen, war offensichtlich auch dem Leiter dieser Studie, Brad Schoenfeld, ein Bedürfnis. Nachdem die Ergebnisse erstmals öffentlich vorgestellt wurden, schrieb er: »Der wahrscheinlich wichtigste verloren gegangene Aspekt unserer Studie zum Trainingsvolumen war das Ergebnis, dass bei Trainierten weniger als 45 Minuten Training pro Woche die gleichen Zuwächse an Kraft- und Kraftausdauer produzierten wie fünfmal soviel Training...« [175]. In einer Meta-Analyse von 2016 hatten Schoenfeld und seine Mitautoren ebenfalls von einer Dosis-Wirkungs-Beziehung zugunsten des Mehrsatz-Trainings gesprochen. Sie hatten aber auch ausdrücklich darauf hingewiesen, dass diese Unterschiede nicht signifikant waren. Ein statistisch signifikantes Ergebnis ihrer Studie dagegen war, »dass das höchste Trainingsvolumen im Durchschnitt 3,6 % mehr Zuwachs brachte als das geringste Trainingsvolumen« [176]. Interessant wäre in diesem Zusammenhang gewesen, wie sich eine höhere Trainingsintensität anstelle eines höheren Trainingsvolumens ausgewirkt hätte.

Die aktuelle Studienlage lässt sich somit wie folgt zusammenfassen: Wenn mit geringerer Intensität trainiert wird, ist ein höheres Trainingsvolumen durchaus von Bedeutung. Wird also nur ein Satz pro Übung ausgeführt, dessen Intensität nicht zu einer lokalen Muskelerschöpfung führt, kann davon ausgegangen werden, dass weitere Sätze derselben Übung erforderlich sind, um optimale Fortschritte zu erzielen. (Die fortschreitende Muskelerschöpfung durch mehrere Sätze hintereinander wird auch als »Ermüdungsaufstockung« bezeichnet.) Gelingt es dagegen, mit nur einem hochintensiven Satz den Muskel zu erschöpfen und damit einen wirksamen Trainingsreiz zu setzen, dann sind weitere Sätze derselben Übung nicht erforderlich. Und genau dieser Ansatz wird beim HIT verfolgt.

Die von Schoenfeld und Kollegen ermittelte Mindest-Trainingszeit von 13 Minuten entspricht dabei fast exakt den zwölf Minuten Trainingsdauer, die der amerikanische Arzt und HIT-Experte Dr. Doug McGuff als Mindestdauer einer hochintensiven Trainingseinheit veranschlagt [177].

2.3.3 Der »Ceiling«-Effekt: Obergrenze sinnvollen Trainingsvolumens

Oft wird übersehen, dass es ganz offensichtlich auch eine Obergrenze an sinnvollem Trainingsvolumen gibt. Deshalb empfiehlt Schoenfeld, bei einem konventionellen Training (ohne Muskelversagen) mindestens zehn Sätze pro Woche für jede Muskelgruppe auszuführen. Er rät aber auch dazu, die Satzzahl nicht zu sehr zu erhöhen, um ein Übertraining zu vermeiden. Wo genau der Punkt liege, ab dem ein zusätzliches Trainingsvolumen kontraproduktiv wäre, sei aber noch fraglich. Eines lässt sich jedoch bereits jetzt sagen: Wenn bis zum Muskelversagen trainiert wird, liegt die optimale Satzzahl *unter* den von Schoenfeld ermittelten zehn oder mehr Sätzen pro Muskelgruppe in der Woche.

Eine Studie aus dem Jahr 2019 verglich unterschiedliche Satzzahlen bei einem Trainingsprogramm mit hoher Intensität über einen Zeitraum von etwa einem halben Jahr (24 Wochen). Die 34 trainierten Probanden (mit mindestens drei Jahre regelmäßigem Krafttraining) absolvierten dabei entweder jeweils fünf, zehn, 15 oder 20 Sätze pro Muskelgruppe in der Woche, jeweils bis zum Muskelversagen [178]. Trainiert wurde an drei Tagen pro Woche.

Am ersten Trainingstag trainierten die Probanden Bankdrücken, Schrägbankdrücken und Schulterdrücken, am zweiten Latziehen, Rudern und Rudern aufrecht und am dritten Beinpressen, Kniebeugen und Kreuzheben mit leicht gebeugten Knien. Als Ergebnis zeigten sich signifikante Kraft- und Muskelzuwächse in allen vier Gruppen. Es gab jedoch keine signifikanten Unterschiede zwischen den Gruppen, d.h. weder eine Verdopplung noch eine Vervierfachung des Trainingsvolumens brachte einen zusätzlichen Nutzen für den Muskelaufbau. Der »Ceiling«-Effekt (engl. ceiling – Zimmerdecke), oberhalb dessen eine Erhöhung des Volumens keinen weiteren Muskelzuwachs bewirkt, liegt beim intensiven Training also offensichtlich niedriger als beim weniger intensiven Training.

2.4 Studienergebnisse zum hochintensiven Training

Vergleichsstudien im Bereich des Krafttrainings sind nicht immer sehr aussagekräftig, weil sichergestellt werden muss, dass nicht »Äpfel mit Birnen« verglichen werden. Idealerweise sollten alle Trainingsparameter gleich gehalten werden und sich die Versuchsgruppen nur in dem einen Parameter unterscheiden, der untersucht werden soll. Um die Auswirkungen eines Trainings bis zum Muskelversagen zu studieren, müssten daher zwei Gruppen das gleiche Trainingsprogramm absolvieren, das sich nur bezüglich der Trainingsintensität unterscheidet. Genau dieses Untersuchungsdesign wurde in einer Studie angewandt, die zu dem Ergebnis kam, dass ein Training bis zum Wiederholungsmaximum und darüber hinaus ähnliche Kraftzuwächse bewirkte wie ein Training mit doppelt so vielen Sätzen und Wiederholungen, die nicht bis zum Muskelversagen ausgeführt wuerden. Diese Untersuchung ist deshalb so aussagekräftig, weil allein die Trainingsintensität der Unterschied zwischen beiden Versuchsgruppen war; die anderen Faktoren waren gleich. Alle Probanden absolvierten die gleiche Anzahl von Wiederholungen im gleichen Zeitraum (13 Minuten und 20 Sekunden).

Alle Probanden trainierten Bankdrücken mit einem Gewicht, das sechs Wiederholungen zuließ (6WM). Die Gruppe, die bis zum Muskelversagen trainierte, absolvierte die sechs Wiederholungen des Satzes ohne Pause. Wenn das Muskelversagen vor der sechsten Wiederholung eintrat, half jemand dabei, die restliche(n) Wiederholung(en) abzuschließen. Die andere Gruppe absolvierte nur drei Wiederholungen mit 6WM, pausierte und absolvierte dann erneut drei Wiederholungen; diese Gruppe ging also nicht bis zur Belastungsgrenze.

Alle Probanden verfügten über mindestens ein halbes Jahr Trainingserfahrung. Die Gruppe, die sich nicht ausbelastete, erzielte einen Kraftzuwachs von durchschnittlich 5 %. In der Gruppe, die alle Wiederholungen bis zur Belastungsgrenze von 6WM ausführte, war der Kraftzuwachs mit 10 % dagegen doppelt so hoch. Ein Kraftzuwachs von 10 % in einem Zeitraum von nur sechs Wochen ist ein bemerkenswertes Ergebnis. Damit bestätigt diese Studie von Prof. Dr. Eric Drinkwater von der Victoria University of Technology in Melbourne und seinen Kollegen [179], was Arthur Jones bereits in den 1970er Jahren postulierte, nämlich dass eine hohe Trainingsintensität ein sehr effektiver Stimulus für entsprechende Anpassungen bei einem Krafttraining ist.

Auch Schott (1995) sowie Goto und Kollegen (2010) fanden größere Muskelzuwächse, wenn bis zum Muskelversagen trainiert wurde. In der Studie von Goto waren ebenfalls alle anderen Parameter gleich gehalten [180,181].

Eine Studie von Nobrega (2018) zeigte leichte Vorteile eines Trainings bis zum Muskelversagen im Vergleich zu einem ansonsten gleichen Training, das nicht bis zum Muskelversagen ausgeführt wurde. In diesem Fall wurden nicht nur die Kraftzuwächse, sondern auch die Muskelzuwächse verglichen. Diese fielen bei einem Training bis zum Muskelversagen größer aus [182].

Ein ähnliches Bild zeigte sich in einer Untersuchung meiner Arbeitsgruppe. Bei trainingserfahrenen Probanden bewirkte ein Satz pro Übung, jeweils bis zum Muskelversagen ausgeführt, größere Kraft- und Muskelzuwächse als ein Training, das nur bis zum Wiederholungsmaximum ausgeführt wurde [183].

Die Untersuchungen von Sampson und Groeller (2016) sowie Helms (2018) fanden vergleichbare Ergebnisse bei Trainingsprogrammen mit und ohne Muskelversagen, während Martorelli und Kollegen (2017) geringfügig bessere Fortschritte beim Training bis zum Muskelversagen feststellten, die das statistische Signifikanzniveau nicht erreichten [184-186].

Dass sich bislang nur relativ wenige Studien mit der Notwendigkeit des Muskelversagens befasst haben, ist überraschend, angesichts der Vielzahl an Untersuchungen zu anderen Aspekten des Trainings. Dass die Intensität ein sehr wichtiger, wahrscheinlich sogar der Schlüsselfaktor für das Auslösen von Trainingsreizen ist, wird seit langem vermutet. Schoenfeld und Grgic (2019) verglichen unterschiedliche Studienergebnisse unter dem Gesichtspunkt, ob ein Training bis zum Muskelversagen zu größeren Muskelzuwächsen führt. Umso überraschender fanden die Autoren die relativ geringe Forschungsaktivität hierzu: »Obwohl ein Training bis zum Muskelversagen beim Krafttraining seit langem praktiziert wird, vor allem von Bodybuildern, ist die Zahl kontrollierter Studien, die dieses Thema erforscht haben, klein...« [187].

Die Übersicht an verfügbaren Studienergebnissen, die die Autoren ausgewertet haben, deuten darauf hin, dass ein Training bis zum Muskelversagen nicht unbedingt notwendig ist, wenn mit hohen Gewichten (ca. 80 % des 1WM) und mehreren Sätzen pro Übung trainiert wird. Es wird vermutet, dass es bei Ausführung mehrerer Sätze einer Übung nach und nach zu einer Ermüdungsaufstockung kommt, die dann dazu führt, dass in einem der nachfolgenden Sätze die Reizschwelle überschritten wird.

Ein Training bis zum Muskelversagen dagegen bringt bereits bei nur einem Satz pro Übung mindestens vergleichbare Fortschritte wie das übliche Mehrsatztraining [188]. Die Arbeitsgruppe von Prof. Stuart Phillips (2019) konnte in einer entsprechenden Studie belegen, dass ein Training bis zum Muskelversagen der wichtigste Faktor ist, wenn es darum geht, möglichst viele Muskelfasern zu aktivieren und zu erschöpfen, was zu besonders ausgeprägter Muskelhypertrophie führt [189]. Die gleiche Arbeitsgruppe (Morton und Kollegen 2019) kommen in ihrem Aufsatz über evidenz-basiertes Training für Kraft und Muskelzuwachs zu dem Ergebnis, dass eine Kraftsteigerung auch gut ohne ein Training bis zum Muskelversagen erzielt werden kann, solange mit schweren Gewichten gearbeitet wird. Der Schlüsselreiz für den Muskelaufbau dagegen sei die Intensität der Übungsausführung: »Eine Maximierung des trainingsbedingten Muskelaufbaus wird hauptsächlich ausgelöst durch die Intensität...« [194].

Doch ein Aspekt wird bei der ganzen Diskussion häufig übersehen: Selbst wenn ein Training bis zum Muskelversagen für optimale Muskelzuwächse nicht erforderlich sein sollte und ein Training bis kurz vor dem Muskelversagen die gleichen Fortschritte bewirkt, bleibt die Frage: Wie kurz vor dem Muskelversagen darf/muss es sein, um trotzdem noch einen wirksamen Trainingsreiz zu produzieren? Zourdos und Kollegen (2016) schlagen vor, mit sog. »Wiederholungen in Reserve« (»Repetitions in Reserve«, RIR) zu arbeiten. Ein Training bis zum Muskelversagen wäre demnach ein Wert von 0 RIR, zwei Wiederholungen vor dem Muskelversagen entsprechend 2 RIR [190]. Wie eine Studie meiner Arbeitsgruppe gezeigt hat, ist es unter realen Trainingsbedingungen aber kaum möglich, verlässlich vorauszusagen, wann man das Muskelversagen erreicht [191]. Selbst fortgeschrittene Kraftsportler verschätzen sich hierbei um ein bis zwei Wiederholungen, bei weniger Fortgeschrittenen sind die Abweichung z.T. noch sehr viel größer.

In einer weiteren Studie von Armes und Kollegen wurde auch überprüft, ob trainingserfahrene Kraftsportler in der Lage sind, eine Wiederholung vor dem Muskelversagen aufzuhören, was sich als nicht umsetzbar erwies, da die Probanden statt einer »Wiederholung in Reserve« tatsächlich zwischen zwei und fünf Wiederholungen vom Muskelversagen entfernt blieben [192]. Der Versuch, kurz vor dem Muskelversagen aufzuhören, birgt also die Gefahr, dass man so weit vom Muskelversagen entfernt bleibt, dass kein ausreichender Trainingsreiz produziert wird.

Es gibt nur einen Weg herauszufinden, ob man eine bestimmte Wiederholungszahl mit dem jeweiligen Gewicht schafft oder nicht: Man muss die jeweils nächste Wiederholung noch versuchen. Deshalb wird das Hochintensitätstraining scherzhaft oft so zusammengefasst: »Nimm ein Gewicht, mit dem du höchstens zehn Wiederholungen schaffst und mach dann einfach elf.«

2.5 Wie das HIT den anabolen Reiz erzeugt

Ein Training bis zum Muskelversagen ist ein idealer anaboler Stimulus, weil es alle drei Kriterien erfüllt, von denen bekannt ist, dass sie Muskelwachstum auslösen:

- Metabolischer Stress
- Mikrotraumata
- Mechanische Spannung

Bereits beim ersten Kriterium wird klar, warum das HIT besonders wirksam ist. Unter metabolischem Stress versteht man den Verbrauch von intramuskulärer Energie. Damit ist nicht das Muskelglykogen gemeint, sondern die in der Muskulatur gespeicherten Phosphate (Adenosintriphosphat und Kreatinphosphat). Diese Phosphate sind bei intensiver Belastung innerhalb weniger Kontraktionen vollständig verbraucht und müssen anschließend wieder aufgebaut werden. Das Brennen, das sich bei intensivem Training in der Muskulatur einstellt, ist ein sicheres Zeichen dafür, dass die energieliefernden Phosphate erschöpft wurden und gerade resynthetisiert werden. Ursache für das Brennen ist die Milchsäure, die entsteht, wenn Muskelglykogen verbrannt wird, um neues ATP zu synthetisieren.

Bei einer intensiven Muskelbelastung kommt es unweigerlich auch zu winzigen Verletzungen der Muskelfaser, den sog. Mikrotraumata. Diese sind es auch, die bei einigen Menschen am folgenden Tag Muskelkater auslösen (nicht alle Menschen bekommen Muskelkater, außerdem variiert seine Ausprägung von Person zu Person). Während der anschließenden Ruhephase repariert der Körper diese kleinen Risse in den Muskelfasern. Ein Mechanismus hierfür ist die verstärkte Einlagerung von Muskelprotein. Somit führt auch die Reparatur der Mikrotraumata zu einer anabolen Reaktion.

Der anabole Reiz ist dann am größten, wenn es gelingt, die trainierte Muskulatur einer mechanischen Spannung auszusetzen, die innerhalb von mindestens 60, besser noch 90 bis 120 Sekunden zur Erschöpfung führt. Diese Anspannungszeit (auch »Time Under Tension« – TUT – genannt) hat sich als ideal zum Muskelaufbau erwiesen. Deutlich geringere oder deutlich längere Anspannungszeiten resultieren in einem geringeren Muskelzuwachs. Sätze, die beispielsweise nur 18 Sekunden dauern oder die wegen eines zu leichten Widerstandes vielleicht 190 Sekunden dauern, lösen einen geringeren Hypertrophiereiz aus. Wenn es gelingt, die beteiligten Muskelfasern innerhalb einer Anspannungszeit von etwa 60 bis 120 Sekunden möglichst vollständig zu ermüden, wird dagegen ein sehr wirksamer Trainingsreiz gesetzt.

Beim HIT wird dieser starke Wachstumsreiz üblicherweise durch einen ununterbrochenen Satz pro Übung herbeigeführt. Es ist aber auch möglich, die Anspannungszeit in mehrere Abschnitte mit kurzen Pausen einzuteilen, solange das gleiche Endergebnis, nämlich die Erschöpfung der trainierten Muskelfasern, erreicht wird. Das ist der Grund, warum auch das Rest-Pause-Training einen ausgeprägten Hypertrophiereiz setzt und die Erschöpfung selbst mit einem Mehrsatz-Training erreicht werden kann, solange die Pausen zwischen den Sätzen kurz genug sind, um eine Ermüdungsaufstockung zu erreichen.

2.6 Der Trainingsaufbau im Einzelnen

Im Folgenden sollen die Kernpunkte des hochintensiven Trainings beleuchtet und Ratschläge zum ihrem effektiven Einsatz gegeben werden.

2.6.1 Wahl eines geeigneten Gewichts zum Muskelaufbau

Eine alte Streitfrage, nicht nur im Zusammenhang mit dem HIT, lautet: Was ist besser zum Muskelaufbau – hohe Gewichte und wenige Wiederholungen oder niedrige Gewichte und mehr Wiederholungen? Die Wissenschaft hat inzwischen die Antwort hierauf geliefert. Diese ergibt sich aus den o.g. Kriterien für ein Muskelaufbautraining: Solange die Gewichte so gewählt werden, dass der Satz innerhalb von rund 60 bis 120 Sekunden zur Erschöpfung des Muskels führt, wird ein optimaler anaboler Reiz gesetzt. Dabei ist es egal, ob bis dahin acht Wiederholungen mit einem etwas höheren oder zwölf Wiederholungen mit einem etwas niedrigeren Gewicht absolviert wurden. Solange Sie bis zur Muskelerschöpfung trainieren, und diese innerhalb von ein bis zwei Minuten erreichen, aktivieren (und erschöpfen) sie die maximal mögliche Anzahl an Muskelfasern und lösen damit in der größtmöglichen Faserzahl einen Wachstumsreiz aus.

Wenn die Gewichte so hoch sind, dass Sie bereits nach 20 Sekunden das Muskelversagen erreichen, sind die Gewichte zu schwer und die Anspannungsdauer zu gering. Wenn Sie das Gewicht länger als zwei Minuten bewegen können, ist das Gewicht zu gering und sollte bei der nächsten Trainingseinheit gesteigert werden.

Eine viel beachtete Studie von Morton und Kollegen (2019) hat den hier geschilderten Zusammenhang eindrucksvoll bestätigt und gezeigt, dass »...die Muskelfaseraktivierung unabhängig vom Widerstand und der Wiederholungszahl erfolgt, solange das Krafttraining bis zum Muskelversagen ausgeführt wird.« [193]. Da beim HIT in erster Linie technisch sauber und langsam-kontrolliert trainiert wird, fühlt sich das Trainingsgewicht in der Regel etwas schwerer an als beim konventionellen Training. Das liegt daran, dass Schwungkräfte ausgeschaltet werden und die trainierten Muskeln allein die mechanische Arbeit leisten müssen. Die Gewichte beim HIT liegen deshalb in der Regel etwa 10 % unter denen, die beim konventionellen Krafttraining verwendet werden.

2.6.2 Optimale Dauer einer Wiederholung

Jede Wiederholung beginnt mit einer isometrischen Kontraktion, d.h. die Muskelspannung wird solange erhöht, bis das Gewicht sich langsam bewegt. Sie benötigen daher eine gewisse isometrische Anspannungszeit, bevor sich das Gewicht überhaupt in Bewegung setzt. Die konzentrische Phase, also das Anheben des Gewichts, sollte mindestens zwei bis vier Sekunden dauern, die exzentrische Phase (das Absenken) mit mindestens vier Sekunden noch etwas langsamer erfolgen. An den beiden Umkehrpunkten der Bewegung, also oben und unten, wird ganz kurz pausiert: Sie sollten das Gewicht dann jeweils zwei Sekunden halten und den Muskel dabei isometrisch anspannen. Die Dauer einer idealen Wiederholung setzt sich somit zusammen aus:

2 Sekunden Anspannung in der (gedehnten) Ausgangsposition
2 bis 4 Sekunden für die konzentrische Phase (das Hochdrücken oder -ziehen)
2 Sekunden Anspannung in der voll kontrahierten (obersten) Position
4 Sekunden oder länger für die exzentrische Phase (das Absenken)

So kommen Sie auf zehn bis zwölf Sekunden für jede Wiederholung. Das ist jedoch nur ein Richtwert. Natürlich können es je nach Übung und Bewegungsumfang auch mal sechs bis acht oder elf bis vierzehn Sekunden sein. Auch der Bewegungsumfang bei der jeweiligen Übung spielt hierbei eine Rolle. Natürlich dauert eine Wiederholung beim Bankdrücken länger als eine Wiederholung beim Wadenheben.

Am Beispiel der Übung Klimmzüge lässt sich leicht erklären, wie die Zeitdauer einer Wiederholung aussehen sollte. Sie hängen sich an die Stange und nehmen die Ausganspostion ein. Dann spannen Sie die beteiligten Muskeln immer stärker an, bis Sie sich nach ein bis zwei Sekunden nach oben ziehen. Die Auswärtsbewegung sollte dann zwei bis vier Sekunden dauern. Dann halten Sie sich für ungefähr zwei Sekunden in der obersten Position bevor Sie sich innerhalb von etwa vier Sekunden wieder langsam und kontrolliert herunterlassen.

Tab. 20 Empfohlene Bewegungsgeschwindigkeit für das HIT

Abschnitt der Bewegung	Geschwindigkeit
• isometrische Phase – Anspannung in der (gedehnten) Ausgangsposition	2 Sekunden
• konzentrische Phase – das Hochdrücken oder -ziehen des Gewichts	2 Sekunden
• isometrische Phase – Anspannung in der voll kontrahierten (obersten) Position	2 Sekunden
• exzentrische Phase – Absenken des Gewichts	4 Sekunden

Eine Wiederholung beim HIT wird wie folgt ausgeführt: Die Hantel bzw. die Griffe des Trainingsgeräts werden zu Beginn gefasst und die Zielmuskeln für zwei Sekunden fest angespannt. Dann wird das Gewicht in zwei Sekunden bis in die kontrahierte Position angehoben, gefolgt von einer weiteren isometrischen Phase von zwei Sekunden, in der die Zielmuskeln fest angespannt werden. Dann wird das Gewicht sehr langsam – über vier Sekunden – in die Ausgangsposition zurückgeführt.

Durch die isometrischen Phasen und die Betonung der negativen Phase mittels des langsamen Absenkens des Gewichts fällt eine Wiederholung beim HIT viel intensiver aus, als beim herkömmlichen Training. Deshalb müssen die gewohnten Trainingsgewichte in der Regel um etwa 10 % reduziert werden.

Das kurze Innehalten bei gleichzeitig bewusstem Anspannen der Muskeln an den beiden Umkehrpunkten der Bewegung wird oft vergessen, ist aber sehr wichtig. Es hat nämlich gleich mehrere wünschenswerte Effekte. Zum einen wird die Bewegung dadurch insgesamt langsamer und kontrollierter. Zum anderen gibt es Anzeichen dafür, dass die Muskelspannung in der gedehnten Position besonders wirksam ist, um eine sog. longitudinale Muskelhypertrophie auszulösen. Darunter versteht man einer Form des Muskelwachstums durch eine Längenzunahme von Muskelfibrillen. Die beschriebene Übungsausführung ist daher ideal für ein Muskelaufbautraining, weil sie neben der üblichen radialen Hypertrophie, also der Vergrößerung des Muskelquerschnitts, auch ein längenorientiertes Muskelwachstum auslöst.

Die technisch saubere und langsam-kontrollierte Bewegungsausführung hat beim HIT absoluten Vorrang gegenüber allem anderen. Die »lupenreine« Ausführung der Übungen verbessert nicht nur die Muskelfaseraktivierung und erhöht den Trainingseffekt. Ein wichtiger Nebeneffekt der langsamen Übungsausführung ist die Reduzierung des Verletzungsrisikos, das beim HIT praktisch bei null liegt!

2.6.3 Aktivierung beider Muskelfasertypen durch langsame Bewegungsausführung

Den schnellzuckenden Muskelfasern gilt seit langem das Hauptaugenmerk beim Krafttraining. Diese, auch Typ II genannten Fasern, können mehr Kraft entwickeln, ermüden dafür aber schneller als die langsameren Fasern vom Typ I. Schnell- und langsamzuckende Fasern unterscheiden sich in mehreren Aspekten. Die Typ I Fasern haben ein geringes Erregungspotenzial, sind also schon bei leichter Muskelarbeit aktiv und ermüden nicht so schnell, während die Typ II-Fasern erst bei hohen Muskelspannungen aktiv werden. Außerdem können die Typ II-Fasern deutlich schneller kontrahieren als die Typ I-Fasern. Dadurch erklärt sich auch, dass Personen mit einem hohen Anteil an Typ II-Fasern als »geborene Sprinter« gelten. Beim Lauf über kurze Distanzen kommt es ja auf die schnelle und hohe Kraftentfaltung an.

Früher dachte man daher, es sei notwendig, die Wiederholungen beim Krafttraining so schnell wie möglich (»explosiv«) auszuführen, damit auch die Typ II-Fasern aktiviert werden. Inzwischen weiß man aber, dass dies überhaupt nicht notwendig ist. Auch die »schnellen« Muskelfasern lassen sich sehr effektiv durch langsame Bewegungsausführungen trainieren. Es trifft zu, dass

Abb. 30 Muskelfaserrekrutierung im Verlauf eines Satzes

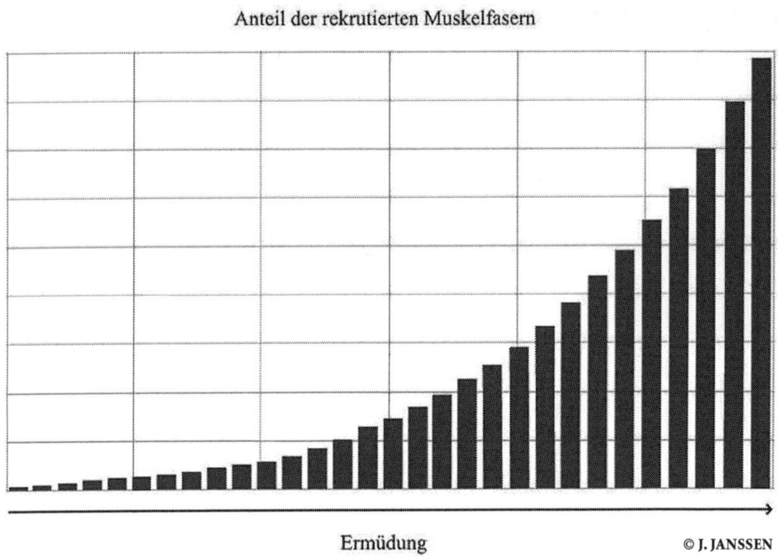

Je weiter die Ermüdung im Verlauf eines Satzes fortschreitet, desto mehr Muskelfasern müssen mithelfen, um das Gewicht noch zu bewältigen. Deshalb ist das Training bis zum Muskelversagen (PmM) oder sogar darüber hinaus (PmM+) so effektiv für den Muskelaufbau.

bei den ersten Wiederholungen zunächst vorrangig die Typ I-Fasern aktiviert werden. Doch je länger die Muskelspannung aufrecht erhalten wird, desto mehr Muskelfasern müssen aktiviert werden, weil die zuerst rekrutierten Fasern inzwischen zu erschöpft sind, um allein die Bewegung fortzuführen. Beim Training bis zur Muskelerschöpfung müssen daher praktisch alle verfügbaren Muskelfasern rekrutiert werden. Gegen Ende des Satzes werden dann auch die Fasern mit höherer Aktivierungsschwelle zugeschaltet. Somit werden beim Training bis zum Muskelversagen nicht nur die Typ I- Fasern, sondern auch sämtliche verfügbaren Typ II-Fasern aktiviert und ermüdet.

2.6.4 Die ideale Wiederholungzahl pro Satz

Bei langsam-kontrollierter Bewegungsausführung entspricht die ideale »Time Under Tension« (Zeit unter Spannung) von 60 bis 120 Sekunden ziemlich genau den acht bis zwölf Wiederholungen, die seit langem als am besten geeignet für ein Muskelaufbautraining gelten. Kürzere Anspannungszeiten sind bei einem Muskelaufbautraining nicht optimal. Neuere Studien, zusammengefasst von Morton, Colenso-Semple und Philipps (2019), empfehlen zehn oder mehr Wiederholungen, wenn maximaler Muskelaufbau das Ziel ist. Auch dieser Richtwert entspricht der o.g. »Time under Tension«. Frühere Empfehlungen, nach denen sehr schwere Gewichte und wenige Wiederholungen hierfür notwendig seien, sehen die Autoren als überholt an und stellen fest, dass »...der potenteste Auslöser für trainingsinduzierte Muskelhypertrophie die Anstrengungsintensität (Intensity of Effort) darstellt«. Die Intensität sei dann ideal, wenn mit hoher Konzentration und »...bis zum Muskelversagen trainiert wird.« [194].

2.6.5 Bewegungsausführung mit und ohne Pausen

Die ununterbrochene Ausführung eines Satzes bis zur momentanen Muskelerschöpfung ist die einfachste und praktikabelste Methode, um einen Trainingsreiz zu setzen. Es ist aber auch möglich, die entsprechende Anspannungszeit und Wiederholungszahl auf mehrere Abschnitte mit kurzen Pausen zu verteilen. Dies ist der Grund dafür, dass sich auch ein Mehrsatztraining zum Muskelaufbau eignet. Ein Problem beim Mehrsatztraining besteht allerdings darin, die optimale Pausenlänge zu finden. Ist die Pause zwischen mehreren Sätzen der selben Übung zu kurz, fällt der Muskelzuwachs relativ gering aus. Ist die Pause dagegen zu lang, ist der Trainingseffekt ebenfalls nicht optimal, weil die Energiespeicher im Muskel zwischendurch immer wieder aufgefüllt werden können, so dass sich insgesamt keine ausreichende muskuläre Erschöpfung einstellt.

Beim Rest-Pause-Training (RPT) werden die Pausen dagegen gezielt zur Intensitätssteigerung eingebaut. Dies gelingt, indem beim RPT entweder bis zur Muskelerschöpfung trainiert und im Anschluss weitere Wiederholungen mit kurzen Pausen als Intensitätstechnik ausgeführt werden. Oder man wählt den zweiten Ansatz des RPT, bei dem nach jeder Wiederholung eine kurze Pause folgt. In diesem Fall werden aber schwerere Gewichte gewählt, so dass die Ermüdung pro Einzelwiederholung stärker ausfällt als bei durchgehenden Wiederholungen. Außerdem werden die Pausen absichtlich so kurz gehalten, dass es über den Satz hinweg zu einer Ermüdungsaufstockung kommt.

2.6.6 Die optimale Pausenlänge zwischen den Übungen

Die optimale Pausenlänge hängt von der Zielsetzung des Trainings ab. Wenn das Training sowohl die Muskulatur als auch das Herz-Kreislauf-System trainieren soll, lautet die Antwort: Die Pausen sollten so kurz wie möglich sein. Auf diese Weise bleiben sowohl die Herz- als auch die Atemfrequenz während des gesamten Trainings stark erhöht, um die Sauerstoffschuld auszugleichen, die durch das intensive Training in den Muskelzellen entsteht. Wie die Westpoint-Studie und die im Zusammenhang aufgeführten Studien gezeigt haben, wird auch das kardiovaskuläre System durch diese Form des intensiven Muskeltrainings effektiv trainiert.

Etwas anders verhält es sich, wenn maximaler Muskelaufbau das vorrangige Ziel des Trainings ist. Dann lautet die Faustregel: Der Belastungsabbruch sollte stets durch muskuläre Erschöpfung zustande kommen, nicht durch kardiovaskuläre. Die Pause sollte daher so lang sein, dass Sie im folgenden Satz wieder mit der größtmöglichen Intensität trainiert können. Da beim HIT von jeder Übung nur ein Satz ausgeführt wird, ist es aber nicht erforderlich, zwei bis drei Minuten zu pausieren wie es für das Mehrsatz-Training empfohlen wird [195]. Oftmals reicht die Pause, die durch den Wechsel von einer Übung zur nächsten entsteht, schon aus, um den nächsten Satz wieder intensiv angehen zu können.

Wenn Sie Supersätze (zwei verbundene Sätze) ausführen, z.B. bei der Vor- oder Nachermüdung, sollten Sie die Pause zwischen beiden Übungen natürlich so kurz wie möglich halten. Auf jeden Fall sollte sie aber weniger als 30 Sekunden dauern. Zwischen anderen Übungen darf die Pause ruhig etwas länger sein. Nach Übungen, die sehr viel Muskelmasse aktivieren und eine entsprechend große Sauerstoffschuld bewirken, wie z.B. Beinpressen oder Kniebeugen, sollten Sie rund zwei Minuten pausieren und dabei mehrmals tief ein- und ausatmen, bevor Sie zur nächsten Übung übergehen. Bei eingelenkigen Übungen wie Bizepscurls oder Wadenheben reicht dagegen meist eine deutlich kürzere Pause von etwa einer Minute.

Die genannten Pausenlängen können aber nur Richtwerte darstellen, weil die exakte Bestimmung einer angemessenen Pausendauer von zahlreichen Faktoren abhängt, wie z.B. von der Masse der beteiligten Muskulatur, der Anspannungszeit, dem Bewegungsumfang und dem Trainingszustand des kardiovaskulären Systems. Deshalb sollten Sie sich beim Muskelaufbautraining an der Faustregel orientieren, solange zu pausieren, bis sich Ihre Atmung wieder soweit normalisiert hat, dass Sie sich bereit fühlen für den nächsten Satz.

2.6.7 Ausreichende Ruhephasen zwischen zwei Trainingseinheiten

Die Regenerationszeit zwischen zwei Trainingseinheiten ist dann optimal, wenn sie zwei Kriterien erfüllt:

- Sie ist lang genug, so dass die Muskeln sich regenerieren und anschließend wachsen können.
- Sie ist kurz genug, so dass die Muskeln erneut trainiert werden, bevor der Effekt der letzten Trainingseinheit wieder verpufft.

Was zunächst widersprüchlich klingt, lässt sich anhand der Superkompensation gut erklären und durch entsprechende Forschungsergebnisse auch zeitlich eingrenzen. Das Modell der Superkompensation verdeutlicht sehr anschaulich, was bei einem Trainingsprozess im Körper abläuft. Zunächst einmal muss ein Trainingsreiz gesetzt werden, d.h. das Training muss intensiv genug sein, um die Muskulatur zu erschöpfen. Während der anschließenden Erholungsphase stellt der Organismus aber nicht einfach nur den Ausgangszustand wieder her, sondern er bildet eine Art Sicherheitsreserve, um sich vor zukünftigen Belastungen zu schützen. Die vorübergehende Schwächung der Muskulatur wird also nicht nur ausgeglichen (kompensiert), sondern überkompensiert. Daher der Begriff »Superkompensation«.

Im Falle des Muskeltrainings besteht diese Sicherheitsreserve in der Anlagerung zusätzlicher Proteine in der trainierten Muskulatur. Der Muskel wird also dicker und stärker – wenn man ihm die Möglichkeit zur Regeneration und Superkompensation gibt. Von leichten Muskelbeanspruchungen (z.B. beim Joggen oder beim Krafttraining mit geringer Intensität und geringem Umfang) erholt sich die Muskulatur in der Regel innerhalb von 24 Stunden vollständig. Allerdings sind diese Belastungsformen auch derart gering, dass sie keinen nennenswerten Muskelzuwachs produzieren.

Anders verhält es sich beim Muskelaufbautraining. Hier zeigt die Forschung, dass es mehrere Faktoren gibt, die den Regenerationsbedarf auf mehr als 24 Stunden ansteigen lassen. Die wichtigsten dieser Faktoren sind:

- Ein hohes Trainingsvolumen (Mehrsatztraining)
- Eine hohe Trainingsintensität (Training bis zum Muskelversagen)
- Die Verwendung von Intensitätstechniken (insbesondere Negativwiederholungen)

Der erste der genannten Punkte spielt beim Hochintensitätstraining keine Rolle, da das HIT als Einsatztraining ein sehr geringes Volumen aufweist. Die beiden anderen Punkte dagegen sind für ein HIT von Bedeutung und lassen sich in ihrer Auswirkung für die Regenerationszeit relativ gut beziffern. Zahlreiche Forschungsarbeiten haben gezeigt, dass ein Training bis zum Muskelversagen die Regenerationszeit gegenüber einem wenig intensiven Training etwa verdoppelt. Während die meisten Probanden sich innerhalb von 24 Stunden von einem leichten Krafttraining erholt haben, dauerte es bei einem Training bis zum Muskelversagen meistens 48 Stunden [196-199].

Zu beachten ist außerdem, dass bezüglich des Regenerationsvermögens erhebliche individuelle Unterschiede bestehen. Es gibt Personen, die sich deutlich langsamer von einer Belastung erholen als andere. Dies ist beim Thema Regeneration stets mit zu berücksichtigen. Die Forschungsergebnisse können jeweils nur Durchschnittswerte ermitteln. So berichten Pareja-Blanco und Kollegen (2019) davon, dass bei einigen Probanden das ursprüngliche Leistungsvermögen auch 48 Stunden nach der Trainingsintervention noch nicht wieder hergestellt war, was auf eine nicht abgeschlossene Regenerationsphase hindeutet [200].

Bei allen Vorbehalten bezüglich der bestehenden individuellen Unterschiede bestätigt die Forschung somit die alte Faustregel, dass ein Muskel nach einem Training bis zum Muskelversagen 48 bis 72 Stunden für vollständige Regeneration und Muskelaufbau benötigt. Zu beachten ist: Der zusätzliche Einsatz von Intensitätstechniken verlängert diesen Zeitraum (siehe Tab. 21). Nehmen Sie sich deshalb immer die Regenerationszeit, die Sie brauchen. Wann immer Sie das Gefühl haben, dass Sie noch nicht bereit sind für eine neue Trainingseinheit, dann gönnen Sie sich noch etwas Ruhe, indem Sie die Regenerationsphase um einen weiteren Tag verlängern.

Das gilt besonders für Personen über 50 Jahre. Bedenken Sie, dass die Regenerationsfähigkeit mit zunehmendem Alter abnimmt. Sie brauchen dann etwas länger, um sich von einer Trainingseinheit zu erholen. Ältere Sportler sollten sich deshalb am oberen Ende der hier genannten Regenerationszeiten orientieren und im Zweifel einen zusätzlichen Regenerationstag nach dem Training einplanen. Eine wichtige Faustregel lautet: Reduzieren Sie bei unzureichender Erholung die Anzahl Ihrer Trainingstage, aber nicht die Intensität beim Training. Gerade ältere Sportler benötigen ein intensives Training, um

Tab. 21 Empfohlene Regenerationszeiträume in Abhängigkeit von der Trainingsintensität

Die Trainingsintensität bestimmt die Erholungszeit zwischen zwei Trainingseinheiten. Je höher die Intensität ausfällt, d.h. je härter trainiert wird, desto länger muss die Erholung dauern, bevor der jeweilige Muskel wieder trainiert wird. Sonst kommt es schnell zu Übertraining und es stellen sich keine weiteren Fortschritte beim Muskelaufbau mehr ein.

Nicht-Wiederholungsmaximum (nWM)
Sie beenden den Satz, obwohl Sie mindestens noch eine weitere Wiederholung, vielleicht auch mehrere, hätten ausführen können.
Notwendige Trainingspause: 12-24 Stunden

Wiederholungsmaximum (WM)
Sie absolvieren so viele Wiederholungen wie möglich, ohne den Punkt des momentanen Muskelversagens zu erreichen. Bei der letzten Wiederholung haben Sie das Gefühl, dass Sie die nächste nicht mehr vollständig schaffen würden.
Notwendige Trainingspause: 24-48 Stunden

Punkt des momentanen Muskelversagens (PmM)
Den PmM erreichen Sie, wenn Sie nach dem Wiederholungsmaximum noch eine Wiederholung versuchen, diese aber nicht vollständig abschließen können.
Notwendige Trainingspause: 48-72 Stunden

Über den Punkt des momentanen Muskelversagens hinaus (PmM+)
Durch die Anwendung von Intensitätstechniken können Sie über den Punkt des momentanen Muskelversagens hinaus trainieren (PmM+), indem zum Ende des Satzes nur noch Teilwiederholungen bzw. einige Wiederholungen mit geringerem Gewicht ausgeführt werden.
Notwendige Trainingspause: 72-96 Stunden

die wichtigen Typ II-Muskelfasern zu stimulieren und dadurch zu erhalten, die ohne intensive Trainingsreize irgendwann nicht mehr gebraucht würden und sich dann komplett zurückbilden.

Auch jüngere Athleten sollten stets bedenken, dass das intensive Training den Wachstumsreiz bewirkt, der Muskel aber erst in der Erholungsphase wächst. Ein zu häufiges Training kann leicht zu einem Übertraining führen. Sie dürfen nicht vergessen, dass eine Überbelastung schnell kumulieren, d.h. »sich anhäufen«, kann – das führt dann zum Übertraining. In diesem Zustand stellen sich keine weiteren Muskelzuwächse ein, im Gegenteil: Es kann trotz hartem Training zu einem Muskelabbau kommen!

2.7 Anzahl der Trainingseinheiten pro Woche

Anhand des dargestellten Zeitrahmens für die Regeneration lässt sich auch die Frage beantworten, wie oft ein Muskel für maximalen Muskelaufbau trainiert werden sollte.

Bei einem Ganzkörpertraining, bei dem die Übungen bis zum Muskelversagen ausgeführt werden, ergibt sich aus der Regenerationszeit von 48 bis 72 Stunden, dass der ganze Körper zwei- bis dreimal pro Woche trainiert werden kann. Wenn an festgelegten Tagen trainiert wird, z.B. Montag, Mittwoch und Freitag, so liegen zwischen den Trainingseinheiten jeweils 48 (zwischen Montag, Mittwoch und Freitag) bzw. 72 Stunden (zwischen Freitag und dem folgenden Montag).

Wer etwas längere Pausenzeiten bevorzugt und nach jedem Trainingstag zwei Ruhetage einlegt, kommt so in manchen Wochen auf zwei, in anderen auf drei Trainingstage. Wird mit Intensitätstechniken über das Muskelversagen hinaus trainiert, sollte ein zusätzlicher Pausentag eingeplant werden.

Bei einem Splitprogramm ist die Sache etwas komplizierter, weil Muskeln immer synergistisch arbeiten. Wirkliche »Muskelisolation« gibt es bei natürlichen Bewegungen nicht. Jede Bewegung, jede Übung beim Krafttraining erfolgt durch die gemeinsame Kontraktion zahlreicher Muskeln. Selbst bei

Tab. 22 Anzahl Trainingseinheiten pro Woche bei Ganzkörper-HIT

Entweder man trainiert dreimal pro Woche, mit zweimal 48 Stunden Regenerationszeit zwischen den Trainingseinheiten und über das Wochenende einmalig 72 Stunden, bis es in der neuen Woche wieder losgeht (A).

Oder man wählt generell 72 Stunden Trainingspause, dann verschieben sich die Trainingstage allerdings jede Woche; in einer Woche trainiert man zweimal, in der folgenden dreimal (B).

Bei nur zwei Trainingseinheiten pro Woche kann man feste Tage wählen, z.B. Montag und Freitag. Dann kommt man abwechselnd auf 72 und 96 Stunden Regenerationszeit zwischen den Trainingseinheiten (C).

A

Montag	Dienstag	Mittw.	Donner.	Freitag	Samstag	Sonntag	Montag
Training		Training 48 Stunden		Training 48 Stunden			Training 72 Stunden

B

Montag	Dienstag	Mittw.	Donner.	Freitag	Samstag	Sonntag	Montag
Training			Training 72 Stunden			Training 72 Stunden	

C

Montag	Dienstag	Mittw.	Donner.	Freitag	Samstag	Sonntag	Montag
Training				Training 96 Stunden			Training 72 Stunden

den als klassische »Isolationsübung« geltenden Bizepscurls sind Dutzende Muskeln beteiligt, entweder direkt durch aktive Beteiligung an der Bewegung oder isometrisch zur Stabilisierung und Aufrechterhaltung der jeweiligen Körperposition. Mit nur drei entsprechend ausgewählten Übungen (z.B. Kniebeugen, Dips, Klimmzüge) können Muskeln in allen Bereichen des Körpers trainiert werden. Die Arm- und Schultermuskeln sind praktisch bei allen Oberkörperübungen beteiligt. Ein Rückentraining ohne jede Beteiligung der Brustmuskulatur ist ebenso unmöglich wie die umgekehrte Variante.

Daraus folgt, dass die Aufteilung bei einem Splittraining gut gewählt sein muss, damit ein kürzlich trainierter Muskel anschließend auch tatsächlich eine Ruhephase erlebt und nicht zu früh wieder belastet wird. Ein praktikables Splitprogramm ist deshalb die Einteilung der Trainingseinheiten in Oberkörper und Unterkörper (siehe Tab. 23 auf der folgenden Seite). Dabei könnte dann in der Pause zwischen zwei Oberkörpereinheiten das Beintraining stattfinden und umgekehrt.

Ein Oberkörper-/Unterkörpersplit funktioniert auch sehr gut bei drei festen Trainingstagen pro Woche, z.B. wenn jeweils dienstags, donnerstags und samstags trainiert werden soll.

Splitprogramme wie sie beim Volumentraining manchmal verwendet werden (»Montag Brust, Dienstag Schultern, Mittwoch Rücken...«) lassen die zuvor trainierten Muskeln dagegen nicht effektiv zur Ruhe kommen. Beim einem solchen »Bro-Split« werden die Schultern und Arme z.B. jeden Tag beansprucht. Das ist zuviel Belastung und wirkt dem Muskelwachstum entgegen! Das heißt aber keineswegs, dass Splitprogramme generell nicht sinnvoll wären.

Ein Splitprogramm, das in der Praxis auch bei einem HIT gut funktioniert, ist der sog. »Push-Pull-Beine«-Split. Dabei trainieren Sie an einem Tag die Muskeln, die hauptsächlich bei drückenden Übungen zum Einsatz kommen und ein einem anderen Trainingstag die Muskeln, die bei Zugbewegungen die Hauptarbeit leisten. Das Beintraining erfolgt an einem weiteren Trainingstag.

Tab. 23 Anzahl Trainingseinheiten bei einem HIT-Splitprogramm

Bei einem HIT-Splitprogramm, das sich in Oberkörper- und Unterkörpereinheiten aufteilt, kann man entweder jeweils 48 Stunden Regenerationszeit einplanen. Dann wechseln die Trainingstage allerdings jede Woche; es wird abwechselnd viermal und dreimal pro Woche trainiert (A).

Oder man wählt feste Trainingstage, z.B. Montag, Mittwoch und Freitag. Dann erhält man zweimal 48 Stunden und einmal 72 Stunden Regenerationszeit zwischen den Trainingseinheiten. In einer Woche wird der Oberkörper zweimal trainiert, in der folgenden der Unterkörper zweimal (B).

Ebenso kann man bei einem Split Push-Pull-Beine vorgehen (C) oder man wählt abwechselnd vier-/dreimal Training pro Woche, wie unter A gezeigt.

A

Montag	**Dienstag**	**Mittw.**	**Donner.**	**Freitag**	**Samstag**	**Sonntag**	**Montag**
Training Oberkörper		Training Unterkörper 48 Stunden		Training Oberkörper 48 Stunden		Training Unterkörper 48 Stunden	

B

Montag	**Dienstag**	**Mittw.**	**Donner.**	**Freitag**	**Samstag**	**Sonntag**	**Montag**
Training Oberkörper		Training Unterkörper 48 Stunden		Training Oberkörper 48 Stunden			Training Unterkörp. 72 Stunden

C

Montag	**Dienstag**	**Mittw.**	**Donner.**	**Freitag**	**Samstag**	**Sonntag**	**Montag**
Training Push Brust, Schultern Trizeps		Training Pull Rücken, Bizeps 48 Stunden		Training Beine, Bauch 48 Stunden		Training Push Brust, Schultern Trizeps 48 Stunden	

2.7.1 Mindesthäufigkeit für ein effektives Training

Ist das Training intensiv genug, um einen Trainingsreiz zu setzen, dann reicht bereits eine einzige Trainingseinheit pro Woche, um Zuwächse an Kraft und Muskelmasse zu erzielen. Wird bis zum Muskelversagen oder darüber hinaus trainiert, ist diese Voraussetzung gegeben. Es gibt spezielle Trainingsprogramme, die auf nur einmaliges Training pro Woche ausgelegt sind, wie das Ganzkörpertraining, das der amerikanische Arzt Dr. Doug McGuff empfiehlt. Dieses Ganzkörperprogramm umfasst fünf Übungen, die alle bis zum Muskelversagen trainiert werden (siehe Trainingsprogramm »The Big Five« in Kapitel 3). Die reine Trainingszeit beträgt dabei zwischen 12 und 20 Minuten.

Bei einem hochintensiven Training zeigen sich bereits mit nur einer Trainingseinheit pro Woche nachweisbare Fortschritte, wie in zahlreichen Studien festgestellt wurde. Bereits im Jahr 2005 fand die Arbeitsgruppe von Dr. Hubert Remmert heraus [201]: »Der zentrale Befund der vorliegenden Studie besteht darin, dass bei Durchführung eines hoch ausbelastenden High Intensity Trainings auch nach extrem langen Regenerationszeiten von einer Woche ... unverändert hohe Leistungsverbesserungen erzielt werden. Es überrascht, dass sich die Messwerte nicht von denen der Vergleichsgruppe unterscheiden, die doppelt so häufig im Untersuchungszeitraum trainiert hat.«

Seither sind zahlreiche weitere Studien zur Trainingsintensität und Häufigkeit durchgeführt worden, deren Ergebnisse sich ganz leicht zusammenfassen lassen: Einen Muskel einmal pro Woche hochintensiv zu trainieren, führt bereits zu messbaren Verbesserungen. Zweimaliges Training führt in der Regel zu noch besseren Fortschritten und dreimaliges Training bringt nur Personen mit einem sehr guten Regenerationsvermögen bessere Fortschritte als zweimaliges.

Der letzte Punkt kann nicht oft genug betont werden: Jeder Mensch hat ein individuelles Regenerationsvermögen, das zum einen genetisch bedingt ist und zum anderen stark vom jeweiligen Lebensstil beeinflusst wird. Umstände, die ein gutes Regenerationsvermögen sicherstellen, sind im Wesentlichen:

- guter gesundheitlicher Allgemeinzustand (Sie haben keine chronischen oder akuten Erkrankungen),
- ausreichende Schlafdauer (Sie wachen ohne Wecker ausgeruht auf),
- hohe Schlafqualität (Sie schlafen tief und sind am Morgen gut erholt)
- keine als übermäßigen Stress empfundenen Belastungen im Berufs- und Privatleben,
- ausreichende Nährstoffversorgung (Sie bekommen alle essenziellen Nährstoffe und 1,6 bis 2,0 Gramm Eiweiß pro Kilogramm Körperge wicht).

Die hier vorgestellten Trainingshäufigkeiten können daher nur Richtwerte sein. Diese Richtwerte basieren allesamt auf fundierten wissenschaftlichen Studien, können aber nur die jeweils ermittelten Durchschnittswerte wiedergeben und müssen individuell entsprechend angepasst werden. Eine wichtige Faustregel in diesem Zusammenhang lautet: Sie selbst kennen Ihren Körper am besten und können auch am besten einschätzen, ob sich Ihre Muskeln vom letzten Training schon erholt haben oder nicht.

2.7.2 Zu seltenes vs. zu häufiges Training

Wenn Sie begründete Zweifel haben, ob Sie schon für ein erneutes Training bereit sind oder nicht, gibt es eine einfache Faustregel. Diese lautet: zu häufiges Training (Übertraining) ist problematischer als zu seltenes Training (Untertraining). Wie zuvor erläutert, benötigt ein Muskel rund 48 bis 72 Stunden Erholungszeit nach einer intensiven Beanspruchung. Innerhalb dieses Zeitraums findet die Regeneration und Superkompensation statt und danach kann der Muskel erneut trainiert werden.

Bis ein Muskel sich aufgrund fehlender Trainingsreize wieder zurückbildet, dauert es hingegen länger als eine Woche. Deshalb können Sie ja bereits mit nur einer wöchentlichen Trainingseinheit kontinuierliche Fortschritte erzielen. Im Falle eines Untertrainings verläuft der Fortschritt in sehr klei-

Abb. 31 Optimaler Trainingseffekt und Übertraining

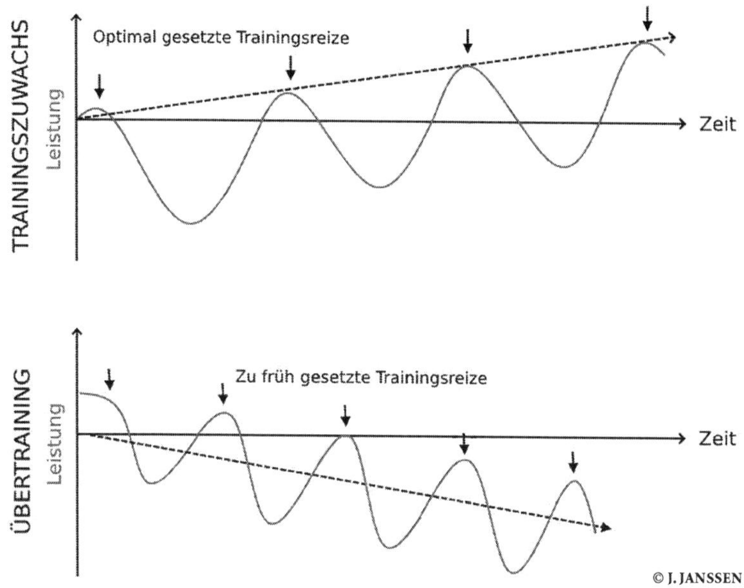

Wenn die Trainingseinheiten so aufeinander folgen, dass sich der Körper vom letzten Training vollständig erholen kann, dann werden die Trainingsreize optimal gesetzt und es kommt zu einem kontinuierlichen Muskelaufbau (obere Grafik). Wenn bereits eine neue Trainingseinheit folgt, bevor die Erholung abgeschlossen ist, kommt es dagegen zum Übertraining: Die Erschöpfung häuft sich an, die Trainingsleistung sinkt ab und es kann kein Muskelaufbau stattfinden (untere Grafik).

nen Schritten, aber es geht immerhin voran. Im ungünstigsten Fall würde bei einem Untertraining die Leistung stagnieren. Sie würden sich also weder verbessern noch verschlechtern. Bei einem zu häufigen Training kommt es hingegen zu einem Übertraining und damit zu einem Leistungsrückgang (siehe

Abb. 31). Wie oben schon erwähnt, sind Sie auf der sicheren Seite, wenn Sie sich eher etwas mehr Ruhe zwischen den Trainingseinheiten gönnen als zuwenig.

2.7.3 Kontinuität und Progression als Schlüsselfaktoren

Es kommt also nicht darauf an, so häufig wie möglich zu trainieren, sondern regelmäßig und intensiv. Ein Trainingsprogramm mit jeweils zwei wöchentlichen Trainingseinheiten wird langfristig sehr viel bessere Fortschritte bewirken als ein Trainingsprogramm, bei dem zuerst sehr häufig und später dann nur noch sporadisch trainiert wird. Wenn Sie konsequent zweimal pro Woche trainieren, kommen Sie selbst mit zwei Wochen Trainingspause noch auf einhundert Trainingseinheiten im Jahr und trainieren tausendmal in zehn Jahren. Das ist Kontinuität!

Der zweite Schlüsselfaktor ist die Progression. Um den Körper zu immer weiteren Anpassungen zu veranlassen, müssen Sie versuchen, in der nächsten Trainingseinheit ein bisschen mehr zu leisten als in der Einheit davor. Um die Progression herzustellen, haben Sie mehrere Möglichkeiten. Sie können bei der jeweiligen Übung versuchen...

- das gleiche Gewicht zu verwenden wie beim letzten Mal, aber eine Wiederholung mehr zu absolvieren bzw. die Anspannungszeit bis zur Muskelerschöpfung zu erhöhen,
- das Gewicht geringfügig erhöhen,
- oder die Pause vor der jeweiligen Übung zu verkürzen und trotzdem die gleiche Wiederholungszahl mit dem gleichen Gewicht wie beim letzten Mal zu schaffen.

Aus diesem Grund ist das Hochintensitätstraining ideal für die kontinuierliche Realisierung der Progression. Da Sie ohnehin bei jeder Übung bis zur Muskelerschöpfung trainieren, setzen Sie in jedem Training, bei jeder Übung einen Trainingsreiz, der den Organismus dazu veranlasst, seine Leistungsressourcen ständig weiter zu erhöhen. Gleichzeitig bekommt der Körper anschließend ausreichend Ruhezeit, um diese Anpassungen auch umsetzen zu können. Dass viele Sportler trotzdem Vorbehalte haben gegenüber einem Training bis zum Muskelversagen, hängt oft mit unberechtigten, aber verbreiteten Vorurteilen zusammen.

2.8 Der Mythos vom schädlichen Muskelversagen

Ein gut gemeinter und leider häufig geäußerter Ratschlag mancher Trainer lautet, besser nicht bis zum Muskelversagen zu trainieren, weil das »gefährlich« sei. Manchmal heißt es auch, die letzte Wiederholung sei die gefährlichste. Falls damit gemeint ist, dass man beim Training jederzeit in der Lage sein muss, das Gewicht zu kontrollieren und nach dem Satz sicher abzulegen zu können, ist dieser Rat sicher zutreffend. Aber abgesehen davon ist ein Training bis zum Muskelversagen ausgesprochen sicher.

Zunächst einmal ist sicherzustellen, dass das Muskelversagen bei der jeweiligen Übung zwar das Ende des Satzes ist, aber das Gewicht anschließend noch sicher gehandhabt und abgelegt werden kann. Beim Training an Geräten ist dies grundsätzlich kein Problem, weil die Hebel des Trainingsgeräts automatisch in die Ausgangsposition zurückgehen, sobald kein Druck oder Zug mehr ausgeübt wird. Wer an einer Brustpresse das Muskelversagen erreicht, lässt die Hebel bzw. Griffe einfach in die Startposition zurückgleiten.

Auch bei Körpergewichtsübungen wie Liegestützen, Dips oder Klimmzügen ist das Muskelversagen kein Problem. Wenn Sie z.B. bei Klimmzügen das Muskelversagen erreicht haben, lassen Sie sich anschließend langsam und kontrolliert in die Ausgangsposition herunter und beenden den Satz. Wer bei Kurzhantelcurls das Muskelversagen erreicht hat, legt die Hanteln einfach wieder ab. Bei bestimmten Freihantelübungen wie Langhantel-Bankdrücken sollte man dagegen einen Trainingspartner um Absicherung bitten. Wenn diese Sicherheitsmaßnahmen berücksichtigt werden, ist ein Training bis zum Muskelversagen unbedenklich.

2.8.1 Intensives Training ermüdet das zentrale Nervensystem weniger als umfangreiches Training

Eine verbreitete Einschätzung ist jene, dass ein Training bis zum Muskelversagen eine besonders starke Erschöpfung des Zentralen Nervenystems (ZNS) bewirkt, das aus dem Gehirn und dem Rückenmark besteht. Das ZNS steuert verschiedene Reize, einschließlich bestimmter Bewegungen und Muskelkontraktionen.

Manchmal heißt es sogar, das ZNS benötige nach einem intensiven Training eine noch längere Regenerationszeit als die trainierte Muskulatur. Ein Training mit geringerer Intensität und höherem Umfang sei angeblich weniger belastend für das ZNS. Ein Blick in die entsprechenden Forschungsergebnisse zeigt jedoch: Das Gegenteil ist richtig. Ein langes Training mit geringer Intensität belastet das ZNS nachweislich stärker als ein kurzes Training mit hoher Intensität [202]. Kurze, intensive Einheiten führen hauptsächlich zu einer peripheren (also muskulären) Erschöpfung, während weniger intensive, aber längere Einheiten vor allem in zentraler Erschöpfung resultieren.

Dies lässt sich besonders deutlich zeigen anhand der Studie von Thomas und Kollegen (2015), die ihre Probanden mit unterschiedlicher Intensität und Dauer auf dem Radergometer bis zur Erschöpfung treten ließen. Bei größtmöglicher Intensität von fast 100 % der maximalen Sauerstoffaufnahme und kurzer Dauer war die periphere Erschöpfung am größten, die zentrale Erschöpfung aber am niedrigsten. Deutlich höher fiel die Erschöpfung des ZNS bei geringeren Intensitäten aus [203].

Dieser Zusammenhang gilt keineswegs nur für ein Ausdauertraining. Auch für ein typisches Bodybuilding-Training von drei Sätzen mit jeweils 12WM konnten Latella et al. (2017) keine nennenswerte zentrale Erschöpfung feststellen [204]. Eine internationale Forschergruppe hat kürzlich sogar in Frage gestellt, ob die zentrale Erschöpfung überhaupt ein nennenswerter Faktor ist oder ob Erschöpfung nicht vielmehr grundsätzlich eine periphere, also muskuläre Erschöpfung darstellt: »Trainingsbedingte Muskelermüdung hat sich als Folge von peripheren Faktoren gezeigt, die die Kontraktionsfähigkeit der

Tab. 24 Zentrale Erschöpfung vs. periphere Erschöpfung

Bei einer Ermüdung des Zentralen Nervensystems (ZNS) sinkt die Erregung des für die Bewegung zuständigen Gehirnabschnittes (Motorcortex) und der Bewegungs-Nervenzellen (Motoneuronen), was dazu führt, dass die Muskelaktivierung abnimmt. So kommt es zur zentralen Erschöpfung.

Daneben gibt es noch eine Form der Erschöpfung, die außerhalb des ZNS auftritt, z.B. in den Muskelzellen. Diese Art der Erschöpfung wird periphere Erschöpfung genannt.

Der wichtigste Unterschied zwischen zentraler und peripherer Erschöpfung besteht darin, dass die periphere Erschöpfung nur im gerade trainierten Muskel (z.B. den Armbeugern nach Bizepscurls) auftritt, während die zentrale Erschöpfung den ganzen Körper betrifft.

Muskelfaser reduziert. Es wurde auch die Hypothese geäußert, dass zentrale Faktoren, die innerhalb des zentralen Nervensystems auftreten, Muskelermüdung induzieren, aber es wurden bisher keine direkten empirischen Beweise hierfür gefunden...« [205].

Es muss also niemand Angst vor einer zu starken Beanspruchung des zentralen Nervensystems durch ein hochintensives Training haben. Außerdem wird beim HIT stets darauf geachtet, dass das Trainingsvolumen nicht zu hoch ist und der Körper sich zwischen den Trainingseinheiten vollständig erholen kann. Schließlich ist seit mehr als einem halben Jahrhundert bekannt, dass der Muskel nicht während des Trainings wächst, sondern in der Regenerationszeit im Anschluss daran.

2.8.2 Der Begriff »Muskelversagen« und seine unterschiedliche Bewertung durch Sportler und Nichtsportler

Die Vorbehalte dem Muskelversagen gegenüber sind oft rein sprachlich/

assoziativ bedingt (Osterroth/Gießing 2019). In einer Studie wurden insgesamt 1.000 Personen mit unterschiedlichem sportlichem Hintergrund über ihre Assoziationen und Bewertungen bestimmter Begriffe aus dem Themengebiet »Sport« befragt. Bei den meisten Begriffen gab es keine signifikanten Unterschiede in der Bewertung durch Sportler oder Nichtsportler. Bei zwei Begriffen waren jedoch enorme Unterschiede zu verzeichnen. Der eine dieser Begriffe ist der Muskelkater, der von Nichtsportlern signifikant negativer bewertet wird als von Kraftsportlern. Am positivsten wird der Begriff Muskelkater jedoch von Sportlern bewertet, die schon einmal ein HIT-Programm absolviert haben.

Noch sehr viel ausgeprägter ist diese Tendenz beim Begriff »Muskelversagen«: Nichtsportler und die Mehrheit der Kraftsportler bewerten Muskelversagen überwiegend als negativ, während gut ein Drittel der Sportler, die selbst schon einmal hochintensiv trainiert haben, das Muskelversagen mehrheitlich als positiv oder sogar sehr positiv bewerten! Mit anderen Worten: Der Begriff »Muskelversagen« wird vor allem von denjenigen negativ gesehen, die keine Erfahrungen damit haben. Diejenigen, die schon einmal bis zum Muskelversagen trainiert haben, bewerten das Muskelversagen dagegen überwiegend als positiv bis sehr positiv [206].

Dass fehlende Erfahrungen mit dem Phänomen Muskelversagen zu einem Missverständnis des Begriffes führen können, ist nicht überraschend. Die sprachliche Ähnlichkeit zu Wörtern mit einer tatsächlich negativen Bedeutung wie »Kreislaufversagen«, »Organversagen«, »Herzversagen«, die den Ausfall wichtiger Körperfunktionen und damit lebensbedrohliche Situationen beschreiben, lässt auch den Begriff »Muskelversagen« in einem schlechten Licht erscheinen und ruft offensichtlich auch entsprechend negative Assoziationen hervor. Die Bedeutungen könnten allerdings unterschiedlicher nicht sein. Während beim Herzversagen das Herz nicht mehr schlagen kann und somit die schlimmste denkbare Situation eingetreten ist, beschreibt das Muskelversagen genau jenen Moment, an dem der Sportler sein Ziel, den Muskel zu ermüden, erreicht hat. Wer aus eigener Erfahrung weiß, was Muskelversagen ist und wie gut sich dieser Punkt beim Training anfühlt, kann den Begriff offensichtlich auch besser einordnen als jemand, dem die Bedeutung des Muskelversagens fremd ist.

2.8.3 Training über das Muskelversagen hinaus

Für weit fortgeschrittene Athleten (»Profis«) kann es sogar sinnvoll sein, über den Punkt des momentanen Muskelversagens (PmM) hinaus zu trainieren. Je länger Sie schon trainieren und je leistungsfähiger Ihre Muskeln bereits sind, desto höher liegt auch Ihre Reizschwelle für einen weiteren trainingswirksamen Reiz. Im Gegensatz zu Anfängern, deren Körper das Training noch nicht gewohnt ist und deren Reizschwelle entsprechend niedrig liegt, müssen Fortgeschrittene deutlich intensiver trainieren. Angenommen, ein Athlet erreicht beim Bankdrücken mit 100 kg nach acht langsamen und technisch perfekten Wiederholungen den Punkt des momentanen Muskelversagens, dann ist die Brustmuskulatur offensichtlich zu erschöpft, um die 100 kg aus eigener Kraft ein neuntes Mal zu heben.

Das heißt aber nicht, dass alle trainierten Muskelfasern komplett erschöpft sind. Sie sind nur zu stark ermüdet, um nochmal 100 kg zu drücken. Ein Gewicht von 60 oder 70 kg könnten die Brustmuskeln in diesem Moment ziemlich sicher noch bewältigen. Oftmals reicht es dann schon aus, wenn ein Trainingspartner mit den Fingerspitzen ein kleines Bisschen mithilft, um noch die eine oder andere Wiederholungen zu ermöglichen. Dass die Armstrecker vielleicht schon vor den Brustmuskeln erschöpft waren, ist ein weiterer Aspekt, der entsprechende Maßnahmen lohnenswert macht. An dieser Stelle kommen die sog. Intensitätstechniken ins Spiel.

2.9 Intensitätstechniken

Da beim HIT hochintensiv trainiert wird, kommen bei Fortgeschrittenen entsprechende Intensitätstechniken zum Einsatz, die es ermöglichen, über den Punkt des momentanen Muskelversagens (PmM) hinaus zu trainieren. Diese Methoden werden auch als »High Intensity Training Methods« (HITM) bezeichnet. Die bekanntesten Intensitätstechniken sind nachfolgend aufgelistet.

2.9.1 Abgefälschte Wiederholungen

Diese auch »Cheating« oder »mogelnde Wiederholungen« genannte Technik gehört zu den ältesten und ist – wie man sich in jedem Fitness-Studio unschwer überzeugen kann – leider sehr verbreitet. Beim Abfälschen werden zunächst soviele Wiederholungen wie möglich bei korrekter Übungsausführung absolviert. Wenn keine weitere Wiederholung mehr möglich ist, wird die Übungsausführung so modifiziert, dass durch Schwungkräfte oder den zusätzlichen Einsatz anderer Muskeln noch einige weitere Wiederholungen realisiert werden können. Als Intensitätstechnik eignet sich das Abfälschen ohnehin nur unter der Voraussetzung, dass erst dann abgefälscht wird, wenn in korrekter Technik keine weiteren Wiederholungen möglich sind [13].

Als intensitätssteigernde Maßnahme im Rahmen eines HIT ist das Abfälschen allerdings nicht geeignet, da es beim HIT gerade auf eine überaus korrekte Übungsausführung ankommt. Außerdem dauert eine Wiederholung beim HIT ca. sieben Sekunden, so dass ein »Schwungholen« das Gegenteil dessen ist, was beim HIT angestrebt wird. Darüber hinaus ist zu beachten, dass ein Abweichen von der korrekten Technik im Hinblick auf mögliche Verletzungen nicht unterschätzt werden darf. Aus diesen Gründen sollte auf das Abfälschen verzichtet werden. Es stehen genügend andere Techniken zur Verfügung, die sinnvoller und völlig ungefährlich sind.

2.9.2 Intensivwiederholungen mit Partnerhilfe

Intensivwiederholungen mit Partnerhilfe werden auch als »Forced Reps« bzw. »erzwungene Wiederholungen« bezeichnet. Dabei lässt sich der Trainierende nach Erreichen des Muskelversagens von einem Trainingspartner gerade soviel helfen, dass noch einige zusätzliche Wiederholungen möglich werden [13]. Bei Übungen wie z.B. Konzentrationscurls kann der Trainierende dagegen mit der jeweils anderen Hand unterstützen, so dass bei diesen Übungen kein Trainingspartner erforderlich ist. Ein wichtiger Vorteil von Intensivwiederholungen als Intensitätstechnik besteht darin, dass die korrekte Übungsausführung nicht abgefälscht werden muss [13].

Die Qualität von Intensivwiederholungen hängt entscheidend davon ab, ob es dem Trainingspartner gelingt, gerade soviel zu helfen, dass der Trainierende weiterhin die Hauptlast bewältigt. Auch hier gilt: Intensivwiederholungen sollen den Satz intensiver machen, nicht weniger intensiv. Der Trainingspartner darf also erst dann eingreifen, wenn der Trainierende diese Unterstützung wirklich benötigt. Ist diese Abstimmung gewährleistet, sind Intensivwiederholungen eine sehr effektive Maßnahme zur Steigerung der Trainingsintensität.

2.9.3 Teilwiederholungen

Teilwiederholungen sind auch als auch »Partial Reps« oder »Burns« bekannt. Wie die Bezeichnung »Partial« bereits verdeutlicht, werden bei dieser Intensitätstechnik nach Erreichen des Muskelversagens noch einige Teilwiederholungen ausgeführt, wobei der Bewegungsradius, über den die Übung ausgeführt wird, mit fortschreitender Erschöpfung immer weiter verringert wird. Durch diese Art der Übungsausführung werden leicht noch bis zu zehn weitere (Teil-)Wiederholungen möglich, wodurch die Belastung in den laktaziden Bereich (der viel Milchsäure produziert und damit zusätzlich wachstumsstimulierend wirkt) hinein verschoben werden kann. Dieser Tatsache verdanken Teilwiederholungen auch die Bezeichnung »Burns«, zu deutsch »Brenner«.

2.9.4 Reduktionssätze

Erstmals beschrieben wurden Reduktionssätze als Intensitätstechnik in einem 1966 erschienenen Buch [13]. Da sie leicht auszuführen sind und von ihnen keine große Verletzungsgefahr ausgeht, empfehlen zahlreiche Autoren Teilwiederholungen zur Steigerung der Trainingsintensität [13]. Dabei wird nach Erreichen des Muskelversagens der Widerstand so weit reduziert, wie erforderlich ist, um noch einige zusätzliche Wiederholungen ausführen zu können [13]. Die Gewichtsreduktion erfolgt je nach Übung auf unterschiedliche Weise. Beim Training an Maschinen wird einfach ein geringerer Widerstand eingestellt. Beim Training mit einer Langhantel werden nach dem Erreichen des Muskelversagens Gewichtsscheiben von beiden Seiten der Hantel abgenommen. Deswegen wird diese Intensitätstechnik auch als »Stripping« bezeichnet. Bei der Verwendung von Kurzhanteln werden die Hanteln abgelegt, wenn keine weitere Wiederholung mehr möglich ist und man nimmt ein leichteres Paar Kurzhanteln. Dies wird dann zwei- bis dreimal (»Triple Drops«) oder noch öfter wiederholt. Da man hierbei nach und nach immer leichtere Kurzhanteln von der Hantelablage (»Rack«) nimmt, bezeichnet man diese Vorgehensweise auch als »working down the rack«; man »arbeitet sich die Hantelablage herunter«.

Reduktionssätze sind eine hervorragende Methode, um über den Punkt des momentanen Muskelversagens (PmM) hinaus zu trainieren. Durch die Gewichtsreduktion kann der Satz fortgesetzt und die korrekte Technik beibehalten werden. Die Anwesenheit eines Trainingspartners ist hierzu nicht erforderlich.

2.9.5 Rest-Pause-Training

Rest-Pause-Training (RPT) ist eine Intensitätstechnik, die zuvor schon beschrieben wurde, doch der Vollständigkeit halber hier noch einmal erläutert wird. Beim RPT als Intensitätstechnik absolviert man zunächst das Wiederholungsmaximum mit dem Trainingsgewicht. Wenn ein Trainingspartner absichert, kann auch bis zum PmM gegangen werden. Anschließend wird das Gewicht kurz abgelegt und man pausiert für einige Sekunden. Danach wird das Gewicht wieder aufgenommen und es werden einige zusätzliche Wiederholungen ausgeführt. Dieser Vorgang kann mehrfach wiederholt werden. Der Vorteil dieser Methode besteht darin, dass man auch ohne Trainingspartner trainieren kann und den Satz trotzdem nicht mit dem Wiederholungsmaximum beenden muss, sondern mehrfach darüber hinausgehen kann.

Wenn Sie z.B. zwölf Klimmzüge machen wollen, Sie aber bei der siebten Wiederholung den Punkt des momentanen Muskelversagens erreichen, pausieren Sie ganz kurz und setzen den Satz dann fort. Diesen Vorgang wiederholen Sie solange, bis Sie die angepeilten zwölf Wiederholungen absolviert haben.

Eine weitere Variante des Rest-Pause-Trainings ist das RPT mit Einzelwiederholungen. Dabei wird nach jeder Wiederholung eine kurze Pause eingelegt. Dadurch können höhere Gewichte verwendet werden als bei einer ununterbrochenen Wiederholungsabfolge.

2.9.6 Supersätze und Verbundsätze

Als Supersatz bezeichnet man die Ausführung zweier Übungen direkt hintereinander, ohne zwischen beiden Übungen zu pausieren. Die Pause zwischen beiden Übungen des Supersatzes ist nur so lang, wie der Athlet braucht, um von der einen zur anderen Übung zu wechseln. Streng genommen, müsste zwischen Supersätzen und Verbundsätzen unterschieden werden. Supersätze bestehen aus einer Kombination zweier Übungen für antagonistische (gegeneinander arbeitende) Muskeln, z.B. Bizeps und Trizeps. Ein Supersatz für die Oberarmmuskulatur könnte zum Beispiel aus einem Satz Armbeugen und einem sich direkt anschließenden Satz Armstrecken bestehen; pausiert wird erst, wenn beide Sätze abgeschlossen sind.

Die Kombination zweier Übungen für ein und denselben Muskel, z.B. Bankdrücken und Fliegende Bewegungen für die Brustmuskulatur, ist eigentlich ein Verbundsatz. In der Praxis hat sich jedoch die Bezeichnung »Supersatz« für beide Varianten etabliert.

2.9.7 Supersätze mit Vorermüdung

Supersätze mit Vorermüdung (»Pre-Exhaustion«) sind ein Grundpfeiler des HIT. Diese Methode basiert auf der Annahme, dass große Muskeln wie der M. pectoralis, der M. latissimus oder der M. quadriceps femoris durch die sog. Grundübungen wie Bankdrücken, Latziehen oder Kniebeugen allein nicht maximal ausbelastet werden können, weil die kleineren, an den Grundübungen beteiligten Muskeln bereits ermüdet sind, bevor die großen Muskeln erschöpfend trainiert werden konnten. So geht man z.B. davon aus, dass die relative Schwäche des Trizeps verhindert, dass die Brustmuskulatur beim Bankdrücken optimal belastet wird. Auf der Grundlage dieser Überlegungen entstand eine Trainingsmethode, bei der jeweils eine »vorermüdende« Isolationsübung mit einer Grundübung kombiniert wird.

Die elementaren Mehrgelenksübungen wie Kniebeugen oder Klimmzüge werden als Grundübungen bezeichnet, während solche Übungen, die primär den »Zielmuskel« belasten, »Isolationsübungen« genannt werden [207]. Es muß jedoch angemerkt werden, dass die isolierte Beanspruchung nur eines Muskels in der Realität nicht möglich ist [208].

Das wohl bekannteste Vorermüdungs-Beispiel ist die Kombination von Fliegenden Bewegungen und Bankdrücken für die Brustmuskulatur. Fliegende Bewegungen oder »Butterflies« beanspruchen die Brustmuskulatur, ohne die Trizepse zu erschöpfen, so dass beim anschließenden Bankdrükken eine bereits vorermüdete Brustmuskulatur durch eine relativ leistungsfähige Armmuskulatur unterstützt werden kann. Auf diese Weise stellen die schwächeren Muskeln keine »weak links« mehr dar. Unter »weak links« versteht man die Schwachstellen bei der Übungsausführung, deren Ermüdung die maximale Ausschöpfung der Zielmuskulatur in Frage stellt. So weiß man z.B. aus einschlägigen Untersuchungen, dass Intensität und Effektivität des

Brusttrainings ganz entscheidend vom Ermüdungsgrad der Trizepse abhängen [209].

2.9.7.1 Das HIT und die Vorermüdung

Eine Studie schwedischer Wissenschaftler aus dem Jahr 2004 ließ zunächst einige Zweifel an der Wirksamkeit der Vorermüdung als Intensitätstechnik aufkommen. 17 männliche Probanden mit mehrjähriger Erfahrung im Krafttraining absolvierten bei dieser Untersuchung einen klassischen Verbundsatz mit Vorermüdung, bestehend aus einem Satz Beinstrecken und einem direkt im Anschluss ausgeführten Satz an der horizontalen Beinpresse. Die Probanden absolvierten zunächst die vorermüdende Übung mit 10WM bis zum Punkt des momentanen Muskelversagens (PmM), wechselten dann unverzüglich zum Beinpressen und gingen auch bei dieser Übung mit einem Gewicht von 10WM bis zum PmM.

Dabei zeigte sich erwartungsgemäß, dass die Wiederholungszahl beim Beinpressen niedriger ausfiel, wenn der Zielmuskel zuvor durch die Übung Beinstrecken vorermüdet wurde [210]. Die durchschnittliche Wiederholungszahl sank im vorermüdeten Zustand auf acht, während es im ausgeruhten Zustand durchschnittlich zehn Wiederholungen waren. Was sich aber auch zeigte, war eine etwas geringere elektrische Muskelaktivität (gemessen anhand von EMG-Analysen) in der vorermüdeten Beinmuskulatur. Hieraus schlossen die Autoren, dass die Vorermüdung zum Aufbau von Kraft und Muskelmasse möglicherweise nicht geeignet sei. Spätere Studien bestätigen diese negative Einschätzung aber nicht [211].

Carpinelli (2010) gibt außerdem zu bedenken, dass die hier genannten Studien lediglich die akuten Auswirkungen der Vorermüdung berücksichtigen, also die Auswirkungen innerhalb einer Trainingseinheit [212]. Um eine Aussage treffen zu können, ob die Intensitätstechnik »Vorermüdung« tatsächlich zu größeren Kraft- und Muskelzuwächsen führt, müsste man die langfristigen Auswirkungen testen. Mit anderen Worten: Man müsste eine

Gruppe von Probanden mit Vorermüdung und eine andere Gruppe ohne Vorermüdung trainieren lassen.

Genau dieser Ansatz wurde in einer Studie meiner Arbeitsgruppe gewählt. Zwei Gruppen von Probanden absolvierten ein intensives Einsatztraining mit insgesamt gleichem Trainingsvolumen. Die eine Gruppe trainierte in jedem Satz bis zum Wiederholungsmaximum, die andere Gruppe nutzte zusätzlich Intensitätstechniken. Die Intensitätstechnik für die Brustmuskulatur war die Vorermüdung mit einer Kombination aus »Butterfly« (»Fliegende« am entsprechenden Trainingsgerät), unmittelbar gefolgt von der Brustpresse. Die Pause, die durch den Wechsel von einem Gerät zum anderen entsteht, wurde dabei so kurz wie möglich gehalten und gelang in den meisten Fällen innerhalb von 30 Sekunden. Dabei zeigte sich, dass die Kraftsteigerungen bei der Übung Brustpresse (Chestpress D6) nach zehn Wochen Training mit Vorermüdung deutlich größer ausfiel als ohne [213].

Eine spätere Untersuchung britischer Kollegen kam hingegen zu dem Ergebnis, dass die Vorermüdung keinen zusätzlichen Effekt bringt, wenn ohnehin bei allen Übungen bis zum Punkt des momentanen Muskelversagens trainiert wird. Die englischen Kollegen wählten allerdings einen interessanten Ansatz für ihre Studie: Eine Gruppe trainierte mit Vorermüdung, wobei die Pause zwischen der Isolationsübung und der Grundübung auf fünf Sekunden begrenzt war. Die andere Gruppe führte die gleichen Übungen in derselben Reihenfolge aus, aber mit einer Pause von 60 Sekunden zwischen der vorermüdenden und der Grundübung. Eine dritte Gruppe trainierte die selben Übungen, führte aber zunächst alle Mehrgelenksübungen (Brustpresse, Beinpresse, Latzug) und dann alle eingelenkigen Übungen (Butterfly, Beinstrecken, Überzüge, Bauch, Rückenstrecker) aus.

Alle drei Gruppen setzten sich aus erfahrenen Kraftsportlern zusammen. Die Probanden trainierten bei allen Übungen bis zum Punkt des momentanen Muskelversagens, d.h. nach dem Wiederholungsmaximum wurde noch die nächste Wiederholung versucht, bis die Bewegung nicht mehr vollständig ausgeführt werden konnte. Nach zwölf Wochen Training hatten alle Gruppen in gleichem Umfang an Kraft und Muskelmasse zugenommen [214]. Zusammenfassend lässt sich sagen, dass die Vorermüdung eine gute Methode darstellt, um das Training zu intensivieren. Wenn aber ohnehin bis zum Muskelversagen trainiert wird, scheint eine zusätzliche Vorermüdung nicht unbedingt erforderlich zu sein. Allerdings gibt es noch einen Vorteil der Vorermüdung, der häufig übersehen wird: Wenn Sie aus irgendeinem Grund bei Grundübungen wie Bankdrücken, Rudern oder Kniebeugen keine allzu schweren Gewichte nehmen möchten, stellt die Vorermüdung einen sinnvollen Ansatz dar, weil sie dazu führt, dass ein vorermüdeter Muskel auch mit geringeren Gewichten sehr intensiv trainiert werden kann.

Auch wenn die Effekte der Vorermüdung offensichtlich geringer sind als früher angenommen, so stellt Kombination einer »Isolationsübung« mit einer Grundübung zu einem »Supersatz« durchaus eine sinnvolle Trainingsvariante dar.

2.9.8 Nachermüdung statt Vorermüdung

Auch wenn die klassische Variante der Vorermüdung sich nach den nun vorliegenden Erkenntnissen als weniger effektiv herausgestellt hat als ursprünglich angenommen, sollte dennoch an der zugrundeliegenden Überlegung festgehalten werden: Die relative Schwäche der kleineren, an mehrgelenkigen Grundübungen beteiligten Muskeln kann durchaus einen limitierenden Faktor darstellen, der verhindert, dass die Mehrgelenksübung mit maximaler Trainingsintensität durchgeführt werden kann.

Die Brustmuskulatur z.B. kann nicht mehr effektiv mit Bankdrücken trainiert werden, wenn der M. deltoideus und der M. trizeps bereits ermüdet sind, was insbesondere beim Mehrsatz-Training der Fall ist, wenn mehrere Sätze Bankdrücken ausgeführt werden [209]. Dieser Problematik zu begegnen, indem man Isolations- und Grundübungen zu einem Supersatz kombiniert, ist durchaus als sinnvoller Ansatz zu betrachten. Bei der Vorermüdung wurde lediglich nicht die bestmögliche Reihenfolge hierfür gewählt! Sinnvol-

Tab. 25 Sinnvolle Kombinationen zur Nachermüdung

Zielmuskel	Supersatz
• M. pectoralis	Bankdrücken & Butterfly
• M. latissimus	Klimmzüge zur Brust mit schulterweitem Untergriff & Überzüge mit einer Kurzhantel
• M. quadrizeps	Beinpressen & Beinstrecken
• Mm. ischiocrurales	Kreuzheben mit gestreckten Beinen & Beinbeugen
• M. deltoideus	Frontdrücken & Seitheben
• M. trapezius	Rudern aufrecht am Kabelzug & Schulterheben
• M. glutaeus maximus	Kreuzheben & Good Mornings

Sowohl die Grundübung als auch die anschließende »Isolationsübung« werden mit ca. 9WM bis 12WM bis zum Punkt des momentanen Muskelversagens ausgeführt. Die Pause zwischen beiden Teilen des Verbundsatzes besteht lediglich aus dem Wechsel vom ersten Teil des Verbundsatzes zum zweiten. Dabei ist stets auf die korrekte Übungsausführung zu achten.

ler ist es vielmehr, zunächst die Grundübung bis zum Punkt des momentanen Muskelversagens zu absolvieren und anschließend zu einer Isolationsübung für den selben Zielmuskel zu wechseln. Die Tab. 25 zeigt einige Beispiele für sinnvolle Kombinationen zur Nachermüdung.

Um abzuklären, ob die Nachermüdung sich in ihren Effekten von denen der Vorermüdung unterscheidet, wurden eine Reihe von Studien durchgeführt. Bei den Probanden der ersten Studie handelte es sich um zwölf fortgeschrittene Athleten mit einem Körpergewicht zwischen 72 und 97 kg, einem durchschnittlichen Body-Mass-Index von 25,23 und einem Körperfettanteil von 14,7 %; die durchschnittliche Trainingserfahrung betrug 11,8 Jahre. Letzteres ist von besonderer Bedeutung, weil dadurch sog. Lern- und Gewöh-

Abb. 32 Vorteile der Nachermüdung gegenüber der Vorermüdung

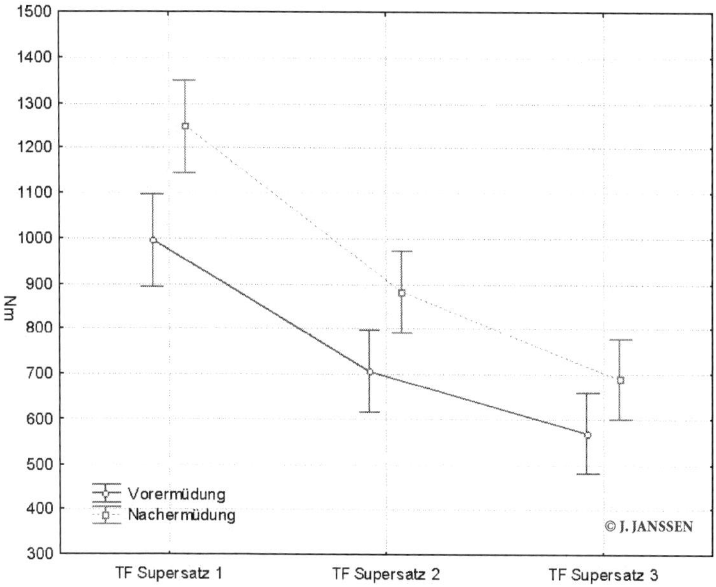

Bei der Nachermüdung können höhere Gewichte bewältigt werden als bei der traditionellen Vorermüdung, wie hier am Beispiel des Rückentrainings dargelegt. Gemessen wurde die »Total Force« (Gewicht x Wiederholungen) bei Supersätzen aus Überzügen und Latziehen. Die »Total Force« und damit die Muskelbelastung beim Einsatz von Nachermüdung (gestrichelte Linie) fällt bereits bei nur einem Supersatz deutlich höher aus, als bei Vorermüdung (durchgehende Linie). Auch bei Ausführung von zwei und drei Supersätzen erweist sich die Nachermüdung diesbezüglich als überlegen.

nungseffekte sowie koordinative Anpassungen auf neuronaler Ebene, wie sie bei weniger gut trainierten Athleten vorkommen könnten, weitgehend ausgeschlossen werden können. Alle Probanden absolvierten jeweils drei Supersätze der folgenden Übungen: Beinstrecken und Beinpressen, Überzüge am Kabel und Latziehen, Butterfly und Bankdrücken. Die Pause zwischen beiden Bestandteilen des Supersatzes betrug maximal zehn Sekunden. Nach jedem Supersatz wurde zwei Minuten pausiert, bei den Beinübungen zweieinhalb Minuten. Die Probanden wurden zum ersten Untersuchungstermin je zur Hälfte der Vor- bzw. Nachermüdungsgruppe zugelost. Exakt eine Woche später wurde die zweite Messung durchgeführt, wobei die Vorermüdungsgruppe jetzt Nachermüdung trainierte und umgekehrt.

Das Ergebnis war eindeutig: Obwohl beide Methoden als »sehr anstrengend« eingestuft wurden – sowohl die Herzfrequenzen als auch das subjektive Belastungsempfinden der Probanden waren bei der Vorermüdung und der Nachermüdung gleich hoch – waren die Kraftleistungen bei der Nachermüdung höher. Wie die Abb. 32 am Beispiel der Rückenmuskulatur zeigt, war die Total Force (Gewicht x Wiederholungen, also die insgesamt bewegte Gewichtslast) bei der Nachermüdung deutlich höher als bei der Vorermüdung [215].

Ähnliche Ergebnisse zeigten sich beim Vergleich von Vor- und Nachermüdung für die Brustmuskulatur (Supersatz aus Bankdrücken an der Maschine und Butterfly) und die Beine (Supersatz aus Beinpressen und Beinstrecken). Wie die Graphik in Abb. 32 verdeutlicht, ist die Überlegenheit der Nachermüdung beim ersten Supersatz besonders ausgeprägt. Wenn also wie beim HIT nur ein (Super-)Satz von jeder Übung ausgeführt wird, erweist sich die Nachermüdung als die sinnvollere Variante der Intensitätssteigerung.

Zu diesem Ergebnis kam auch eine spätere Studie, bei der 29 trainingserfahrene Probanden die Übungen Bankdrücken und Butterfly jeweils sechs Wochen lang entweder mit Vorermüdung oder mit Nachermüdung trainierten. Am Ende der sechs Wochen hatten beide Gruppen ihre Kraft im Bankdrücken deutlich gesteigert [216]. Die Probanden in der Nachermüdungs-

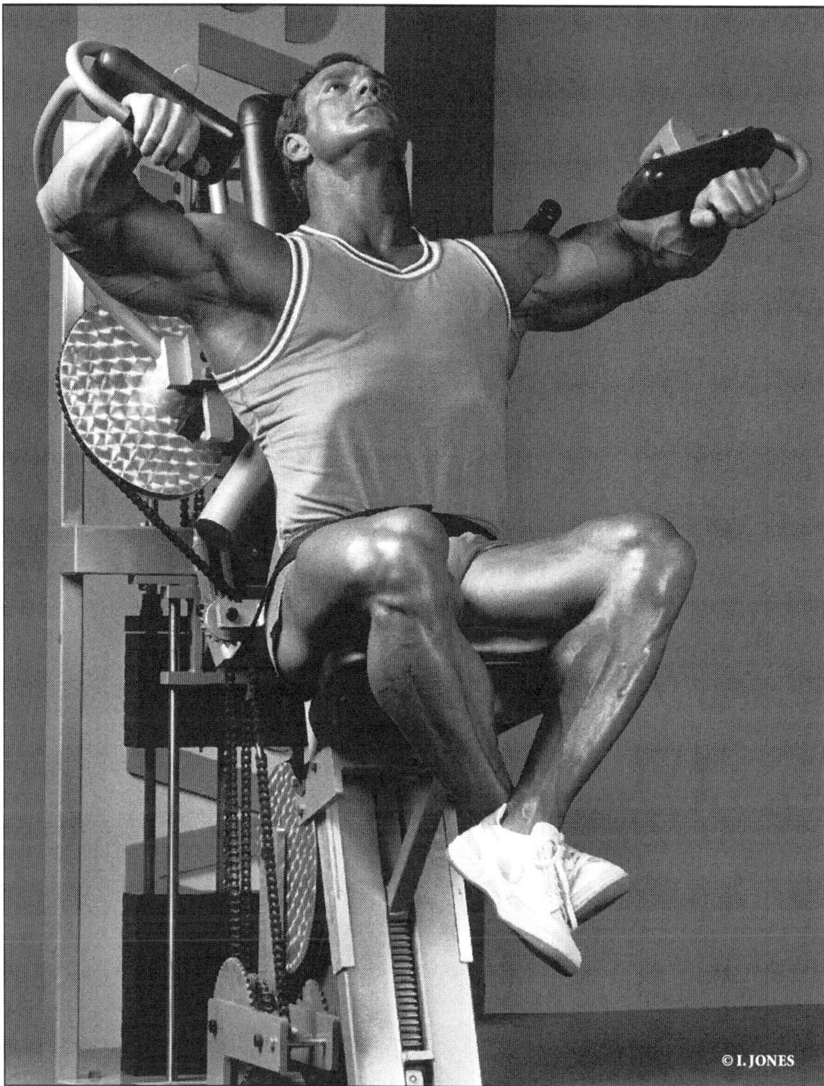

Abb. 33 Scott Wilson: Seitheben an der Nautilusmaschine. Seitheben im Supersatz mit Schulterdrücken ist eine klassische Kombination zur Vor- oder Nachermüdung

gruppe verzeichneten allerdings signifikant größere Kraftsteigerungen als die Teilnehmer, die mit Vorermüdung trainiert hatten. Dies betrifft sowohl die Maximalkraft (1WM) als auch das Wiederholungsmaximum für zwölf Wiederholungen (12WM).

Zusammenfassend lässt sich daher sagen, dass die Nachermüdung ihre Vorteile in einem stärkeren Kraftaufbau bei den Grundübungen hat und die Trainingsintensität sehr effektiv steigert. Die Vorermüdung hingegen bietet sich an, wenn die Grundübungen mit geringerem Gewicht ausgeführt werden sollen, man aber trotzdem mit hoher Intensität arbeiten möchte.

2.9.8.1 Nachermüdung mit Intensitätstechniken

Ein weiterer Vorteil der Nachermüdung besteht darin, dass weit fortgeschrittene Athleten dabei mehrere Intensitätstechniken kombinieren können.

Beim Nachermüdungs-Supersatz für die Brustmuskulatur könnte nach dem Erreichen des momentanen Muskelversagens (PmM) beim Bankdrükken z.B. ein Reduktionssatz angeschlossen werden. Beim anschließenden Kabelziehen oder Butterfly kann nach Erreichen des PmM ebenfalls ein Reduktionssatz ausgeführt werden.

Um es noch einmal zu betonen: Bei allen aufgelisteten Übungen sollte wegen der Verletzungsgefahr auf abgefälschte Wiederholungen verzichtet werden, da jeweils alternative Intensitätstechniken möglich sind und das Abfälschen aus mehreren Gründen kritisch zu sehen ist. Bei Klimmzügen z.B. bieten sich Teilwiederholungen als Intensitätstechnik an. Dies gilt umso mehr, als sich Teilwiederholungen bei dieser Übung als eine sehr effektive Maßnahme zur Stimulierung des M. latissimus erwiesen haben. Bei den weiter aufgelisteten Kombinationen bieten sich Reduktionssätze und/oder Intensivwiederholungen als Intensitätstechnik an (siehe Tab. 26). Da die Anwendung von Intensitätstechniken auch die Dauer des jeweiligen Satzes verlängert, sollte bereits nach ungefähr acht bis zehn langsamen Wiederholungen das Muskelversagen erreicht werden. Durch die anschließenden Intensivwieder-

Tab. 26 Anwendung von Intensitätstechniken

Zielmuskel	Supersatz & Intensitätstechnik	
M. pectoralis	**Bankdrücken** 8WM-10WM, 2 bis 3 Intensivwiederholungen oder Reduktionssatz	**Kabelziehen über Kreuz** 8WM-10WM, Reduktionssatz
M. latissimus	**Klimmzüge zur Brust mit Untergriff** 8WM-10WM, 5-6 Teilwiederholungen	**Kurzhantel-Überzüge** 8WM-10WM, Reduktionssatz
M. quadrizeps	**Beinpressen** 8WM-10WM, Reduktionssatz	**Beinstrecken** 8WM-10WM, Reduktionssatz
Mm. ischiocrurales	**Kreuzheben mit gestreckten Beinen** 8WM-10WM, Reduktionssatz	**Beinbeugen** 8WM-10WM, Reduktionssatz
M. deltoideus	**Frontpressen** 8WM-10WM, Intensivwiederholungen	**Seitheben** 8WM-10WM, Reduktionssatz
M. trapezius	**Rudern aufrecht** 8WM-10WM, Reduktionssatz	**Schulterheben** 8WM-10WM, Reduktionssatz
M. glutaeus maximus	**Kreuzheben** 8WM-10WM, Reduktionssatz	**Rückenmaschine** 8WM-10WM, Reduktionssatz

holungen bzw. Wiederholungen nach Gewichtsreduktion erreicht man auf diese Weise die für ein Hypertrophietraining erforderliche Belastungsdauer und -intensität.

2.10 Besonderheiten des HIT

Durch die Anwendung der bisher aufgeführten Intensitätstechniken kann auf effektive und ungefährliche Weise die für ein HIT erforderliche Trainingsintensität erzielt und ein intensiver Wachstumsreiz gesetzt werden.

Wie schon erwähnt, sollte aus zwei Gründen auf die Intensitätstechnik »Abfälschen« verzichtet werden. Bei unsachgemäßer Anwendung dieser Intensitätstechnik kommt es zu einer Reduzierung der Trainingsintensität anstatt zu einer Erhöhung. Außerdem wird zu Recht vor dem Abfälschen gewarnt, weil abgefälschte Wiederholungen mit hohem Gewicht ein enormes Verletzungsrisiko beinhalten [13]. Sehr viel geeigneter sind Intensitätstechniken wie Intensivwiederholungen, Teilwiederholungen, Reduktionssätze und Supersätze mit Nachermüdung. Zu den Vorteilen dieser Intensitätstechniken gehört, dass sie allesamt in korrekter Technik sowie betont langsam und kontrolliert ausgeführt werden können, was die Effizienz des Trainings erhöht und die Verletzungsgefahr minimiert. Durch den hohen Grad an Ausbelastung, der durch die Anwendung von Intensitätstechniken erzielt werden kann, kommt es neben der Beanspruchung der jeweiligen Zielmuskulatur auch zu einer enormen Belastung des gesamten Organismus. Daher gilt es, die folgenden Punkte zu beachten:

Bei Freihantelübungen sollte immer ein Trainingspartner bereitstehen, um eingreifen zu können, wenn der Trainierende das Gewicht ermüdungsbedingt nicht mehr ablegen kann. Beim Bankdrücken etwa kann es vorkommen, dass der Trainierende das Gewicht zwar noch langsam und kontrolliert auf die Brust absenken, aber nicht mehr so weit hochdrücken kann, um es in der Halterung abzulegen. Wer allein trainiert, sollte die Hantel daher immer rechtzeitig ablegen und kein Risiko eingehen, oder solche Varianten des

Bankdrückens wählen, wo bei Ermüdung eine Gefährdung ausgeschlossen werden kann, wie z.B. Bankdrücken an der Smith-Maschine, im Power-Rack oder mit Kurzhanteln.

2.11 Ist ein aktives »Cool-down« nach dem Training erforderlich?

Generell ist zu beachten, dass beim HIT wesentlich mehr Laktat (Milchsäure) produziert wird als bei weniger ausbelastenden Trainingsformen. Eine Zeitlang wurde dies sogar als ein Nachteil des HIT betrachtet. Inzwischen ist klar, dass ein Training, welches zu hohen Laktatkonzentrationen führt, gleich mehrere Vorteile bietet. Neben der günstigen Auswirkung auf den Muskelaufbau werden dabei sowohl anaerobe wie aerobe Stoffwechselvorgänge trainiert. Ein Organismus, der daran gewöhnt ist, während und nach einer Trainingseinheit hohe Laktatkonzentrationen zu verarbeiten, entwickelt eine höhere Toleranz gegenüber Laktat. Langfristig führt ein solches Training zu einer vermehrten Bildung von Mitochondrien und entsprechenden Enzymen. Für die frühere Annahme, dass eine hohe Laktatproduktion zu einer Beeinträchtigung des Gelenkstoffwechsels führt, finden sich in der aktuellen Literatur keine Hinweise mehr.

Andere Studien haben allerdings gezeigt, dass der Laktatgehalt im Blut sehr wirkungsvoll gesenkt werden kann, wenn die Trainingseinheiten nicht abrupt, sondern durch eine kurze Phase der aktiven Regeneration beendet werden [217-220]. Aus diesem Grund wurde früher oft ein gezieltes Abwärmen anhand einer aeroben Aktivität (z.B. Fahren auf dem Fahrradergometer) über eine Dauer von ca. 15 Minuten bei einer geringen Intensität von 30-50% der maximalen aeroben Kapazität empfohlen. Man ging davon aus, dass dies die Erholung vom Training beschleunige und das Ausmaß des zu erwartenden Muskelkaters vermindere.

Beide Annahmen haben sich nicht bestätigt, wie der aktuelle Forschungsstand zeigt. Zwar führt ein »Cool-down« zu einem deutlich schnelleren Rückgang des Laktatspiegels im Blut. In den Muskel- und anderen Körperzellen ist dieser Effekt aber deutlich geringer und daher ohne große Auswirkungen. Auch die subjektiv empfundene Ausprägung des anschließenden Muskelkaters unterschied sich in den meisten Studien nicht bei Sportlern, die ein aktives »Cool-down« absolviert hatten und denen, die darauf verzichteten [221-224].

Trotzdem empfehlen die meisten Trainer noch immer ein aktives »Cool-down«. Einer amerikanischen Umfrage aus dem Jahr 2018 zufolge raten 89 % aller Trainer an amerikanischen Colleges ihren Studenten dazu. In den meisten Fällen empfehlen sie dafür langsames Joggen oder Dehnen. Eine Auswertung von 145 Studien durch niederländische Forscher kam 2018 zu folgendem Ergebnis: »Die meisten Daten deuten darauf hin, dass aktives »Cool-down« weder den Muskelkater signifikant reduziert noch die Regeneration indirekter Marker für Muskelschäden, neuromuskuläre Kontraktionseigenschaften, Muskel-Sehnen-Steifheit, Bewegungsumfang, Hormonkonzentrationen, noch Messwerte der psychologischen Regeneration verbessert…« [225]. Abgesehen von einer möglicherweise geringfügig verzögerten Wiederauffüllung der Glykogenspeicher gab es aber auch keine Anzeichen für Nachteile durch ein aktives »Cool-down«.

Zusammenfassend lässt sich sagen: Wenn Sie nach dem Training gern ein aktives Abwärmen durchführen, etwa durch langsames Joggen oder Fahrradfahren, so spricht nichts dagegen. Erforderlich ist es aber nicht.

2.12 Die richtige Atmung

Beim Training sollte unbedingt darauf geachtet werden, dass es nicht zur sog. Pressatmung (Luft anhalten) kommt, sondern gleichmäßig geatmet wird. Bei hoher Belastung und gleichzeitiger Pressatmung können systolische Blutdruckspitzen von 300 mmHg auftreten (normale Werte liegen unter 130). Für fortgeschrittene Athleten mit gesundem Herz-Kreislaufsystem stellt das in der Regel keine Gefahr dar [226]; Personen mit bestehenden Herz-Kreislauf-Erkrankungen sollten sich jedoch keinesfalls solchen Belastungen aussetzen.

Generell sollte vor der Aufnahme eines hochintensiven Trainingsprogramms durch eine ärztliche Untersuchung abgeklärt werden, ob entsprechende Erkrankungen bestehen.

Für jene Personen, die Blutdruckspitzen aus gesundheitlichen Gründen vermeiden müssen, eignet sich die Rest-Pause-Methode in besonderer Weise, weil durch die vielen kurzen Pausen der Blutdruck jedesmal wieder absinkt.

Als Grundregel für eine korrekte Atmung beim Krafttraining gilt: »Bei Belastung wird ausgeatmet und bei Entlastung eingeatmet«. Doch bei einem mit normaler Geschwindigkeit ausgeführtem Satz gilt diese Regel nur während der ersten Wiederholungen. Anschließend muss – aufgrund der großen Sauerstoffschuld – mehrmals pro Wiederholung geatmet werden. Bei den langsamen Sätzen des HIT-Systems kann z.B. mit der Methode »Ausatmen unter Last« gearbeitet werden; d.h. Einatmen vor dem Anheben des Gewichts, langsam ausatmen während das Gewicht angehoben wird (1. Belastung), erneutes Atemholen, bevor das Gewicht abgesenkt wird und langsames Ausatmen während der negativen Phase der Bewegung (2. Belastung). Da beim HIT an beiden Umkehrpunkten der Bewegung kurz innegehalten wird, eignen sich auch diese Situationen ausgezeichnet für ein erneutes Einatmen.

Im folgenden Kapitel werden bewährte HIT-Trainingsprogramme vorgestellt, die Sie für Ihr Training übernehmen können.

*

KAPITEL 3

HIT-PROGRAMME

3.1 Hinweise zu den HIT-Programmen

Bevor Sie intensiv trainieren, sollten Sie den Körper zunächst »auf Betriebstemperatur« bringen. Das erreicht man am besten durch ein fünf- bis zehnminütiges allgemeines Aufwärmen (z.B. auf dem Fahrradergometer). Auch der Weg zum Studio kann zu diesem Zweck genutzt werden, wenn er zügig zu Fuß bzw. mit dem Fahrrad zurück gelegt wird.

Wenn Sie mit Hanteln trainieren, ist zudem ein lokales Aufwärmen dringend erforderlich. Für dieses lokale Aufwärmen reicht es aus, wenn man die zu trainierende Körperregion durch ein bis zwei leichte Sätze (insgesamt, nicht pro Übung) mit der Hälfte des Gewichtes der Trainingssätze aufwärmt. Ebenso wie bei den anschließenden Trainingssätzen sollte man die Wiederholungen auch bei den Aufwärmsätzen langsam und kontrolliert ausführen. Das verbreitete hektische und ruckartige »Pumpen« sollten Sie vermeiden, da die dabei auftretenden physikalischen Kräfte größer und damit gefährlicher sind als bei langsamen Bewegungen mit etwas schwereren Gewichten.

3.2 Wichtige Erläuterungen zu den Übungen

Bei der Durchführung von Intensivwiederholungen mit Partnerhilfe sind verschiedene Dinge zu berücksichtigen: Beim Bankdrücken mit der Langhantel muss der Trainingspartner bereit stehen, um rechtzeitig vor Erreichen des PmM einschreiten zu können. Dazu steht er am Kopfende der Bank und umfasst die Langhantel im Obergriff, damit er die Hantel, falls nötig, ganz allein ablegen kann und sie dem erschöpften Trainierenden nicht aus der Hand rutscht. Wichtig ist auch, dass die Hantel gleichmäßig umfasst wird (gleicher Abstand zum linken wie rechten Rand), damit Druck gleichmäßig ausgeübt wird und der Trainierende nicht aus der Balance gerät. Dies gilt für alle Übungen mit Langhanteln, bei denen Sie Intensivwiederholungen einsetzen.

Beim Bankdrücken mit Kurzhanteln umfasst der Trainingspartner entweder die Handgelenke des Trainierenden oder er unterstützt die Bewegung durch Druck auf dessen Ellenbogen. Diese Variante kann jedoch gefährlich werden, wenn der Trainierende die Hanteln nicht mehr kontrollieren kann. Deshalb sollte bei der Anwendung von Intensivwiederholungen eher auf Langhanteln oder Maschinen zurückgegriffen werden.

Intensivwiederholungen mit Partnerhilfe bei Klimmzügen, Dips, Beinheben usw. werden so ausgeführt, dass der Trainingspartner die Knöchel umfasst und die Aufwärtsbewegung durch Anheben der Beine des Athleten gerade soviel unterstützt, dass eine bis zwei zusätzliche Wiederholungen möglich werden.

Wenn nicht ausdrücklich anders beschrieben, werden alle Zugübungen (Klimmzüge, Rudern, Latziehen usw.) mit etwa schulterweitem Untergriff (supiniertes Handgelenk, d.h. die Handinnenflächen zeigen nach oben) ausgeführt. Bei dieser Art der Ausführung befindet sich die Armbeugemuskulatur in ihrer stärksten biomechanischen Position, d.h. sie kann die größte Kraft entfalten. So werden nicht nur die Bizepse am besten gefordert, auch bei den Rückenübungen ergibt sich ein Vorteil, da die Armbeugemuskulatur hier das schwächste Glied darstellt. Mit der aus dem Untergriff resultierenden größeren Kraftentfaltung kann dieser Nachteil verringert werden.

Wenn bestimmte Übungen nicht möglich sind, z.B. weil die entsprechenden Geräte nicht zur Verfügung stehen, so kann die jeweilige Übung natürlich auch durch eine vergleichbare alternative Übung ersetzt werden, z.B. Rudern vorgebeugt mit einer Langhantel statt Rudern an der Maschine, Überzüge mit einer SZ-Stange auf der Flachbank statt Überzügen an einer Überzugmaschine usw. Einige Übungen und Übungsausführungen bedürfen einer kurzen Erklärung.

Bauchpressen: Man liegt auf dem Boden; die Beine werden angehoben, so dass Ober- und Unterschenkel einen 90°-Winkel bilden. Die Beine werden still gehalten, während durch Zug mit den Bauchmuskeln die Schultern soweit wie möglich vom Boden abgehoben werden; die Hände liegen dabei an den Schläfen. Diese Position wird mit kontrahierten Bauchmuskeln einige Sekunden lang gehalten, bevor die Schultern langsam wieder abgesenkt werden. Alternativübung: Bauchpressen an der Maschine oder am Kabel.

Bauchpressen am Kabel: Bei dieser Übung kniet man sich vor einen Zugturm und stellt das Gerät so ein, dass sich die Stange bei kniender Position knapp über Kopfhöhe befindet. Man greift dann die Stange, zieht sie in den Nacken und beugt den Oberkörper durch Anspannung der Bauchmuskeln nach vorn. In der voll angespannten Position einige Sekunden verharren.

Überzüge am Kabel: Bei Überzügen am Kabel (auch »stehendes Latziehen mit gestreckten Armen« genannt) steht man mit nicht ganz durchgedrückten Knien vor einem hohen Zugturm und umfasst die Latzug-Stange mit etwa schulterweitem Griff. Dann zieht man die Stange mit gestreckten Armen bis vor die Oberschenkel. Die Ellenbogen werden dabei nur leicht angewinkelt, so dass die Bewegung aus der Rückenmuskulatur heraus erfolgt. Alternativübung: Überzüge mit der SZ-Stange auf einer Flachbank.

Wadenheben in der Beinpresse: Eine vorzügliche Wadenübung, die den unteren Rücken entlastet. Man begibt sich dafür in die Beinpresse und stellt nur die Fußspitzen auf die Trittplatte. Mit gestreckten Beinen drückt man das Gewicht allein durch das Heben und Senken der Fersen. Die Beine bleiben während der gesamten Zeit gestreckt. Alternativübung: Wadenheben im Sitzen oder Stehen, Wadenheben auf einem Bein.

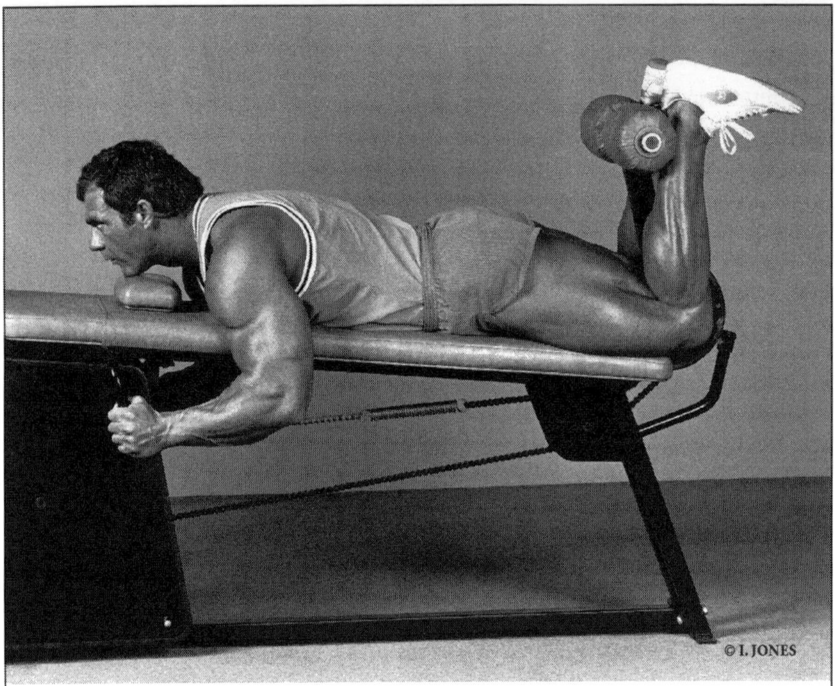

Abb. 34 Scott Wilson führt Beinbeugen aus.

Beinbeugen: Bei dieser Übung, auch »Beincurls« genannt, werden die Beine im Kniegelenk gebeugt, d.h. die Unterschenkel werden gegen einen Widerstand zum Gesäß geführt.

Butterfly: Diese Übung wird an der Butterfly-Maschine ausgeführt, die bestimmt in jedem Studio zu finden ist. Man sitzt aufrecht in der entsprechenden Trainingsmaschine und drückt die beiden Flügel des Geräts mit den Händen vor der Brust zusammen. Alternativübung: Fliegende Bewegungen mit Kurzhanteln auf der Flachbank.

Frontkniebeugen: Diese Übung ist eine Alternative zu klassischen Kniebeugen. Die Langhantel liegt bei dieser Kniebeugenvariante nicht auf den Schultern, sondern auf der oberen Brust und wird mit vor der Brust verschränkten Armen gehalten. Dazu muss das Gewicht im Vergleich zu regulären Kniebeugen deutlich reduziert werden. Falls zur Ausführung von Kniebeugen kein Trainingspartner zur Verfügung steht, der Hilfestellung geben könnte, so gibt es einige sichere Alternativen. In einem Power-Rack, über das manche Studios verfügen, lassen sich Kniebeugen auch ohne Partner sicher ausführen. Eine weitere Variante wäre die Ausführung von Kniebeugen in einer Smith-Maschine (Multi-Presse), die zur Grundausrüstung eines jeden Fitness-Studios gehört.

Kurzhantelcurls: Mit der supinierten Handhaltung (Handinnenflächen zeigen nach oben) wird der Bizeps am stärksten belastet. Dafür empfiehlt sich bei allen Zug- und Ruderübungen, sowie Langhantelcurls der Untergriff. Beim Kurzhantelcurl werden die Hände gedreht, um den Bizeps optimal kontrahieren zu lassen: Der Curl wird begonnen mit herabhängenden Armen. Die Handflächen zeigen zueinander. Während der Aufwärtsbewegung supiniert man die Handgelenke, d.h. man dreht sie so nach außen, dass die Handflächen am Ende der Bewegung nach oben zeigen. Bei der Abwärtsbewegung wird die Drehung entsprechend umgekehrt.

Brustpressen: Die Übung Brustpressen entspricht dem Bankdrücken, nur mit dem Unterschied, dass das Brustpressen an speziellen Trainingsgeräten ausgeführt wird, meist im Sitzen. Ein Vorteil dieser Übung besteht darin, dass bei Eintritt des Muskelversagens die Griffe einfach in die Ausgangsposition zurückgeführt werden. Es muss keine Hantel abgelegt werden. Alternativ kann auch klassisches Bankdrücken mit Kurzhanteln oder einer Langhantel ausgeführt werden.

Schulterdrücken: Diese Übung wird auch als Frontdrücken oder Military Press bezeichnet. Sie ähnelt der Übung Nackendrücken, nur mit dem wichtigen Unterschied, dass die Griffe des Geräts bzw. die Hantel nicht in den Nacken abgesenkt werden, sondern nach vorn zur oberen Brust. Das Ablassen in den Nacken sollte unbedingt vermieden werden, um die Schultergelenke nicht in eine verletzungsträchtige Position zu bringen.

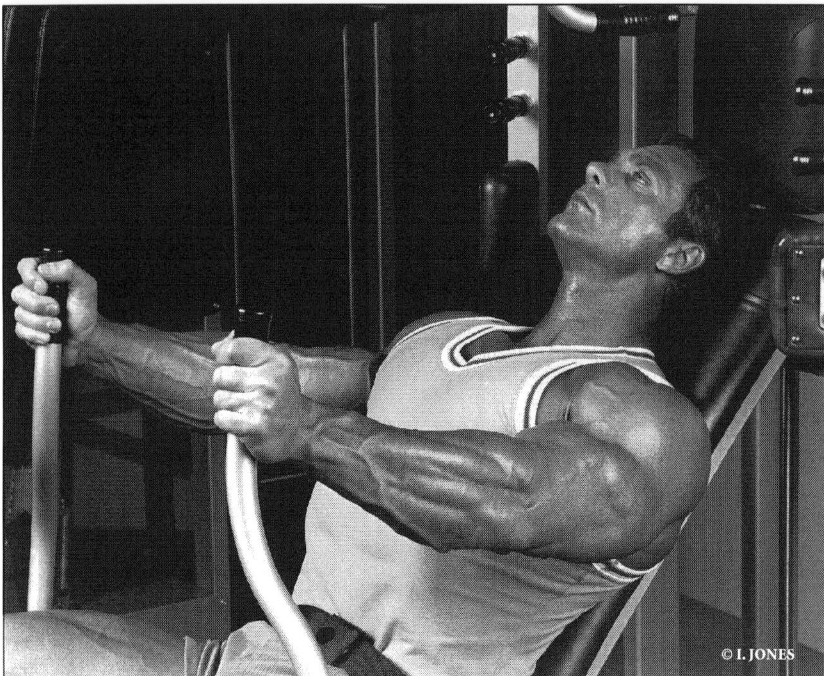

Abb. 35 Scott Wilson an der Brustpresse.

Adduktoren: Das Training der Adduktoren erfolgt durch das Zusammenführen der Oberschenkelinnenseiten gegen einen Widerstand. Hierzu ist ein spezielles Trainingsgerät erforderlich oder ein Kabelzug mit einer Fußschlaufe.

Abduktoren: Die Abduktoren werden trainiert, indem die Beine gegen einen Widerstand gespreizt werden. Diese Übungsausführung verhält sich daher antagonistisch zum Training der Adduktoren und trainiert hauptsächlich die Schenkelaußenseiten sowie die Hüft- und Gesäßmuskulatur. Auch hierfür sind entsprechende Geräte oder ein Kabelzug erforderlich.

Grundsätzlich gilt, dass die in den Trainingsprogrammen in Kapitel 3 empfohlenen Übungen je nach Verfügbarkeit und speziellen Vorlieben auch

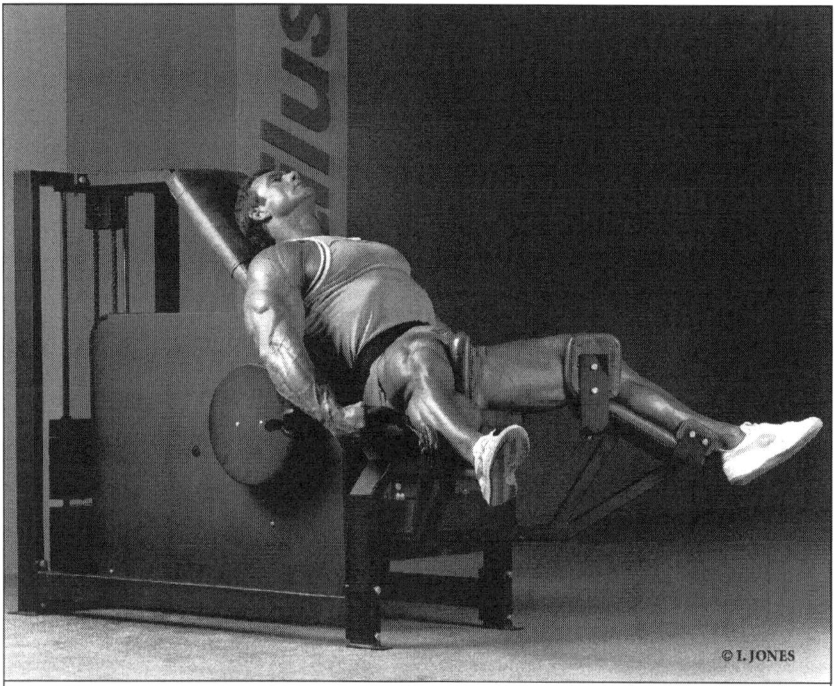

Abb. 36 Scott Wilson an der Nautilus-Adduktorenmaschine.

durch Alternativübungen ersetzt werden können, also z.B. Bankdrücken mit Kurzhanteln statt Brustpressen oder Frontkniebeugen statt Beinpressen usw.

3.3 Regeneration

Die Empfehlungen bezüglich der Regenerationszeiten sind Richtwerte, die jeder Athlet auf seine eigene Situation anpassen kann – mit der gebotenen Umsicht; beim HIT ist mehr eben nicht besser. Wie verschiedene Untersuchungen gezeigt haben, existieren hinsichtlich des Regenerationsvermögens große individuelle Unterschiede. Hinzu kommen die Lebensumstände des

Einzelnen, die ebenfalls großen Einfluss auf die Erholungsfähigkeit haben.

Faktoren, die eine rasche Erholung begünstigen, sind ausreichend Schlaf (empfohlen werden bei intensivem Training mindestens acht Stunden pro Nacht, wobei der tatsächliche Bedarf individuell sehr unterschiedlich ist), eine bedarfsgerechte Ernährung mit ausreichender Proteinzufuhr sowie eine insgesamt wenig belastende Lebensweise ohne übermäßigen Stress.

Eine gute Möglichkeit zur Kontrolle der Fortschritte ist das Führen eines Trainingstagebuchs, in das die verwendeten Gewichte, Wiederholungs- und Pausenzeiten sowie das subjektive Befinden eingetragen werden. Zur Bewertung einer Trainingseinheit eignet sich die Leistung, also Gewicht und Wiederholungszahl bzw. Anspannungszeit bis zum PmM. Eine Stagnation oder gar ein Rückgang der Trainingsleistungen in mehreren Trainingsenheiten hintereinander – schnell erkennbar an den Eintragungen im Trainingstagebuch – sind ein deutlicher Hinweis auf Übertraining.

Ein weiterer wichtiger Indikator in diesem Zusammenhang ist der morgendliche Ruhepuls. Wer über mehrere Wochen direkt nach dem Erwachen den Ruhepuls misst und ihn anschließend im Trainingstagebuch notiert, kann seine Werte vergleichen. Am besten wird der Ruhepuls morgens gleich nach dem Aufwachen, noch im Bett liegend, ermittelt. Dafür werden Zeige- und Mittelfinger einer Hand vorsichtig auf das Handgelenk des anderen Armes gelegt, bis der Puls erfühlt wird. Alternativ kann der Puls auch an der Halsschlagader gemessen werden. Jetzt wird auf die Uhr geschaut und die Herzschläge werden 15 Sekunden lang gezählt. Der ermittelte Wert wird mal vier genommen, um den Pulsschlag pro Minute zu erhalten. Dieser Wert wird täglich in das Trainingstagebuch eingetragen.

Wenn der Ruhepuls plötzlich um mehrere Schläge höher liegt als üblich, deutet dies auf eine Erkrankung oder Übertraining hin. Dann sollten unbedingt ein oder zwei zusätzliche Ruhetage zwischen den Trainingseinheiten eingelegt werden, solange, bis der morgendliche Ruhepuls den Standardwert wieder erreicht hat. Zudem sollten Sie vorübergehend zu einer niedrigeren Intensitätsstufe wechseln, bis Sie sich wieder vollständig erholt haben.

3.4 Einstieg in das hochintensive Training

Die Gestaltung der Trainingsprogramme hängt nicht zuletzt davon ab, welche Trainingsmöglichkeiten zur Verfügung stehen. Als bestens geeignet für ein Hochintensitätstraining gelten alle Nautilus- und MedX- bzw. Kieser-Geräte [16,41,227-229]. Auch Geräte der Firma »Hammer Strength« werden in diesem Zusammenhang empfohlen [42,227]. Das kann nicht überraschen, da alle genannten Geräte auf die Planung und Entwicklung von HIT-Pionier Arthur Jones zurückgehen und speziell für ein hochintensives Training bei gleichzeitig maximaler Sicherheit entwickelt wurden. Die Vorteile dieser Geräte bestehen u.a. darin, dass sie die Kraftkurve der jeweiligen Muskeln optimal berücksichtigen. Außerdem kann der Satz an jeder beliebigen Stelle des Bewegungsablaufs gefahrlos abgebrochen werden, wenn das Muskelversagen eintritt.

Wer zum ersten Mal hochintensiv trainiert, hat beim Training an diesen Geräten außerdem den Vorteil, dass Fehler bei der Bewegungsausführung äußerst unwahrscheinlich sind, weil die Bewegung nicht abgefälscht werden kann. Aus der richtigen Sitzposition und dem vorgegebenen Bewegungsablauf des Geräts ergibt sich zwangsläufig die anatomisch korrekte Bewegungskurve. Wenn diese Geräte nicht zur Verfügung stehen, kann selbstverständlich auch mit konventionellen Geräten und Hanteln hochintensiv trainiert werden.

Dabei müssen dann allerdings bestimmte Sicherheitsaspekte berücksichtigt werden. So muss jederzeit gewährleistet sein, dass die Hantel auch nach dem Muskelversagen sicher wieder abgelegt werden kann.

Bei allen im Folgenden aufgeführten Programmen gelten die folgenden Grundregeln: Von jeder Übung wird (nach dem Aufwärmen) nur ein Satz ausgeführt, dieser aber bis zum im Trainingsplan jeweils genannten Abbruchkriterium. Die korrekte Ausführung der Bewegung hat oberste Priorität. Die Bewegungsgeschwindigkeit ist betont langsam und kontrolliert, eine Wiederholung dauert rund zehn Sekunden (zwei Sekunden isometrisch, zwei Sekunden konzentrisch, zwei Sekunden isometrisch, vier Sekunden exzentrisch).

Tab. 27 Leistungsanforderungen beim HIT

Stufe I
Training bis zum Wiederholungsmaximum (WM)
Gut geeignet zum Einstieg bzw. zum Wiedereinstieg in das HIT.

Stufe II
Training bis zum Punkt des momentanen Muskelversagens (PmM)
Geeignet für Fortgeschrittene, die mit intensivem Training bereits Erfahrung haben oder zuvor eine mindestens zwölfwöchige Trainingsphase der Stufe I absolviert haben.

Stufe III
Training über den Punkt des momentanen Muskelversagens hinaus (PmM+)
Geeignet für weit Fortgeschrittene. Dieses sehr fordernde Training sollte nicht dauerhaft durchgeführt werden, um Übertraining zu vermeiden.

Die Dauer der jeweiligen Stufe ist nicht festgelegt. Es kann je nach Bedarf und Regenerationsvermögen auch nach einigen Wochen von einer Stufe zur anderen gewechselt werden. Ausnahme: Niemand sollte ohne Vorerfahrungen mit hochintensivem Training ein Programm der Stufe II oder III angehen. Neueinsteiger sollten vorher mindestens zwölf Wochen lang die Stufe I durchlaufen.

Eine Ausnahme von dieser langsamen Ausführung sollte allenfalls gemacht werden, wenn Sie erstmalig ein HIT ausführen und noch nicht an die sehr langsame Ausführung der Wiederholungen gewöhnt sind. In diesem Fall arbeiten Sie sich nach und nach auf die angestrebten zehn Sekunden herauf.

Die Widerstände bzw. Gewichte sind so zu wählen, dass jeder Satz einer Übung nach 90 bis 120 Sekunden beendet werden kann.

Aufgrund der technisch perfekten und langsamen Übungsausführung werden Sie nicht die schweren Gewichte nehmen können wie beim konventionellen Krafttraining. Sie können davon ausgehen, dass Sie je nach Übung Ihre gewohnten Gewichte um rund 10 % reduzieren müssen. Durch die komplette Vermeidung von Schwungkräften und die leichteren Gewichte wird aber das Schädigungspotenzial für den Körper (Verletzungen) reduziert und der Trainingseffekt für die jeweiligen Muskeln deutlich erhöht.

Armübungen und das Training der Mittelpartie (Bauch, unterer Rücken) sollten stets zum Ende des Trainings erfolgen, weil eine Ermüdung dieser Körperpartien das übrige Training in seiner Intensität beeinträchtigen könnte. Ein Rücken- bzw. Brusttraining mit bereits erschöpften Armmuskeln wird auf diese Weise vermieden.

3.5 Das Training der Stufe I mit dem HIT-System

Ein HIT-Trainingsprogramm der Stufe I eignet sich besonders für Sportler, die zum ersten Mal hochintensiv trainieren. In der ersten Stufe geht es vor allem darum, sich an die sehr korrekte und betont langsame Bewegungsausführung zu gewöhnen und einen Satz auch wirklich erst dann zu beenden, wenn keine weitere Wiederholung mehr möglich ist. Während der Stufe I (und bei den Ganzkörperprogrammen der Stufe II) wird noch auf direkte Armübungen verzichtet, weil die Armmuskeln durch die Beteiligung an den Grundübungen für den Oberkörper sehr intensiv mitbeansprucht und damit gut trainiert werden.

Trainiert wird an drei Tagen pro Woche, also entweder an festen Wochentagen (z.B. Montag, Mittwoch, Samstag) oder in einem anderen Rhythmus, der ebenfalls mindestens 48 Stunden Erholungszeit zwischen zwei Trainingseinheiten zulässt. Die Programme (Tab. 28-30) sind auf den folgenden Seiten gelistet.

Tab. 28 Stufe I: HIT an speziellen Trainingsgeräten (Kieser, Nautilus, MedX, Hammer)

Ganzkörpertraining an drei Tagen pro Woche
Übungen: 10
Sätze pro Übung: 1
Wiederholungen pro Satz: 9-12
Wiederholungsdauer: 10 Sekunden (2-2-2-4)
Intensität: Wiederholungsmaximum (WM)

- Beinpressen
- Beinstrecken
- Beinbeugen
- Latzug
- Überzüge
- Brustpressen
- Butterfly
- Schulterdrücken
- Bauchpressen
- Rückenstrecken

Alle Übungen werden in der Stufe I bis zum Wiederholungsmaximum ausgeführt, d.h. Sie beenden den Satz, wenn Sie den Eindruck haben, dass Sie die nächste Wiederholung nicht mehr vollständig schaffen würden.

Falls für eine Übung kein spezielles Gerät vorhanden sein sollte, kann auf die Ausführung mit Hanteln zurückgegriffen werden.

Tab. 29 Stufe I: HIT-Programm mit konventionellen Geräten bzw. Hanteln

Ganzkörpertraining an drei Tagen pro Woche
Übungen: 10
Sätze pro Übung: 1
Wiederholungen pro Satz: 9-12
Wiederholungsdauer: 10 Sekunden (2-2-2-4)
Intensität: Wiederholungsmaximum (WM)

- Beinpressen *oder* Kniebeuge
- Beinstrecken
- Beinbeugen
- Latziehen *oder* Rudern
- Überzüge am Kabel *oder* mit Kurzhantel
- Brustpressen *oder* Bankdrücken
- Butterfly *oder* Fliegende
- Schulterdrücken
- Bauchpressen
- Rückenstrecken

Probieren Sie die Trainingsgeräte aus, die Sie in Ihrem Fitness-Studio vorfinden. Die Bewegung darin sollte sich »natürlich« anfühlen und Ihnen keine Unbequemlichkeiten oder gar Schmerzen bereiten. Danach entscheiden Sie, welche Geräte Sie in diesem Trainingsplan verwenden möchten. Außer Beinbeuger und Beinstrecker – diese Geräte zählen aber zur Standardausstattung aller Fitness-Studos – lassen sich alle Übungen auch mit Hanteln ausführen. Selbst das Rückenstrecken kann, auf dem Bauch liegend, ausgeführt werden, indem der Oberkörper angehoben und in erhöhter Position isometrisch gehalten wird. Die Fäuste werden dabei in Höhe der Schläfen geführt.

Tab. 30 Stufe I: HIT-Programm mit Hanteln und Absicherung durch Trainingspartner

Ganzkörpertraining an drei Tagen pro Woche
Übungen: 9
Sätze pro Übung: 1
Wiederholungen pro Satz: 9-12
Wiederholungsdauer: 10 Sekunden (2-2-2-4)
Intensität: Wiederholungsmaximum (WM)

- Kniebeugen *oder* Frontkniebeugen
- leichtes Kreuzheben mit fast gestreckten Knien
- Klimmzüge *oder* Rudern vorgebeugt
- Bankdrücken mit Kurzhanteln
- Überzüge mit Kurzhantel
- Schulterdrücken
- Seitheben
- Bauchpressen
- Unterarmstütz isometrisch (Plank)

Wenn Sie mit einem Partner trainieren, kann dieser Sie bei der Ausführung der Übungen überwachen und nötigenfalls eingreifen. Bei Kniebeugen und Kreuzheben steht er hinter Ihnen und fasst Sie an den Hüften, um das Aufrichten zu erleichtern. Beim Bankdrücken und Schulterdrücken steht er am Kopfende und kann die Ellbogen fassen, um das Ablegen der Kurzhanteln zu unterstützen. Bei Überzügen kann er die Kurzhantel angeben und abnehmen. Beim Rudern vorgebeugt kann man die Hantel selbst auf dem Boden ablegen. Auch bei Klimmzügen, Bauchpressen und Unterarmstütz ist in der Regel keine Hilfe nötig.

3.6 HIT-Training der Stufe II

Beim HIT der Stufe II wird bis zum Punkt des momentanen Muskelversagens trainiert. Wenn Sie gegen Ende eines Satzes merken, dass Sie wahrscheinlich keine weitere Wiederholung mehr schaffen, versuchen Sie es trotzdem. Dabei erreichen Sie dann zwangläufig den Punkt des momentanen Muskelversagens, an dem die Bewegung stockt und es nicht mehr weiter geht. Bei Klimmzügen z.B. schaffen Sie es nicht mehr, sich vollständig hochzuziehen, beim Schulterdrücken können die Arme mit diesem Gewicht nicht mehr gestreckt werden. Halten Sie das Gewicht an diesen Punkt, an dem es nicht weiter geht, für einen Moment und gehen Sie dann kontrolliert und ganz langsam wieder zum Startpunkt der Bewegung zurück.

Wegen der im Vergleich zur Stufe I höheren Trainingsintensität pausieren Sie beim Training der Stufe II mindestens 72 Stunden bevor Sie die betreffenden Muskeln erneut trainieren. Nach einem Ganzkörpertraining folgen auf einen Trainingstag zwei Ruhetage, bei einem Unterkörper- / Oberkörper-Split kann dementsprechend drei- bis maximal viermal pro Woche trainiert werden. Die Trainingsprogramme der Stufe II werden in den Tab. 31-33 auf den folgenden Seiten präsentiert.

Tab. 31 Stufe II: Oberkörper-/Unterkörper-Split – HIT an speziellen Trainingsgeräten (Kieser, Nautilus, MedX, Hammer)

Ganzkörpertraining an drei bzw. vier Tagen pro Woche
Übungen: 8
Sätze pro Übung: 1
Wiederholungen pro Satz: 9-12
Wiederholungsdauer: 10 Sekunden (2-2-2-4)
Intensität: Punkt des momentanen Muskelversagens (PmM)

Teil 1: Trainingseinheit Oberkörper

- Latzug
- Rudern
- Überzüge
- Brustpressen
- Butterfly
- Schulterdrücken
- Bizepscurls
- Dips

Folgende Variationen der Übungsreihenfolge sorgen für Abwechslung:
Variante A – Rücken, Brust, Schultern, Arme
Variante B – Brust, Rücken, Schultern, Arme
Variante C – Schultern, Rücken, Brust, Arme
Variante antagonistisches Training A – Latzug, Brustpressen, Rudern, Schulterdrücken, Schulterheben (Shrugs), Überzüge, Bizepscurls, Dips
Variante antagonistisches Training B – Brustpressen, Latzug, Dips, Rudern, Schulterdrücken, Schulterheben (Shrugs), Überzüge, Bizepscurls, Trizepsdrücken

Tab. 31 Stufe II: Oberkörper-/Unterkörper-Split – HIT an speziellen Trainingsgeräten (Kieser, Nautilus, MedX, Hammer), Fortsetzung

Teil 2: Trainingseinheit Unterkörper

- Beinpressen
- Beinstrecken
- Beinbeugen
- Adduktoren
- Abduktoren
- Wadenheben
- Rückenstrecken
- Bauchpressen

Auf eine Trainingseinheit für den Oberkörper folgt 48 Stunden später eine für den Unterkörper, nach wiederum 48 Stunden ist die nächste Oberkörper-Einheit an der Reihe.

Tab. 32 Stufe II: Oberkörper-/Unterkörper-Split
HIT mit konventionellen Geräten/Hanteln

Ganzkörpertraining an drei oder vier Tagen pro Woche
Übungen: 8
Sätze pro Übung: 1
Wiederholungen pro Satz: 9-12
Wiederholungsdauer: 10 Sekunden (2-2-2-4)
Intensität: Punkt des momentanen Muskelversagens (PmM)

Trainingseinheit Oberkörper I
- Klimmzug *oder* Latzug
- Rudern mit Langhantel *oder* am Kabelzug
- Überzug am Kabelzug *oder* mit Kurzhantel
- Bankdrücken mit Kurzhanteln
- Butterfly
- Frontpressen
- Bizepscurls
- Dips

Trainingseinheit Oberkörper II: Antagonistisches Training
- Klimmzug *oder* Latzug
- Bankdrücken mit Kurzhanteln
- Rudern mit Langhantel *oder* am Kabelzug
- Butterfly
- Überzug am Kabelzug *oder* mit Kurzhantel
- Frontpressen
- Bizepscurls

Tab. 32 Stufe II: Oberkörper-/Unterkörper-Split
HIT mit konventionellen Geräten/Hanteln, Fortsetz.

Trainingseinheit Unterkörper

- Beinpressen
- Beinstrecken
- Beinbeugen
- Adduktoren
- Abduktoren
- Wadenheben
- Rückenstrecken
- Bauchpressen

Auf eine Trainingseinheit für den Oberkörper folgt 48 Stunden später eine für den Unterkörper, nach wiederum 48 Stunden ist die nächste Oberkörper-Einheit an der Reihe.

Die beiden Trainingseinheiten für den Oberkörper können abwechselnd ausgeführt werden oder für jeweils für einige Wochen am Stück.

Tab. 33 Stufe II: HIT-Programm mit konventionellen Geräten bzw. Hanteln

Ganzkörpertraining an zwei Tagen pro Woche
Übungen: 10
Sätze pro Übung: 1
Wiederholungen pro Satz: 9-12
Wiederholungsdauer: 10 Sekunden (2-2-2-4)
Intensität: Punkt des momentanen Muskelversagens (PmM)

- Beinpressen *oder* Kniebeuge
- Beinstrecken
- Beinbeugen
- Latziehen *oder* Rudern
- Überzüge am Kabel *oder* mit Kurzhantel
- Brustpressen *oder* Bankdrücken
- Butterfly *oder* Fliegende
- Schulterdrücken
- Bauchpressen
- Rückenstrecken

Dieses Programm muss nicht immer in der gleichen Übungsabfolge trainiert werden. Um für Abwechslung zu sorgen, können Sie auch jeweils mit einer anderen Zielmuskulatur beginnen. Das bietet den Vorteil, dass jede der großen Muskelpartien einmal am Anfang der Trainingseinheit beansprucht wird, wenn Sie noch ausgeruht sind.

Folgende Variationen bieten sich an:
Variante A – Rücken, Brust, Schultern, Bauch und unterer Rücken
Variante B – Brust, Rücken, Schultern, Bauch und unterer Rücken
Variante C – Schultern, Rücken, Brust, Bauch und unterer Rücken

3.6 HIT-Training der Stufe III

Beim Training der Stufe III trainieren Sie über den Punkt des momentanen Muskelversagens hinaus. Dies wird möglich durch den Einsatz von Intensitätstechniken wie Rest-Pause-Training oder Reduktionssätzen. Beide Techniken haben sich in der Praxis bewährt und bieten den Vorteil, dass Sie für die Anwendung dieser Techniken weder spezielle Geräte noch einen Trainingspartner zur Absicherung benötigen.

Wegen der hohen Trainingsintensität beträgt der Abstand zwischen zwei Trainingseinheiten für die jeweiligen Muskeln mindestens 96 Stunden. Die Trainingsprogramme der Stufe III werden in den Tab. 34-40 auf den folgenden Seiten präsentiert.

Tab. 34 Stufe III: HIT-Programm mit Intensitätstechniken

Ganzkörpertraining (mind. 96 Std. Pause zwischen den Trainingseinheiten)
Übungen: 6-7
Sätze pro Übung: 1
Wiederholungen pro Satz: 9-12
Wiederholungsdauer: 10 Sekunden (2-2-2-4)
Intensität: über Punkt des momentanen Muskelversagens hinaus (PmM+)

Variante A an speziellen Geräten	**Intensitätstechnik**
• Beinpressen	Reduktionssatz
• Beinstrecken	Reduktionssatz
• Rudern	Reduktionssatz
• Überzüge	Reduktionssatz
• Brustpressen	Reduktionssatz
• Schulterdrücken	Reduktionssatz
• Rückenstrecken	Reduktionssatz

Variante B mit konventionellen Geräten	**Intensitätstechnik**
• Klimmzüge	RPT
• Schrägbankdrücken	Reduktionssatz
• Kniebeuge	RPT
• Wadenheben	Reduktionssatz
• Frontpressen	Reduktionssatz
• Bauchpressen am Kabel	Reduktionssatz

Dieses sehr harte Training erfordert mindestens drei Ruhetage zwischen zwei Trainingseinheiten; es kann auch nur einmal pro Woche trainiert werden. Bei der Intensitätstechnik »Reduktionssatz« wird das Gewicht nach dem Muskelversagen um 30-50 % reduziert und weiter trainiert, bis keine Wiederholung mehr gelingt. Für einige Übungen eignet sich die Rest-Pause-Methode (RPT) sehr gut – das ist aber noch einmal deutlich anstrengender.

Tab. 35 Stufe III: Unterkörper/Oberkörper-Split, HIT-Programm mit Intensitätstechniken

Splittraining (mind. 96 Std. Pause zwischen *gleichen* Trainingseinheiten)
Übungen: 5-7
Sätze pro Übung: 1
Wiederholungen pro Satz: 9-12
Wiederholungsdauer: 10 Sekunden (2-2-2-4)
Intensität: über Punkt des momentanen Muskelversagens hinaus (PmM+)

Trainingseinheit Oberkörper	**Intensitätstechnik**
• Klimmzüge	RPT
• Schrägbankdrücken	Reduktionssatz
• Rudern	Reduktionssatz
• Schulterdrücken	Reduktionssatz
• Bizepscurls	Reduktionssatz
• Dips	RPT
• Bauchpressen mit Zusatzgewicht *oder*	Reduktionssatz
am Kabelzug	Reduktionssatz

Trainingseinheit Unterkörper	**Intensitätstechnik**
• Beinpressen *oder*	Reduktionssatz
Kniebeugen	RPT
• Beinbeugen	Reduktionssatz
• Beinstrecken	Reduktionssatz
• Wadenheben	Reduktionssatz
• Rückenstrecken	Reduktionssatz

Um 96 Stunden Regenerationszeit zu ermöglichen, bevor die jeweiligen Muskeln wieder trainiert werden, wird höchstens dreimal pro Woche trainiert, z.B. im folgenden Rhythmus: Mon. – Oberkörper, Mitt. – Unterkörper, Frei. – Oberkörper, Sonn. – Unterkörper usw. Es kann auch nur dreimal pro Woche trainiert werden, so dass Samstag und Sonntag trainingsfrei bleiben.

Tab. 36 Stufe III: HIT-Programm Push-Pull-Beine mit Intensitätstechniken

Splittraining (96 Std. Pause zwischen *gleichen* Trainingseinheiten)
Übungen: 4-6
Sätze pro Übung: 1
Wiederholungen pro Satz: 9-12
Wiederholungsdauer: 10 Sekunden (2-2-2-4)
Intensität: über Punkt des momentanen Muskelversagens hinaus (PmM+)

Oberkörper Trainingseinheit »Push«	**Intensitätstechnik**
• Schrägbankdrücken	Reduktionssatz
• Dips	RPT
• Schulterdrücken	Reduktionssatz
• Seitheben	Reduktionssatz
• Trizepsdrücken am Kabel	Reduktionssatz

Oberkörper Trainingseinheit »Pull«	**Intensitätstechnik**
• Klimmzüge	RPT
• Rudern	Reduktionssatz
• Überzüge an der Maschine *oder*	Reduktionssatz
am Kabelzug	Reduktionssatz
• Schulterheben (Shrugs)	Reduktionssatz
• Bizepscurls	Reduktionssatz
• Rückenstrecken	Reduktionssatz

Tab. 36 Stufe III: HIT-Programm Push-Pull-Beine mit Intensitätstechniken, Fortsetzung

Unterkörper Trainingseinheit	Intensitätstechnik
• Beinpressen *oder*	Reduktionssatz
Kniebeugen	RPT
• Beinbeugen	Reduktionssatz
• Beinstrecken	Reduktionssatz
• Wadenheben	Reduktionssatz

»Push« (Drücken) wird für Brust, Schultern und Trizeps ausgeführt; »Pull« (Ziehen) für Rücken, hintere Schulter und Bizeps. Die Trainingsreihenfolge ist »Push«/Unterkörper/»Pull«.

Auf eine Trainingseinheit für den Oberkörper folgt 48 Stunden später eine für den Unterkörper, nach wiederum 48 Stunden ist die nächste Oberkörper-Einheit an der Reihe.

Zwischen zwei Trainingseinheiten für die gleichen Zielmuskeln sollten mindestens 96 Stunden liegen; das gelingt, wenn nach jedem Trainingstag ein Ruhetag eingelegt wird. Oder man trainiert dreimal pro Woche, z.B. Montag – »Push«, Mittwoch – Unterkörper, Freitag – »Pull«; Samstag und Sonntag sind Ruhetage, am Montag geht es mit Unterkörper-Training weiter.

Tab. 37 Stufe III: Push-Pull-Beine mit Nachermüdung, HIT an konventionellen Geräten/Hanteln oder speziellen Geräten (Kieser, Nautilus, MedX, Hammer)

Splittraining (96 Std. Pause zwischen gleichen Trainingseinheiten)
Übungen: 3x2
Sätze pro Übung: 1
Wiederholungen pro Satz: 9-12
Wiederholungsdauer: 10 Sekunden (2-2-2-4)
Intensität: über Punkt des momentanen Muskelversagens hinaus (PmM+)

Oberkörper Trainingseinheit »Push« 3x2	**Intensitätstechnik**
• Supersatz: Schrägbankdrücken *und*	Reduktionssatz
Butterfly	Reduktionssatz
• Supersatz: Schulterdrücken *und*	Reduktionssatz
Seitheben	Reduktionssatz
• Supersatz: Dips *und*	RPT
Trizepsdrücken	Reduktionssatz

Oberkörper Trainingseinheit »Pull« 3x2	**Intensitätstechnik**
• Supersatz: Klimmzüge *und*	RPT
Überzüge	Reduktionssatz
• Supersatz: Rudern *und*	Reduktionssatz
Seitheben vorgebeugt	Reduktionssatz
• Supersatz: Bizepscurls *und*	Reduktionssatz
negative Klimmzüge mit engem Untergriff	RPT

Tab. 37 Stufe III: Push-Pull-Beine mit Nachermüdung, HIT an konventionellen Geräten/Hanteln oder speziellen Geräten (Kieser, Nautilus, MedX, Hammer) Fortsetzung

Unterkörper Trainingseinheit	Intensitätstechnik
• Supersatz: Beinpressen *und*	Reduktionssatz
Beinstrecken	Reduktionssatz
• Supersatz: Adduktoren *und*	Reduktionssatz
Abduktoren	Reduktionssatz
• Supersatz: Beinbeugen *und*	Reduktionssatz
Wadenheben	Reduktionssatz

Push« (»Drücken«) wird für Brust, Schultern und Trizeps ausgeführt; »Pull« (Ziehen) für Rücken, hintere Schulter und Bizeps. Die Trainingsreihenfolge ist »Push«/Unterkörper/»Pull«.

Auf eine Trainingseinheit für den Oberkörper folgt 48 Stunden später eine für den Unterkörper, nach wiederum 48 Stunden ist die nächste Oberkörper-Einheit an der Reihe.

Zwischen zwei Trainingseinheiten für die gleichen Zielmuskeln sollten mindestens 96 Stunden liegen; das gelingt, wenn nach jedem Trainingstag ein Ruhetag eingelegt wird. Oder man trainiert dreimal pro Woche, z.B. Montag – »Push«, Mittwoch – Unterkörper, Freitag – »Pull«; Samstag und Sonntag sind Ruhetage, am Montag geht es mit Unterkörper-Training weiter.

Tab. 38 Stufe III: HIT-Programm The Big Five (die großen Fünf), an speziellen Geräten (Kieser, Nautilus, MedX, Hammer)

Ganzkörpertraining (96 Std. Pause zwischen Trainingseinheiten)
Übungen: 5
Sätze pro Übung: 1
Wiederholungen pro Satz: 9-12
Wiederholungsdauer: 10 Sekunden (2-2-2-4)
Intensität: über Punkt des momentanen Muskelversagens hinaus (PmM+)

Trainingseinheit	Intensitätstechnik
• Rudern	Reduktionssatz
• Brustpressen	Reduktionssatz
• Latzug	Reduktionssatz
• Schulterdrücken	Reduktionssatz
• Beinpressen	Reduktionssatz

Die Trainingseinheiten sollten mindestens 96 Stunden auseinander liegen.

Tab. 39 Stufe III: HIT-Programm The Big Five (die großen Fünf), an konventionellen Geräten/Hanteln

Ganzkörpertraining (96 Std. Pause zwischen Trainingseinheiten)
Übungen: 5
Sätze pro Übung: 1
Wiederholungen pro Satz: 9-12
Wiederholungsdauer: 10 Sekunden (2-2-2-4)
Intensität: über Punkt des momentanen Muskelversagens hinaus (PmM+)

Trainingseinheit	**Intensitätstechnik**
• Klimmzüge	RPT
• Bankdrücken mit Kurzhanteln	Reduktionssatz
• Rudern	RPT *oder* Reduktionssatz
• Schulterdrücken	RPT *oder* Reduktionssatz
• Kniebeuge *oder* Frontkniebeuge	RPT

Die Trainingseinheiten sollten mindestens 96 Stunden auseinander liegen.

Tab. 40 Stufe III: HIT-Programm Five plus two (fünf plus zwei), an konventionellen Geräten/Hanteln oder speziellen Geräten (Kieser, Nautilus, MedX, Hammer)

Ganzkörpertraining (96 Std. Pause zwischen Trainingseinheiten)
Übungen: 7
Sätze pro Übung: 1
Wiederholungen pro Satz: 9-12
Wiederholungsdauer: 10 Sekunden (2-2-2-4)
Intensität: über Punkt des momentanen Muskelversagens hinaus (PmM+)

Trainingseinheit	**Intensitätstechnik**
• Rudern	Reduktionssatz
• Brustpressen	Reduktionssatz
• Latzug	Reduktionssatz
• Schulterdrücken	Reduktionssatz
• Beinpressen	Reduktionssatz
• z.B. Bizepscurls	Reduktionssatz
• z.B. Dips	Reduktionssatz

Die Trainingseinheiten sollten mindestens 96 Stunden auseinander liegen.

Die beiden zusätzlichen Übungen müssen nicht in jeder Trainingseinheit gleich sein, sie können für mehr Abwechslung in jeder Trainingseinheit variiert werden. Insgesamt werden aber nicht mehr als fünf plus zwei Übungen ausgeführt, um das Trainingsvolumen in einem Rahmen zu halten, der auch bei sehr hoher Trainingsintensität eine ausreichende Regeneration gewährleistet.

3.8 Fazit

Wie eingangs erwähnt, sollen die Ausführungen zum HIT nicht dazu dienen, andere Trainingsmethoden grundsätzlich als weniger sinnvoll einzustufen. Jede Trainingsmethode hat ihre jeweiligen Vor- und Nachteile. Das HIT ist da keine Ausnahme. Das Verhältnis von Vor- zu Nachteilen ist beim HIT allerdings außerordentlich günstig. Um in den Genuss der vielfältigen Vorteile zu kommen, müssen Sie nur einen einzigen Nachteil in Kauf nehmen: Das HIT ist anstrengend! Einen Satz bis zur lokalen Muskelerschöpfung auszuführen und das bei jeder Übung der Trainingseinheit, ist definitiv eine Herausforderung. Aber wer sie bewältigt, kommt dafür in den Genuss einer Reihe von Vorteilen, die das HIT zu einer ganz besonderen Trainingsmethode machen.

Mit keiner anderen Methode erzielen Sie eine derartige körperliche und muskuläre »Rendite«. Mit einem Hochintensitätstraining können Sie bei sehr überschaubarem Zeitaufwand enorme Kraft- und Muskelzuwächse erzielen. Durch das Training bis zur Muskelerschöpfung stellen Sie sicher, dass Sie einen intensiven Trainingsreiz gesetzt haben, der ein Muskelwachstum auslöst. Der geringe Trainingsumfang und die Ruhetage zwischen den Trainingseinheiten gestatten eine ausreichende Regenerationszeit, um die gewünschten positiven Anpassungsreaktionen stattfinden zu lassen.

Durch die langsame und saubere Übungsausführung vermeiden Sie Verletzungen und tun Ihrer Gesundheit damit viel Gutes. Geringer Zeitaufwand und Verletzungsfreiheit sind die beiden wichtigsten Faktoren für einen langfristigen Trainingserfolg.

Das gilt auch unter umgekehrten Vorzeichen, denn »Zeitmangel« und »Verletzung bzw. körperliche Beeinträchtigung« sind die beiden häufigsten Gründe dafür, warum ein Trainingsprogramm abgebrochen wird bzw. warum jemand überhaupt nicht trainieren kann.

Darüber hinaus bietet das HIT eine große Bandbreite von Variationsmöglichkeiten. Beim HIT können Sie wählen zwischen Programmen, die nur wenige Minuten einmal pro Woche dauern bis hin zu einem Split, bei dem Sie bis zu vier Trainingseinheiten absolvieren können, falls Sie gern häufiger trainieren. Sie können die Übungen variieren und bei Bedarf zusätzliche Ruhetage einlegen. Außerdem können Sie zwischen den verschiedenen Intensitätsstufen wechseln.

Wenn Ihnen das Training bis zum Wiederholungsmaximum nicht (mehr) ausreicht, können Sie die Intensität erhöhen und bis zum Punkt des momentanen Muskelversagens oder darüber hinaus trainieren. Aber auch der umgekehrte Weg ist ohne Weiteres möglich. Wann immer Sie merken, dass Ihnen ein Training mit Intensitätstechniken zu viel wird, reduzieren Sie Ihre Trainingsintensität einfach auf Stufe II oder I. Das empfiehlt sich auch vorübergehend für solche Lebensphasen, die von größerem Alltagsstress geprägt sind, wie z.B. wichtige Prüfungen, ein Umzug oder ähnliches. So bleiben Sie »im Training«, muten sich nicht zuviel zu und können im Anschluss an die belastende Lebenssituation gleich wieder zu einer höheren Trainingsstufe wechseln.

Die hier vorgestellten Trainingsprogramme können Sie direkt übernehmen oder Ihren individuellen Bedürfnissen entsprechend anpassen. Sie können aber auch die Informationen in diesem Buch dazu nutzen, Ihr ganz eigenes HIT-Programm zu entwerfen.

Glücklicherweise liefert die moderne Trainingswissenschaft inzwischen so viele Erkenntnisse und Hintergründe über einen erfolgreichen Trainingsprozess, dass es immer leichter wird, die entsprechenden Schlussfolgerungen zu ziehen. Für den Bereich des Hochintensitätstrainings lassen sich diese Schlussfolgerungen am einfachsten durch ein bekanntes Zitat des HIT-Pioniers Arthur Jones auf den Punkt bringen:

»Alles Wichtige im Zusammenhang mit Training kann in weniger als tausend Worten ausgedrückt werden. Eigentlich kann es sogar ziemlich gut in ganz wenigen Worten zusammengefasst werden, nämlich: »Trainiere intensiv, trainiere kurz und trainiere nicht zu häufig...«. Dabei wünschen Ihnen Verlag und Autor viel Erfolg und Freude an den Ergebnissen Ihres Trainings!

* * *

Anhang

Der Trainingsplan des Colorado-Experiments: Alle Trainingseinheiten in der Übersicht

Der Trainingsplan des Colorado-Experiments ist nicht nur aus historischen Gründen interessant. Der eine oder andere Kraftsportler möchte vielleicht dieses Programm einmal nachtrainieren. Selbst wenn die dramatischen Muskelzuwächse eines Casey Viator damit nicht erreicht werden, so sind die 8 kg Muskelgewinn, die der durchschnittlich veranlagte Arthur Jones damit erzielt hat, sehr bemerkenswert. Es darf allerdings nicht vergessen werden, dass Jones, ebenso wie Viator, eine zeitlang nicht trainiert hatte. Das bedeutet, die guten Muskelzuwächse erklären sich z.T. aus dem sog. Muscle Memory Effect, wie bereits erklärt wurde.

Beim Colorado-Experiment wurden Dips und Klimmzüge mit konventionellen Trainingsgeräten trainiert (Dipständer, Klimmzugstange). Alle anderen Übungen wurden an Nautilus-Geräten durchgeführt. Die meisten der verwendeten Geräte waren zum damaligen Zeitpunkt Prototypen. Diese Geräte waren allesamt mit einem Fußhebel ausgestattet, mit dem das Gewicht angehoben werden konnte. Auf diese Weise konnte jede Bewegung auch rein exzentrisch (negativ) ausgeführt werden. Beim negativen Brustpressen z.B. wurde das Gewicht mit dem Fußhebel nach oben gedrückt und dann langsam abgesenkt.

Von jeder Übung wurde nur jeweils ein Satz ausgeführt. Wenn eine Übung mehrmals im selben Training aufgelistet ist, dann wurde die Übung beim zweiten Mal anders ausgeführt, z.B. wurden Klimmzüge einmal mit weitem Obergriff und später noch einmal mit einem engen Untergriff ausgeführt. Auch bei Bizepscurls und Trizepsdrücken kamen teilweise unterschiedliche Griffvarianten, aber auch unterschiedliche Trainingsgeräte zum Einsatz. Der Compound-Bizepscurl z.B. wurde an einem Nautilus-Prototyp ausgeführt, bei der der Arm in einer Überkopfposition gebeugt wird, was zu einer sehr intensiven Kontraktion der Armbeuger führt.

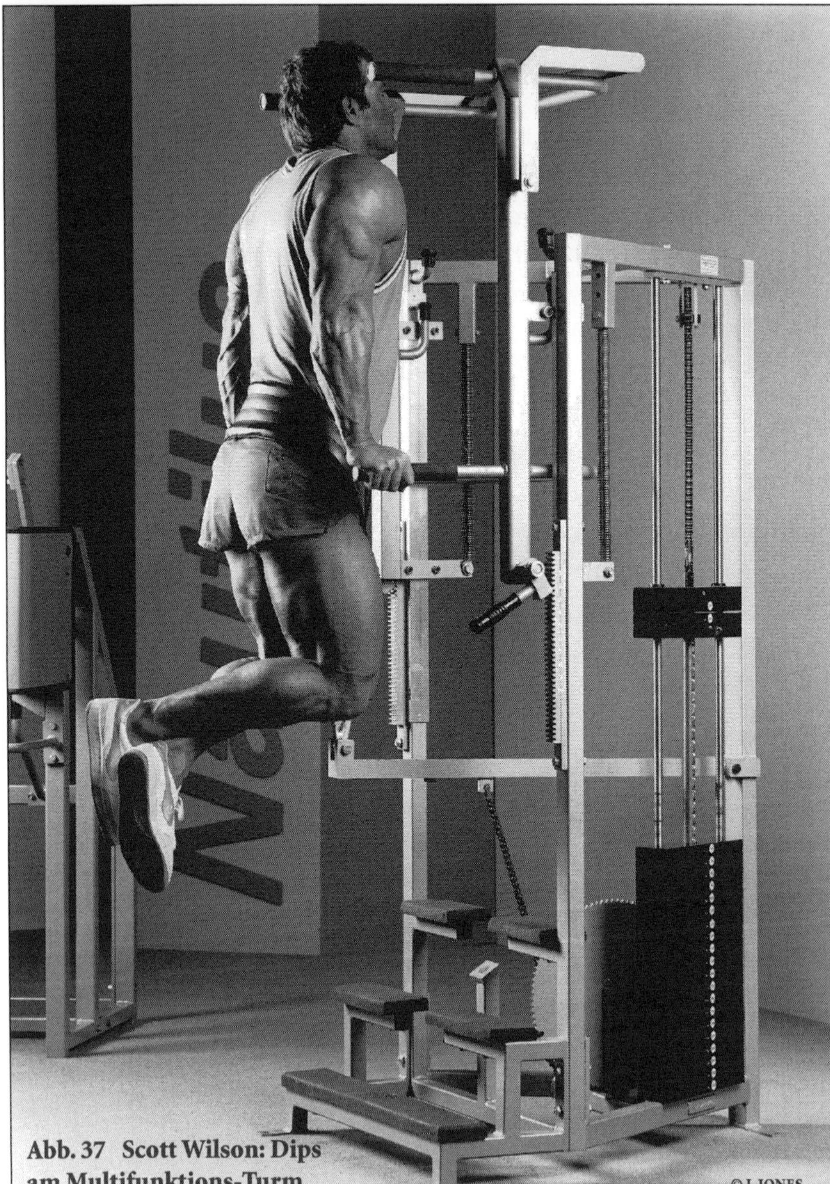

Abb. 37 Scott Wilson: Dips am Multifunktions-Turm.

© I. JONES

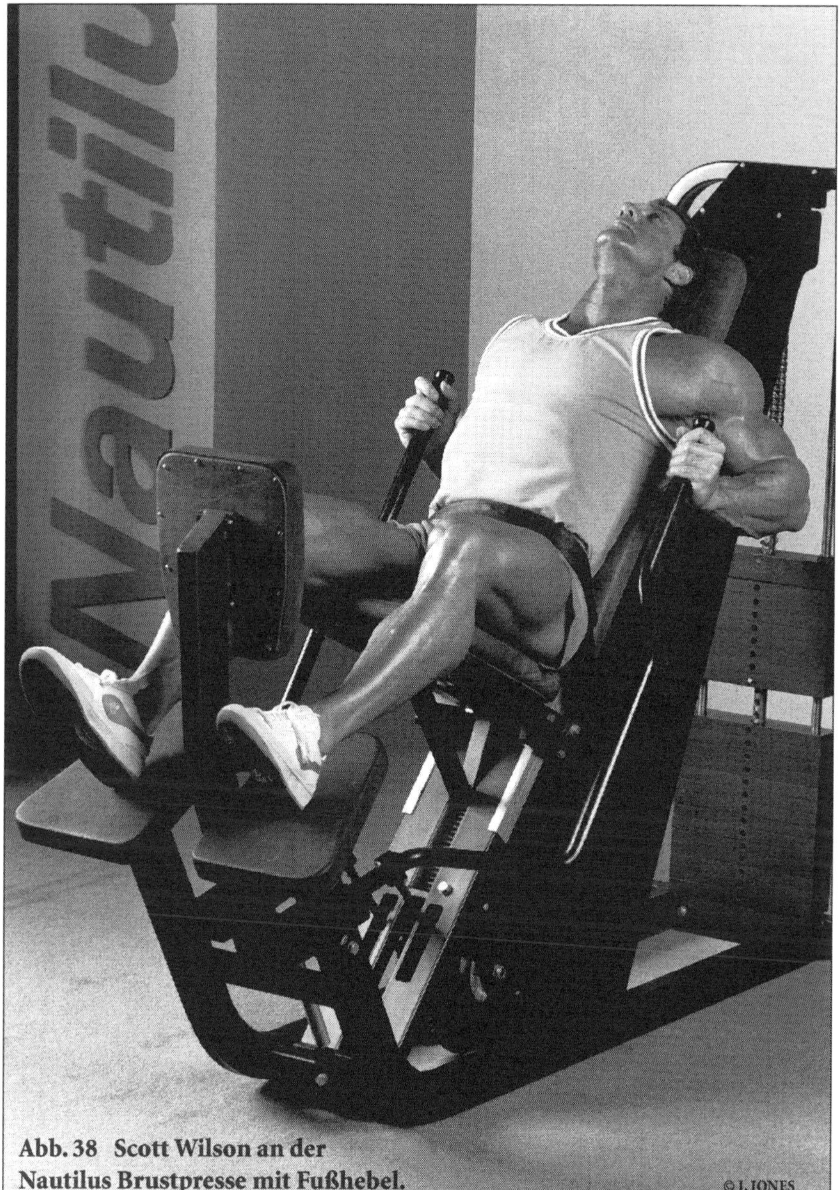

Abb. 38 Scott Wilson an der Nautilus Brustpresse mit Fußhebel.

© I. JONES

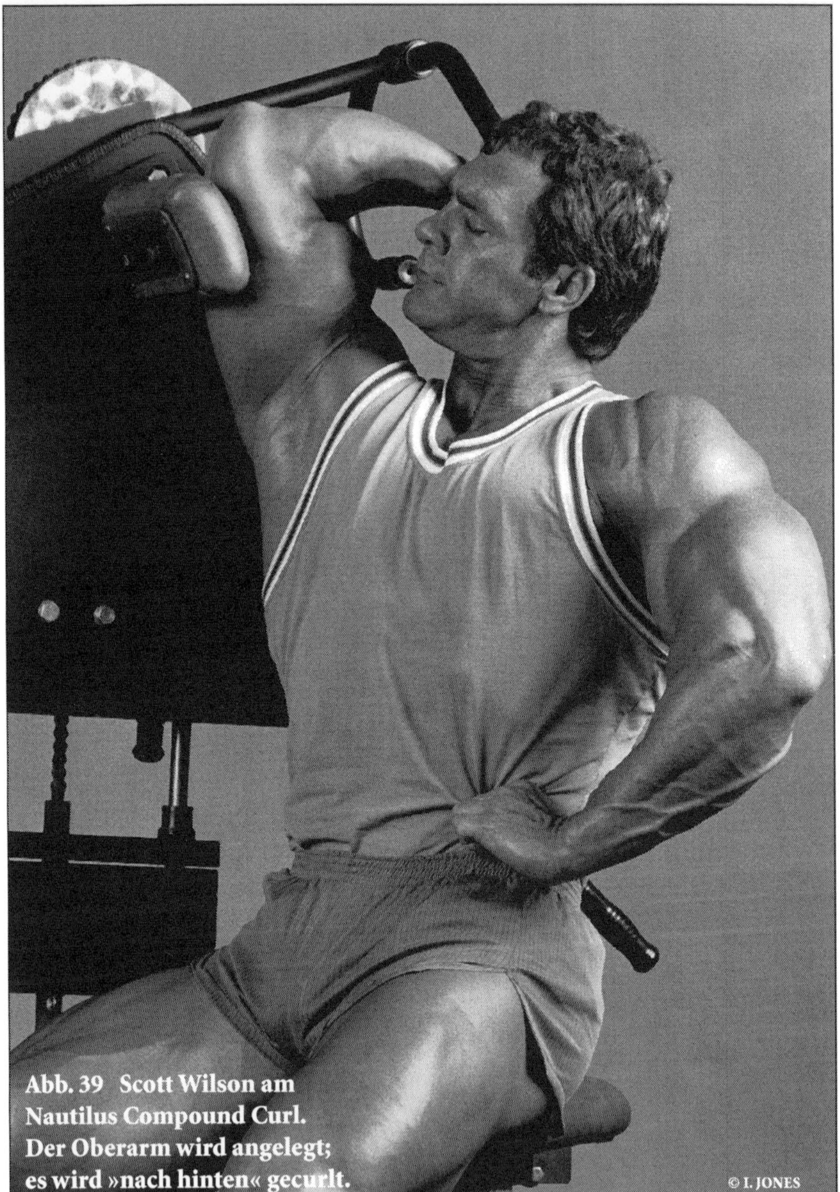

Abb. 39 Scott Wilson am Nautilus Compound Curl. Der Oberarm wird angelegt; es wird »nach hinten« gecurlt.

Kniebeugen sind natürlich auch mit einer Langhantel möglich. Beim Colorado-Experiment wurde aber eine Kniebeugevorrichtung verwendet, an der ohne Absicherung bis zum Muskelversagen oder sogar nur negativ trainiert werden konnte. Die Übung »Hüftstrecker« trainiert die gleichen Muskeln der Hüft-/Gesäßreaktion wie das Kreuzheben.

Der Beginn des Trainingsprogramms wurde als »Break-in-Training« (Eingewöhnungstraining) gestaltet, um den Körper wieder an die Belastung heranzuführen. Dabei wurde an drei Tagen hintereinander trainiert (1., 2. und 3. Mai 1973). An diesen Tagen wurde noch nicht bis zum Punkt des momentanen Muskelversagens (PmM) trainiert, sondern die Sätze wurden nach dem Wiederholungsmaximum (WM) beendet. Ab der zweiten Woche wurden alle Übungen mindestens bis zum Muskelversagen (PmM) trainiert.

Als einzige Intensitätstechnik wurde Negativtraining eingesetzt, d.h. bei diesen Übungen wurden etwa 20% mehr Gewicht verwendet. Das Gewicht wurde mit Hilfe der Fußhebel in die oberste Position gebracht und anschließend nur der negative Teil der Bewegung ausgeführt, und zwar betont langsam und kontrolliert. Dieser Vorgang wurde insgesamt zehnmal ausgeführt, es sei denn, die Muskelerschöpfung war schon nach der achten oder neunten Wiederholung so groß, dass das Gewicht bei der nächsten Wiederholung nicht mehr jederzeit kontrollierbar gewesen wäre. Dann wurde der Satz schon vor der zehnten Wiederholung beendet, weil das Ziel der lokalen Muskelerschöpfung offensichtlich schon erreicht wurde.

Auf den folgenden Seiten sind die Trainingseinheiten des Colorado-Experiments einzeln aufgelistet.

Tab. 41 Die Trainingseinheiten 1-4 des Colorado-Experiments

Nr. 1 – Dienstag, 01. Mai 1973
1. Hüftstrecken
2. Beinstrecken negativ
3. Kniebeugen
4. Beinbeugen negativ
5. Überzüge negativ
6. Latziehen
7. Schulterdrücken
8. Klimmzüge negativ
9. Trizepsdrücken negativ
10. Bizepscurls negativ

Nr. 2 – Mittwoch, 02. Mai 1973
1. Überzüge
2. Latziehen
3. Schulterdrücken negativ
4. Klimmzüge negativ
5. Brustpresse negativ
6. Bizepscurl
7. Trizepsdrücken
8. Compound Bizepscurl
9. Seitheben
10. Dips
11. Beinpressen

Nr. 3 – Donnerstag, 03. Mai 1973
1. Überzüge
2. Latziehen
3. Schulterdrücken negativ
4. Klimmzüge im schulterweiten Untergriff negativ
5. Dips negativ
6. Bizepscurls negativ
7. Brustpresse negativ
8. Compound Bizepscurl
9. Trizepsdrücken negativ
10. Klimmzüge im weiten Obergriff negativ
11. Seitheben
12. Hüftstrecken
13. Beinstrecken
14. Beinpressen
15. Beinbeugen negativ

Nr. 4 – Samstag, 05. Mai 1973
1. Überzüge
2. Latziehen
3. Schulterdrücken negativ
4. Klimmzüge
5. Brustpresse negativ
6. Latziehen
7. Dips
8. Bizepscurl negativ
9. Trizepsdrücken
10. Compound Bizepscurl
11. Seitheben
12. Beinpressen
13. Hüftstrecken

Tab. 42 Die Trainingseinheiten 5-8 des Colorado-Experiments

Nr. 5 – Montag, 07. Mai 1973
1. Überzüge
2. Latziehen
3. Schulterdrücken negativ
4. Bizepscurl negativ
5. Brustpresse negativ
6. Klimmzüge negativ
7. Trizepsdrücken
8. Compound Bizepscurl
9. Seitheben
10. Hüftstrecken
11. Beinstrecken
12. Beinpressen

Nr. 6 - Donnerstag, 10. Mai 1973
1. Klimmzüge
2. Dips
3. Bizepscurl
4. Trizepsdrücken
5. Compound Bizepscurl
6. Schulterdrücken
7. Dips
8. Beinpressen

Nr. 7 – Samstag, 10. Mai 1973
1. Überzüge
2. Latziehen negativ
3. Schulterdrücken negativ
4. Bizepscurl negativ
5. Brustpresse negativ
6. Klimmzüge negativ
7. Trizepsdrücken negativ
8. Compound Bizepscurl
9. Seitheben
10. Beinpressen
11. Hüftstrecken
12. Beinstrecken negativ

Nr. 8 – Montag, 14. Mai 1973
1. Überzüge
2. Klimmzüge
3. Brustpresse
4. Dips
5. Bizepscurl
6. Latziehen
7. Trizepsdrücken
8. Schulterdrücken
9. Dips
10. Compound Bizepscurl
11. Klimmzüge
12. Beinpressen

Tab. 43 Die Trainingseinheiten 9-12 des Colorado-Experiments

Nr. 9 – Mittwoch, 16. Mai 1973
1. Überzüge
2. Latziehen
3. Klimmzüge
4. Brustpressen
5. Dips
6. Schulterdrücken
7. Bizepscurls
8. Compound Bizepscurl
9. Klimmzüge
10. Trizepsdrücken
11. Seitheben
12. Dips
13. Beinpressen
14. Hüftstrecken

Nr. 10 – Freitag, 18. Mai
1. Überzüge
2. Latziehen
3. Schulterdrücken negativ
4. Klimmzüge
5. Brustpresse
6. Dips
7. Bizepscurls
8. Trizepsdrücken
9. Compound Bizepscurl
10. Seitheben
11. Trizepsdrücken
12. Beinpressen
13. Hüftstrecken

Nr. 11 – Sonntag, 20. Mai 1973
1. Überzüge
2. Latziehen
3. Schulterdrücken negativ
4. Klimmzüge
5. Brustpressen negativ
6. Dips
7. Bizepscurl
8. Trizepsdrücken
9. Compound Bizepscurl
10. Trizepsdrücken
11. Beinpressen
12. Beinstrecken

Nr. 12 – Dienstag, 22. Mai 1973
1. Schulterdrücken
2. Klimmzüge
3. Dips
4. Bizepscurls
5. Brustpressen
6. Compound Bizepscurl
7. Trizepsdrücken
8. Bizepscurls
9. Trizepsdrücken
10. Dips
11. Handgelenkcurls
12. Beinpressen

Tab. 44 Die Trainingseinheiten 13-14 des Colorado-Experiments

Nr. 13 – Donnerstag, 24. Mai 1973

1. Überzüge
2. Latziehen
3. Schulterdrücken negativ
4. Klimmzüge negativ
5. Dips negativ
6. Bizepscurls
7. Trizepsdrücken
8. Compound Bizepscurl
9. Trizepsdrücken
10. Dips
11. Handgelenkcurls
12. Beinpressen

Nr. 14 – Samstag, 26. Mai 1973

1. Schulterdrücken
2. Klimmzüge
3. Dips
4. Bizepscurls
5. Brustpressen
6. Compound Bizepscurl
7. Trizepsdrücken
8. Bizepscurl
9. Trizepsdrücken
10. Dips
11. Handgelenkcurls
12. Beinpressen
13. Seitheben
14. Hüftstrecken
15. Beinstrecken
16. Beinbeugen

QUELLEN

1 Schwarzenegger, A. (2012). Total Recall. My unbelievably true life story. London: Simon & Schuster.

2 Schwarzenegger, A. (1997): How I built my massive 22.5-inch arms, Musclemag Sonderausgabe: Portrait of an icon, 82-93.

3 Gaines, C.; Butler, G. (1984): Pumping Iron. Bodybuilding der Meisterklasse. München: Heyne.

4 Gießing, J.; Preuss, P.; Greiwing, A.; Göbel, S.; Müller, A.; Schischek, A.; Stephan, A. (2005): Fundamental definitions of decisive training parameters of single-set training and multiple-set training, in: Gießing, J.; Fröhlich, M.; Preuss, P. (Eds): Current Results of Strength Training Research. Göttingen: Cuvillier, 9-23.

5 Schwarzenegger, A. (1986): Das große Bodybuildingbuch. München: Heyne.

6 Schwarzenegger, A., Hall, D. (1984): Karriere eines Bodybuilders. München: Heyne.

7 Interview mit Arnold Schwarzenegger, in: Pumping Iron. Film.

8 Fleck, S. J., Kraemer, W. J. (2004): Designing Resistance training Programs (3rd Edition). Champaign: Human Kinetics.

9 Jones, A. (1995): And God laughs... (unpublished).

10 Balik, J.: Arthur Jones (2007): The passing of a Giant. Iron Man Magazine, October: 30.

11 Levin, E.; Ames, E. (1983): Stranger than the remarkable Nautilus exercise machine is its inventor, Arthur Jones. People, March, 1983.

12 Kennedy, R. (1968): New technique for the shoulders. Iron Man Magazine, May: 34.

13 Gießing, J. (2017): Die besten Intensitätstechniken für maximalen Muskelaufbau. Norderstedt: BoD.

14 McDermott, B. (1975): Exercise you later, alligator. Sports Illustrated, April.

15 Gironda, V. (1971): Reflections... .Iron Man Magazine, May, 30.

16 Bannister, G. (2008): In Arthur's Shadow. Lincoln: Authors Choice Press.

17 Bilgore, E. (1982): Physical Fitness turns back the clock for Nautilus' inventor, Arthur Jones, New Body, May.

18 Sullivan, P. (2007): Arthur Jones revolutionized exercise industry. Washington Post, 30. August, 7.

19 Jones, W. E. (2019): Nautilus: The lost empire of Arthur Jones. Independently published.

20 Leinmüller, R. (2008): Rückenschmerzen: Der größte Teil ist myofaszial bedingt. Deutsches Ärzteblatt, 31/32: 1657-1658.

21 Nelson, B. W.; O'Reilly, E.; Miller, M; Hogan, M; Wegner, J. A.; Kelly, C (1995): The clinical effects of intensive, specific exercise on chronic low back pain: a controlled study of 895 consecutive patients with 1-year follow up. Orthopedics, 18: 971-981.

22 Hammond, A.; Perrin, C.; Steele, J.; Giessing, J.; Gentil, P.; Fisher, J. P. (2019): The effects of a 4-week mesocycle of barbell back squat or barbell hip thrust strength training upon isolated lumbar extension strength. PeerJ, 7: 1-15. e7337

23 Jones, A.; Smith, D.; Bruce-Low, S. (2004): Strength training methods and the works of Arthur Jones. Journal of Exercise Physiology online. 6: 52-68.

24 Taylor, W. N. (2002): Anabolic Steroids and the Athlete. Jefferson: McFarland & Company.

25 Drasin, R. (2016): The time of my life. Creator's publishing (E-book).

26 Jones, A. (1973). Nautilus Bulletin 3 (unpublished).

27 Jones, A. (1973): The Colorado Experiment, Ironman, September.

28 Darden, E. (2010): 37 years after the Colorado experiment. Facts and fictions. Selfpublished.

29 Viator, C. (2000): Casey Viator's total fitness. Selfpublished.

30 Hallu, R. (2001): 60 pds of muscle in four weeks. Casey Viator talks about High Intensity Bodybuilding, Argthur Jones and the famous Colorado Experiment, Iron Man Magazine, April.

31 Gundersen, K. (2016). Muscle memory and a new cellular model for muscle atrophy and hypertrophy. Journal of Experimental Biology, 219: 235-242.

32 Schwartz L. M. (2019). Skeletal Muscles Do Not Undergo Apoptosis During Either Atrophy or Programmed Cell Death – Revisiting the Myonuclear Domain Hypothesis. Frontiers in Physiology, 9: 1887.

33 Cooper, K. (1968): Aerobics. M. Evans; distributed in association with Lippincott, Philadelphia, 20.

34 Peterson, J. (1975): Total Conditioning: A case study. Athletic Journal, 9: 40-55.

35 East, W. (2013): A Historical Review and Analysis of Army Physical Readiness Training and Assessment. Fort Leavenworth: Combat Studies Institute Press.

36 Jones, A. (o. J.): Maximizing Aerobic Potential (unpublished).

37 Cooper, K. (1994): Antioxidant Revolution. Nashville: Nelson.

38 Amirfallah, N. (2003): Die Auswirkungen dynamischen Krafttrainings nach dem Nautilus-Prinzip auf kardiozirkulatorische Parameter und Ausdauerleistungsfähigkeit. Marburg: Universität Marburg.

39 Steele, J.; Raubold, K.; Kemmler, W.; Fisher, J.; Gentil, P.; Giessing, J. (2017): The Effects of 6 Months of Progressive High Effort Resistance Training Methods upon Strength, Body Composition, Function, and Wellbeing of Elderly Adults. BioMed Research International, vol. 2017: 1-15. Article ID 2541090.

40 Stiftung Warentest (2017): Selten gut betreut. Test, September, 72-77.

41 Mentzer, M. (1995): Heavy Duty (3. Auflage). Heilbronn: Ingenohl, 24.

42 Mentzer, M. (1993): Heavy Duty (2. Auflage). Selbstverlag, 15.

43 Rand, A. (1979): Introduction to Objectivist Epistemology. New York: New American Library.

44 Selye, H. (1936): A Syndrome Produced by Diverse Nocuous Agents. Nature, 32: 138.

45 Selye, H. (1954): On the nature of disease. Texas Reports on Biology and Medicine, 2: 390-422.

46 Selye, H. (1956): The Stress of Life. New York: McGraw-Hill.

47 Selye, H. (1974): Stress without Distress. New York: McGraw-Hill.

48 Cannon, W. R. (1932): The Wisdom of the Body. New York: WW Norton.

49 Mentzer, M. (1993): The stress concept. Flex, October: 114-116.

50 Mentzer, M. (1992): Passing the „break over". Flex, February: 183.

51 Mentzer, M. (1996): Fred Hatfield: or how not to think (about bodybuilding). Muscular Development, April: 12, 34.

52 Darden, E. (1983): The Pre-Exhaustion Principle in Strength Training. Athletic Journal, 1: 46, 66-67.

53 Weider, J. (1992): Flex Impressum. Flex, October: 6.

54 McGough, P. (2001): The Mike Mentzer story. Whom the Gods bless, they eventually restore. Flex, September: 200.

55 Wayne, R. (1985): Muscle Wars. The behind-the-scenes story of competitive bodybuilding. New York: St. Martin's Press, 157.

56 Dobbins, B. (1981): The Miss Olympia contest report. Birth of a tradition, Muscle & Fitness 2. https://www.bodybuilding.com/fun/billdobbins3.htm

57 Berlin Sportverlag (1980): Front Cover. Sportrevue, Juni.

58 Oehmke, P. (2002): Der Tod kam zweimal. Mike und Ray Mentzer lebten um zu trainieren und trainierten, um zu leben. Dann starben sie, im Abstand von 38 Stunden. Süddeutsche Zeitung, 02. August, 2002.

59 Schwarzenegger, A. (1984): Encyclopedia of modern bodybuilding. New York: Simon & Schuster.

60 Neary, J. (1981): Olympia Report: Arnold's Victory Creates Controversy & Bitterness. Muscle & Fitness, February: 20.

61 Stamatopoulos, J. (2000): Mike Mentzer's interview. www.bodybuilding.com/fun/mminter.htm

62 Bührle, M.; Werner, E. (1984): Das Muskelquerschnittstraining der Bodybuilder. Leistungssport, 3: 5-9.

63 Tesch, P. A. (1994): Das Training im Bodybuilding, in: Komi (Hrsg.): Kraft und Schnellkraft im Sport. Köln: Deutscher Ärzte-Verlag, 365-373.

64 Ehlenz, H.; Grosser, M.; Zimmermann, E. (1991): Krafttraining. Grundlagen, Methoden, Übungen, Leistungssteuerung, Trainingsprogramme. München: BLV Sportwissen.

65 Beattie, S.; Romano, J. (1996): Mentzer makes a comeback, in: Muscular Development 4: 178-180, 199, 210-212.

66 Mentzer, M. (1991): Realistic expectations. Flex, February: 67-69.

67 Mentzer, M. (1992): Overtraining and overeating. Flex, December: 197.

68 Mentzer, M. (1992): More is not better. Flex, March: 143.

69 Yates, D.; Wolff, B. (1993): Blood and Guts. The ultimate approach to building maximum muscle mass. Woodland Hills: YB small books.

70 Ross, D. (1990): The shadow knows. Flex, October: 50-52, 126-127.

71 Yates, D. (1991): My back workout: Don't be fooled, it's not for beginners. Flex, December: 34-37.

72 Mentzer, M. (1995): Mind and body. The basic principles of bodybuilding science. Flex, summer issue: 202-221.

73 Yates, D. (2004): Prioritäten setzen. Flex, Oktober: 200-201.

74 Gaspari, R. (1990): Descending sets. Flex, June: 33.

75 Robinson, E. (1990): Training past failure. Flex, August: 76-78.

76 Yates, D. (1993): The one set per movement routine. Flex, January: 72-75, 112-114.

77 Bashin, S.; Storer, T. W.; Berman, N.; Callegari, C.; Clevenger, B.; Phillips, J.; Bunell, T. J.; Tricker, R.; Shirazi, A.; Casaburi, R. (1996): Effects of supraphysiologic doses of testosterone on muscle size and strength in normal men. The New England Journal of Medicine, 335: 1-8.

78 Kuipers, H.; Wijnen, J.; Hartgens, F.; Willems, S. (1991): Influence of Anabolic Steroids on Body Composition, Blood Pressure, Lipid Profile and Liver Functions in Body Builders. International Journal of Sports Medicine, 12(4): 413-418. DOI: 10.1055/s-2007-1024704

79 Clasing, D.; Donike, M.; Grupe, O.; Kindermann, W.; Kley, H. K.; Kühl, J. (1992): Doping – verbotene Arzneimittel im Sport. Stuttgart: Fischer.

80 Beuker, F. (1990): Das neue Jahrzehnt. Sportrevue, Januar: 26-28.

81 Donike, M. (1972): Doping oder das Pharmakon im Sport. in: Hollmann, W. (Hrsg.): Zentrale Themen der Sportmedizin: Berlin, Heidelberg: Springer, 400-415.

82 Hurley, B. F.; Seals, D. R.; Hagberg, J. M.; Goldberg, A. C.; Ostrove, S. M.; Holloszy, J. O.; Wiest, W. G.; Goldberg, A. P. (1984): High-density lipoprotein cholesterol in body builders vs. powerlifters: Negative effects of androgen use. Journal of the American Medical Association, 252: 507-513.

83 Elliot, D. L.; Goldberg, L.; Kuehl; K. S.; Catlin, D. H. (1987): Characteristics of anabolic-androgenic steroid-free competitive male and female body builders. The Physician and Sports Medicine 6: 169-179.

84 Pope, H. G.; Katz, D. L.; Champoux, R. (1988): Anabolic-androgenic steroid use among 1010 college men, The Physician and Sportsmedicine 16: 75-81.

85 Kersey, R. D. (1993): Anabolic-androgenic use by private health club; gym athletes, Journal of Strength and Conditioning Research 2: 118-126.

86 Deters, T. (1988): Teen steroid use. Muscle & Fitness, May: 74-75, 180-182.

87 Taylor, W. N. (1987): Synthetic anabolic-androgenic steroids: a plea for controlled substance status. The Physician and Sportmedicine, 15: 140.

88 Burkett, L. N.; Falduto, M. T. (1984): Steroid use by athletes in a metropolitan area. The Physician and Sportsmedicine, 12: 69.

89 Buckley, W. E.; Yesalis, C. E.; Friedl, K. E.; Anderson, W. A.; Streit, A. L.; Wright, J. E. (1988): Estimated prevalence of anabolic steroid use among high school seniors. Journal of the American Medical Association, 260: 3441-3445.

90 Johnson, M. D.; Jay, M. S.; Shoup, B. (1989): Anabolic steroid use in adolescents. Pediatrics, 82: 921-924.

91 Johnson, M. D. (1990): Anabolic steroid use in adolescent athletes. Pediatric Clinics of North America, 37: 1111-1123.

92 Windsor, R.; Dumitru, D. (1989): Prevalence of anabolic steroid use by male and female adolescents. Medicine and Science in Sports and Exercise, 21: 494-497.

93 Komorowski, E. M.; Rickert, V. I. (1992): Adolescent body image and attitudes to anabolic steroid use. American Journal of Diseases of Children, 146: 823-828.

94 Lombardo, J. A.; Longcope, C.; Voy, O. R. (1985): Recognizing anabolic steroid abuse. Patient care, 19: 28-47.

95 Malarkey, W. B.; Strauss, R. H.; Leizman, D. J.; Ligget, M.; Demers, L. M. (1991): Endocrine effects in female weight lifters who self-administer testosterone and anabolic steroids. American Journal of Obstetrics and Gynecology, 165: 1385-1390.

96 McMillian, J.; Miko, P.; Joynee, B.; Lefavi, R. (1993): Middle school students' knowledge of anabolic steroids. Medicine and Science in Sports and Exercise, 5: 193.

97 Moore, W. V (1988): Anabolic steroid use in adolescents. Journal of the American Medical Association, 260: 3484-3486.

98 Nutter, J. (1997): Middle school students, attitudes and use of anabolic steroids. Journal of Strength and Conditioning Research, 1: 35-39.

99 Parrot, A. C.; Choi, P. Y.; Davies, M. (1994): Anabolic steroid use by amateur athletes: effects upon psychological mood states. Journal of Sports Medicine and Physical Fitness, 34: 292-298.

100 Perry, P. J.; Andersen, K. H.; Yates, W. R. (1990): Illicit anabolic steroid use in athletes. A case series analysis, American Journal of Sportsmedicine, 18: 422-428.

101 Terney, R.; McLain, L. G. (1990): The use of anabolic steroids in high school students. American Journal of Diseases of children, 144: 99-103.

102 Scott, D. M.; Wagner, J. C.; Barlow, T. W. (1996): Anabolic steroid use among adolescents in Nebraska schools. American Journal of Health-System Pharmacy, 53(17): 2068-2072.

102 Wright, J.: Anabolic steroids. The real story. Flex supplement, 1993. E-F.

103 Braunstein, G. D. (1993): Gynecomastia. The New England Journal of Medicine 328: 490-495.

104 Farrel, G. C.; Joshua, D.E. (1975): Androgen-induced Hepatoma. The Lancet, 22. Februar: 430.

105 Westaby, D. (1977): Liver damage from long-term methyl testosterone. The Lancet 6. August: 261.

106 McKillop, G.; Todd, I. C.; Ballantyne, D. (1986): Increased left ventricular mass in a bodybuilder using anabolic steroids. British Journal of Sports Medicine, 20: 151-152.

107 Ferenchick, G. S. (1990): Are androgenic steroids thrombogenic?, New England Journal of Medicine, 322: 476.

108 Ferenchick, G. S. (1991): Association of steroid abuse with cardiomyopathy in athletes. American Journal of Medicine, 91: 562.

109 Ferenchick, G. S.; Schwartz, D.; Ball, M.; Schwartz, K. (1992): Androgenic-anabolic steroid abuse and platelet aggregation: a pilot study in weight lifters. American Journal of Medical Sciences, 303: 78-82.

110 Dickerman, R. D.; Schaller, F.; Prather, I.; McConathy, W. J. (1995): Sudden cardiac death in a 20-year-old bodybuilder using anabolic steroids. Cardiology, 86: 172-173.

111 DePiccoli, B.; Giada, F.; Benettin, A.; Sartori, F.; Piccolo, E. (1991): Anabolic Steroid Use in Body Builders: An Echocardiographic Study of Left Ventricle Morphology and Function. International Journal of Sports Medicine, 12(4): 408-412.

112 Brink, W. (1995): Dihydrotestosterone. Hair loss, Acne and Prostate Enlargement (Avoidance, Control, Regression). Musclemag International, April: 61-68.

113 Beuker, F. (1992): Die externe Symptomatik beim Abusus anaboler Steroide im Sport. notabene medici, 22: 373-377.

114 Brainum, J. (1996): Anabolikabedingter Sehnenabriß. Flex, Januar: 142-143.

115 Deyssig, R.; Weissel, M. (1993): Ingestion of androgenic-anabolic steroids induces mild thyroidal impairment in male bodybuilders. Journal of Clinical Endocrinology and Metabolism, 76: 1069-1071.

116 Pope, H. G.; Katz, D. L. (1988): Affective and Psychotic Symptoms Associated With Anabolic Steroid Use. American Journal of Psychiatry, 145: 487-490.

117 Laseter, J. T.; Russel, J. A. (1991): Anabolic steroid induced tendon pathology: A review of the literature. Medicine and Science in Sports Exercises, 23: 1-3.

118 Reeves, S. (1997): What on earth has happened to bodybuilding. Muscular Development, April: 12, 203.

119 Levafi, B. (1998): How can we prevent and treat steroid abuse. Muscular Development, September: 66-69.

120 LaLanne, J. (1997): Bodybuilding: The state of the art. Muscular Development, July: 12, 202.

121 Sparkman, D. R. (1998): What anabolic steroids do and why people use them. Muscular Development, June: 84-86, 188.

122 Colgan, M. (1996): Growth hormone. A failure for rejuvenation. Muscular Development, 9: 40, 48, 140.

123 Romano, J. (1996): Steroid handbooks. Promoting drug use or saving lives? Muscular Development, September: 164-165, 204-205.

124 Mentzer, M. (1996): The spirit of youth. Muscular Development, January: 10, 168, 200.

125 Blechman, S. (1997): Natural Bodybuilding. Welcome to the future. Muscular Development, February: 12, 34, 107.

126 Mentzer, M. (1998): Rx for natural bodybuilders: Heavy Duty high-intensity training. Muscular Development, April: 40-141, 190.

127 Mentzer, M. (1997): Challenge to (volume) bodybuilders II. Muscular Development, November: 72-74, 198, 202, 214.

128 Mentzer, M. (1997): The loneliest number. Muscular Development, July: 128-129.

129 Mentzer, M. (1997): As I see it. Muscular Development, July: 12, 197.

130 Mentzer, M. (1997): Tailor-made for the natural bodybuilder. Muscular Development, February: 104-105.

131 Mentzer, M. (1997): An open challenge to volume bodybuilders. Muscular Development, October: 70.

132 Mentzer, M. (1998): Hormonally correct. Muscular Development, February: 104-106.

133 Mentzer, M. (1996): On overtraining. Muscular Development, February: 46-47, 184.

134 Mentzer, M. (1999): Heavy Duty hits. Muscular Development, February: 83.

135 Mentzer, M. (1997): The blessed and the accursed. Muscular Development, May: 50-51, 208.

136 Mentzer, M. (1998): Rep speed. Standardizing rep speed for accurate evaluation. Muscular Development, September: 82-88.

137 Mentzer, M. (1996): An intelligent approach. Muscular Development, March: 88-89.

138 Kennedy, R. (2006): Encyclopedia of Bodybuilding. The complete A-Z book on muscle building. Robert Kennedy Press.

139 Rader, P. (1938): The story of Joseph Curtis Hise. Iron Man Magazine, April: 4-10.

140 Mentzer, M. (1998): Get Hyper. Muscular Development, February: 70.

141 Harris, R. (2006): Bodybuilding success blueprint: Dante Inferno's Doggcrapp (DC) training. Iron Man Magazine, July. https://www.ironmanmagazine.com/bodybuilding-success-blueprint-dantes-inferno-doggcrapp-dc-training/

142 Gießing, J. (2004): Einsatz-Training. Arnsberg: Novagenics.

143 Martin, D. (1979): Grundlagen der Trainingslehre. Schorndorf: Hofmann

144 Gießing, J.; Preuss, P.; Greiwing, A.; Göbel, S.; Müller, A.; Schischek, A.; Stephan, A. (2005): Fundamental definitions of decisive training parameters of single-set training and multiple-set training, in: Gießing, J.; Fröhlich, M.; Preuss, P. (Eds): Current Results of Strength Training Research. Göttingen: Cuvillier, 9-23.

145 Tesch, P. A. (1994): Das Training im Bodybuilding, in: Komi (Hrsg.): Kraft und Schnellkraft im Sport. Köln: Deutscher Ärzte-Verlag, 365-373.

146 Gießing, J. (2000): Das Heavy-Duty-Konzept. Zunehmende Akzeptanz und Popularität des Einsatz-Trainings auch beim Bodybuilding. Leistungssport, 4: 19-23.

147 Heiduk, R.; Preuss, P.; Steinhöfer, D. (2002): Die optimale Satzzahl beim Krafttraining - Einsatz- versus Mehrsatz-Training. Leistungssport, 4: 4-13.

148 Kieser, W. (1998): Wieviele Sätze beim Krafttraining. Leistungssport, 3: 50-51.

149 Philipp, M. (1999): Ein Satz genügt! Erfahrungen mit Mehrsatz- und Einsatz-Methoden im Krafttraining. Leistungssport, 1: 26-28.

150 Philipp, M. (1999): Einsatz-Training versus Mehrsatz-Training. Zur Kontroverse um die Satzzahl beim Krafttraining unter Berücksichtigung empirischer Evidenzen. Leistungssport, 4: 27-34.

151 Lefavi, B. (1998): How much exercise do you really need?. Muscular Development, September: 134-38.

152 Smith, D. (2000): Is more really better?. Exercise Protocol, Spring: 60-62.

153 Dalichau, S.; Stein, B.; Schäfer, K.; Buhlmann, J. J.; Menken, P. (2004): Einsatz- versus Mehrsatztraining – zwei konkurrierende Krafttrainingsmethoden in der Behandlung chronischer Rückenschmerzen?. Physikalische Therapie, 7: 294-299.

154 Schlumberger, A.; Schmidtbleicher, D. (1999): Einsatz-Training als trainingsmethodische Alternative – Möglichkeiten und Grenzen. Leistungssport, 3: 9-11.

155 Antonio, J. (2000): Nonuniform responses of skeletal muscle to heavy resistance training. Can bodybuilders induce regional muscle hypertrophy?. Journal of Strength and Conditioning Research, 1: 102-113.

156 Tesch, P. (1999): Target Bodybuilding. Champaign: Human Kinetics.

157 Bompa, T. O.; Cornacchia, L. (1998): Serious Strength Training. Champaign: Human Kinetics.

158 Barnett, C.; Kippers, V.; Turner, P. (1995): Effects of Variations of the Bench Press Exercise on the EMG Activity of five shoulder muscles. Journal of Strength and Conditioning Research, 9: 222-227.

159 Hatfield, F. (1988): Ein zweiter Blick auf Muskelisolation. Sportrevue, November: 92-94, 122-124.

160 Müller, A. (2003): Zur Transferierbarkeit trainingsmethodischer Erfahrungen des Hochleistungsbodybuildings. Eine kritische Betrachtung des vorliegenden Methodenspektrums. Leistungssport, 4: 39.

161 Ahtianen, J. P.; Pakarinen, A.; Kraemer, W. J.; Häkkinen, K. (2002): Acute hormonal and neuromuscular responses and recovery to forced vs. maximum repetitions multiple resistance exercises. International Journal of Sports Medicine, 24: 410-418.

162 Ostrowski, K. J.; Wilson, G. J.; Weatherby, R.; Murphy, P. W.; Lyttle, A. D. (1997): The effect of weight training volume on hormonal output and muscular size and function. Journal of Strength and Conditioning Research, 11(3): 148-154.

163 Gießing, J. (2016): Muskeln in Minuten. Norderstedt: BoD.

164 Hass, C. J.; Garzarella, L.; De Hoyos, D. V.; Pollock, M. L. (2000): Single versus multiple sets in long-term recreational weightlifters. Medicine and Science in Sports and exercise, 1: 235-242.

165 Berger, R. A. (1962): Effect of varied weight training programs on strength. Research Quarterly for Exercise and Sport, 33: 168-181.

166 National Strength and Conditioning Association (2005). Session Review: The end of the single-set versus multiple-set discussion. NSCA Bulletin, 26: 7.

167 Rhea, M. R.; Alvar, B. A.; Burkett, L. N. (2002). Single versus multiple sets for strength: a meta-analysis to address the controversy. Research Quarterly for Exercise and Sport, 73: 485-8.

168 Rhea, M. R.; Alvar, B. A.; Burkett, L. N.; Ball, S. D. (2003). A Meta-analysis to determine the Dose Response for Strength Development. Medicine & Science in Sports & Exercise, 35: 456-464.

169 Peterson, M. D.; Rhea, M. R., Alvar, B. A. (2004): Maximizing strength develoment in athletes: a meta-analysis to determine the dose-response relationship. Journal of Strength and Conditioning Research, 18: 377-82.

170 Wolfe, B. L.; LeMura, L. M.; Cole, P. J. (2004). Quantitative analysis of single- vs. multiple-set programs in resistance training. Journal of Strength and Conditioning Research, 18: 1, 35-47.

171 Krieger. J. W. (2010): Single versus multiple sets of resistance exercise for muscle hypertrophy: a meta-analysis. The Journal of Strength & Conditioning Research, 24(4): 1150-1159.

172 Peterson, M. D.; Rhea M. R; Alvar, B. A. (2005). Applications of the dose-response for muscular strength development: a review of meta-analytic efficacy and reliability for designing training prescription. The Journal of Strength & Conditioning Research, 19(4): 950-8.

173 Schoenfeld, B. J.; Ogborn D.; Krieger, J. W. (2017). Dose-response relationship between weekly resistance training volume and increases in muscle mass: a systematic review and meta-analysis. The Journal of Strength & Conditioning Research, 35(11): 1073-82.

174 Schoenfeld, B. J.; Contreras, B.; Krieger, J.; Grgic, J.; Delcastillo, K.; Belliard, R.; Alto, A. (2019). Resistance Training Volume Enhances Muscle Hypertrophy but Not Strength in Trained Men. Medicine and science in sports and exercise, 51(1): 94-103.

175 Brad Schoenfeld auf seiner Facebook-Seite (2018): Brad Schoenfeld. https: //www.facebook.com/brad.schoenfeld.cscs/posts/10216394272590438, September 5th, 2018.

176 Schoenfeld, B. (2016): How many sets do you need to perform to maximize muscle gains. http://www.lookgreatnaked.com/blog/how-many-sets-do-you-need-to-perform-to-maximize-muscle-gains/

177 McGuff, D.; Little, J. (2014): 12 Minuten pro Woche. Der wissenschaftliche Beweis für die unschlagbare Effizienz des hochintensiven Krafttrainings. München: Riva.

178 Barbalho, M.; Coswig, V.; Steele, J.; Fisher, J.; Giessing, J.; Gentil, P. (2019): Evidence of a Ceiling Effect for Training Volume in Muscle Hypertrophy and Strength in Trained Men – Less is More? International Journal of Sports Physiology and Performance, 12: 1-23. DOI: 10.1123/ijspp.2018-0914, Epub ahead of print.

179 Drinkwater, E. J.; Lawton, T. W.; Lindsell, R. P.; Pyne, D. B.; Hunt, P. H.; McKenna, M. J. (2005): Training leading to repetition failure contributes to bench press strength gains in elite junior athletes. Journal of Strength and Conditioning Research, 19(2): 382-388.

180 Schott, J.; McCully, K.; Rutherford, O. M. (1995): The role of metabolites in strength training II. Short versus long isometric contractions. European Journal of Applied Physiology and Occupational Physiology, 71(4): 337-341.

181 Goto, K.; Ishii, N.; Kizuka, T.; Takamatsu K. (2005): The impact of metabolic stress on hormonal responses and muscular adaptations. Medicine & Science in Sports & Exercise, 37: 955-963.

182 Nobrega, S. R.; Ugrinowitsch, C.; Pintanel, L.; Barcelos, C.; Libardi, C. A. (2018): Effect of Resistance Training to Muscle Failure vs. Volitional Interruption at High- and Low-Intensities on Muscle Mass and Strength. Journal of Strength and Conditioning Research, 32: 162-169.

183 Giessing, J.; Fisher, J.; Steele, J.; Rothe, F.; Raubold, K.; Eichmann, B. (2016): The effects of low-volume resistance training with and without advanced techniques in trained subjects. The Journal of Sports Medicine and Physical Fitness, 56: 249-258.

184 Sampson, J. A.; Groeller, H. (2015): Is repetition failure critical for the development of muscle hypertrophy and strength? Scandinavian Journal of Medicine & Science in Sports, 6: 375-383.

185 Helms, E.R.; Byrnes, R. K.; Cooke, D. M.; Haischer, M. H.; Carzoli, J. P.; Johnson, T. K.; Cross, M. R.; Cronin, J. B.; Storey, A. G.; Zourdos, M. C. (2018): RPE vs. Percentage 1RM Loading in Periodized Programs Matched for Sets and Repetitions. Frontiers in Physiology, 9: 247.

186 Martorelli, S.; Cadore, E. L.; Izquierdo, M.; Celes, R.; Martorelli, A.; Cleto, V. A.; et al. (2017): Strength training with repetitions to failure does not provide additional strength and muscle hypertrophy gains in young women. European Journal of Translational Myology, 27: 6339.

187 Schoenfeld, B.; Grgic, J. (2019): Does training to failure maximize muscle hypertrophy?. Strength and Conditioning Journal, 41(5): 108-113.

188 Giessing J.; Eichmann B.; Steele J.; Fisher J. (2016): A comparison of low volume, high-intensity-training and high volume traditional resistance training methods on muscular performance, body composition, and subjective assessments of training. Biology of Sport, 33(3): 241-249.

189 Morton, R.; Sonne, M.; Zuniga, A. F., Mohammad, I., Jones, A., Mcglory, C.; Keir, P.; Potvin, J.; Phillips, S. (2019). Muscle fibre activation is unaffected by load and repetition duration when resistance exercise is performed to task failure. The Journal of Physiology, 597: 4601-4613.

190 Zourdos, M. C.; Klemp A.; Dolan, C.; Quiles J. M.; Schau, K. A.; Jo, E.; Helms, E.; Esgro, B.; Duncan, S.; Merino, S. G.; Blanco, R. (2016): Novel resistance training – specific RPE scale measuring repetitions in reserve. Journal of Strength and Conditioning Research, 30: 267-275.

191 Steele, J.; Endres, A.; Fisher, J.; Giessing, J. (2017): Ability to predict repetitions to momentary failure is not perfectly accurate, though improves with resistance training experience. PeerJ, 5: 1-15. e4105.

192 Armes, C.; Standish-Hunt, H.; Androulakis-Korakakis, P.; Michalopoulos, N.; Georgieva, T.; Hammond, A.; Fisher, J.; Gentil, P.; Giessing, J.; Steele, J. (2019): »Just one more rep!« – Ability to predict proximity to momentary failure in resistance trained persons: A deception study of predictive ability during the gestalt experience of resistance training. SportRxiv, DOI:10.31236/osf.io/af6dv, Epub ahead of print.

193 Morton, R.; Sonne, M.; Zuniga, A. F.; Mohammad, I.; Jones, A.; Mcglory, C.; Keir, P.; Potvin, J.; Phillips, S. (2019): Muscle fibre activation is unaffected by load and repetition duration when resistance exercise is performed to task failure. The Journal of Physiology, 507(17): 4691-4692.

194 Morton, R.; Colenso-Semple, L.; Phillips, S. (2019): Training for Strength and Hypertrophy: An Evidence-based Approach. Current Opinion in Physiology, 10: 90-95.

195 Schoenfeld, B. J.; Pope, Z. K.; Benik, F. M.; Hester G. M.; Sellers J.; Nooner, J. L.; et al. (2016): Longer Interset Rest Periods Enhance Muscle Strength and Hypertrophy in Resistance-Trained Men. Journal of Strength and Conditioning Research, 30(7): 1805-1812.

196 Korak, J. A.; Green, J. M.; O'Neal, E. K. (2015): Resistance Training Recovery: Considerations For Single Vs. Multi-joint Movements And Upper Vs. Lower Body Muscles. International Journal of Exercise Science, 8: 85-96.

197 Pareja-Blanco F.; Rodriguez-Rosell D.; Sanchez-Medina L.; Ribas-Serna J.; Lopez-Lopez C.; Mora-Custodio R.; Yanez-Garcia J. M.; Gonzalez-Badillo, J. J. (2017): Acute and delayed response to resistance exercise leading or not leading to muscle failure. Clinical Physiology and Functional Imaging, 37: 630-639.

198 Gonzalez-Badillo, J. J.; Rodriguez-Rosell, D.; Sanchez-Medina, L.; Ribas, J.; Lopez-Lopez, C.; Mora-Custodio, R.; Yanez-Garcia, J. M.; Pareja-Blanco, F. (2016): Short-term recovery following resistance exercise leading or not to failure. International Journal of Sports Medicine, 37: 295-304.

199 Moran-Navarro, R.; Perez, C. E.; Mora-Rodriguez, R.; de la Cruz-Sanchez, E.; Gonzalez-Badillo, J. J.; Sanchez-Medina, L.; Pallares, J. G. (2017): Time course of recovery following resistance training leading or not to failure. European Journal of Applied Physiology, 117: 2387-2399.

200 Pareja-Blanco, F.; Villalba-Fernández, A.; Cornejo-Daza, P. J.; Sánchez-Valdepeñas, J.; González-Badillo, J. J. (2019): Time Course of Recovery Following Resistance Exercise with Different Loading Magnitudes and Velocity Loss. Sports, 7(3): 59.

201 Remmert, H.; Schischek, A.; Zamhöfer, T.; Ferrauti, A. (2005): Zum Einfluss der Regenerationsdauer auf die Kraft- und Muskelmassenzunahme im Rahmen eines Einsatz-Hochintensitätstrainings (High Intensity Training). Leistungssport, 2: 15-19.

202 Behm, D. G.; St-Pierre, D. M. (1997). Effects of fatigue duration and muscle type on voluntary and evoked contractile properties. Journal of Applied Physiology 82: 1654-1661.

203 Thomas K., Goodall S., Stone M., Howatson G., Gibson A. S. C., and Ansley L. (2015). Central and peripheral fatigue in male cyclists after 4-, 20-, and 40-km time trials. Medicine and Science in Sports and Exercise, 47:537-546.

204 Latella, C.; Teo, W. P.; Harris, D.; Major, B.; Vander Westhuizen D.; Hendy, A. M. (2017): Effects of acute resistance training modality on corticospinal excitability, intra- cortical and neuromuscular responses. European Journal of Applied Physiology, 117: 211-2224.

205 Contessa, P.; Puleo, A.; De Luca, C. J. (2016): Is the notion of central fatigue based on a solid foundation?. Journal of Neurophysiology, 115(2): 967-977.

206 Osterroth, A.; Gießing, J. (2019): Muskelversagen? Großartig! Framing von Fachbegriffen aufgrund unterschiedlichen Weltwissens. IDS Sprachreport, 3: 26-32.

207 Tanny, A. (1989): Target training. Muscle & Fitness, February: 126-128.

208 Gießing, J. (2002): Das Muskelaufbautraining beim Bodybuilding. Eine kritische Analyse aus sportwissenschaftlicher Sicht. Marburg: Tectum.

209 Sforzo, G. A.; Touey, P. R. (1996): Manipulating exercise order affects muscular performance during a resistance exercise training session, Journal of Strength and Conditioning Research, 10: 20-24.

210 Augustsson, J.; Thomeé, R.; Hörnstedt, P.; Lindblom, J.; Karlsson, J.; Grimby, G. (2003): Effect of pre-exhaustion exercise on lower-extremety muscle activation during a leg press exercise. Journal of Strength and Conditioning Research, 2: 411-416.

211 Gentil, P.; Oliveira, E.; de Araujo Rocha Junior, V.; et al (2007): Effects of exercise order on upper-body muscle activation and exercise performance. Journal of Strength and Conditioning Research, 21: 1082-1086.

212 Carpinelli, R. (2010): A Critical Analysis of the Claims for Inter-Set Rest Intervals, Endogenous Hormonal Responses, Sequence of Exercise, and Pre-Exhaustion Exercise for Optimal Strength Gains in Resistance Training. Medicina Sportiva, 14: 126-156.

213 Unpublished data from the study: Giessing, J.; Fisher, J.; Steele, J.; Rothe, F.; Raubold, K.; Eichmann, B. (2014): The effects of low volume resistance training with and without advanced techniques in trained participants. The Journal of Sports Medicine and Physical Fitness, 56(3): 249-58.

214 Fisher, J.; Carlson, L.; Steele, J.; Smith, D. (2015): The effects of pre-exhaustion, exercise order, and rest intervals in a full-body resistance training intervention. Applied Physiology Nutrition and Metabolism, 39: 1-6.

215 Fröhlich, M.; Gießing, J. (2006): Nachermüdung als trainingsmethodische Alternative im Krafttraining. Leistungssport, 2: 39-44.

216 Raubuch, W.; Haberecht, D.; Fröhlich, M.; Gießing, J. (2012): Outcome-effects of high intensity pre-exhaustion vs. post-exhaustion in muscle-hypertrophy training, in: Gießing, J.; Fröhlich, M.; Rößler, R. (Eds.): Current Results of Strength Training Research: Various aspects on fitness and performance. Göttingen: Cuvillier, 109-119.

217 Bangsbo, J.; Graham, T.; Johansen, L.; Saltin, B: (1994): Muscle lactate metabolism in recovery from intense exhaustive exercise: impact of light exercise. Journal of Applied Physiology, 77: 1890-1895.

218 Bond, V.; Adams, R. G.; Tearney, R. J.; Gresham, K.; Ruff, W. (1991): Effects of active and passive recovery on power output during repeated maximal sprint cycling. European Journal of Applied Physiology, 74: 357-361.

219 Gupta, S.; Goswami, A.; Sadhukhan, A. K.; Mathur, D. N. (1996): Comparative study of lactate removal in short term massage of extremeties, active recovery and a passive recovery period after supramaximal exercise sessions. International Journal of Sports Medicine, 17: 106-110.

220 Lattier, G.; Millet, G. Y.; Martin, A.; Martin, V. (2004): Fatigue and recovery after high-intensity exercise. Part II: recovery interventions. International Journal of Sports Medicine, 25: 509-515.

221 Crowther, F.; Sealey, R.; Crowe, M.; Edwards, A.; Halson, S. (2017): Influence of recovery strategies upon performance and perceptions following fatiguing exercise: a randomized controlled trial. BMC Sports Science, Medicine and Rehabilitation, 9(1): 25.

222 Wahl, P.; Sanno M.; Ellenberg K.; Frick, H.; Bohm, E.; Haiduck B.; et al. (2017): Aqua cycling does not affect recovery of performance, damage markers, and sensation of pain. The Journal of Strength & Conditioning Research, 31(1): 162-170.

223 Law, R. Y. W.; Herbert, R. D. (2007): Warm-up reduces delayed-onset muscle soreness but cool-down does not: a randomised controlled trial. Australian Journal of Physiotherapy, 53(2): 91-95.

224 Olsen, O., Sjohaug, M.; van Beekvelt, M.; Mork, P. J. (2012): The effect of warm-up and cool-down exercise on delayed onset muscle soreness in the quadriceps muscle: a randomized controlled trial. Journal of Human Kinetics, 35(1): 59-68.

225 Van Hooren, B.; Peake, J. M. (2018): Do We Need a Cool-Down After Exercise? A Narrative Review of the Psychophysiological Effects and the Effects on Performance, Injuries and the Long-Term Adaptive Response. Sports Medicine, 48(7): 1575-1595.

226 Rost, R. (1995): Sport- und Bewegungstherapie bei Inneren Krankheiten: Lehrbuch für Sportlehrer, Übungsleiter, Krankengymnasten und Sportärzte. Köln: Deutscher Ärzte-Verlag.

227 McGuff, D.; Little, J. (2009): Body by Science. New York: McGraw-Hill.

228 Turner, J. (2012): The path of most resistance. Selfpublished.

229 Bannister, G. (2013): If you like exercise, chances are you're doing it wrong. Proper strength training for maximum results. Bloomington: iUniverse.

*